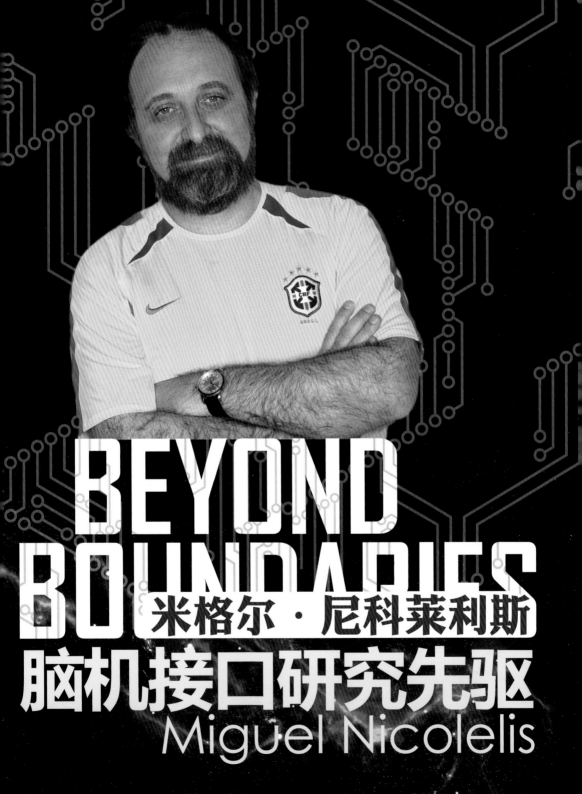

# BEYOND BOUNDARIES

## 米格尔·尼科莱利斯

# 脑机接口研究先驱

## Miguel Nicolelis

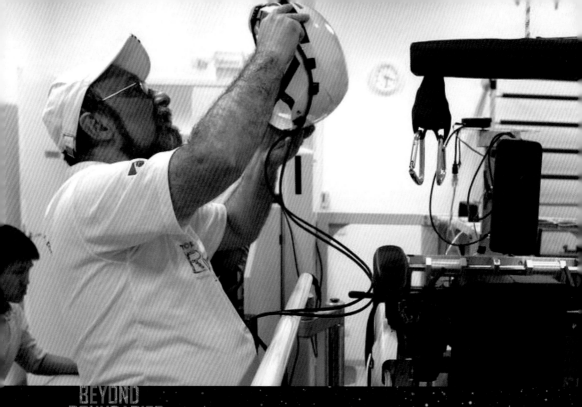

# 构筑未来的"尼科莱利斯实验室"负责人

　　米格尔·尼科莱利斯出生于巴西，是美国北卡罗来纳州北部杜克大学神经工程中心"尼科莱利斯实验室"负责人和首席研究员。"尼科莱利斯实验室"是世界顶级科研机构，其中最广为人知的试验是猕猴意识控制机械臂的试验。

　　他们将一特殊装置的电极放置到猕猴大脑的运动皮质区和躯体感觉皮质区，这是将电子数据直接传送到灵长类动物的大脑的首次尝试。试验空前成功，由此意味着，大脑意识和电脑信号完成了联结，而这一试验也被称为脑机接口研究。

　　之后，该实验室在尼科莱利斯的带领下，还完成了多项享誉全球的试验，如 2008 年的"月球行走"试验以及 2013 年的"老鼠千里传情"试验。

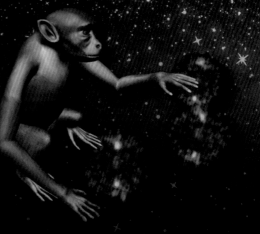

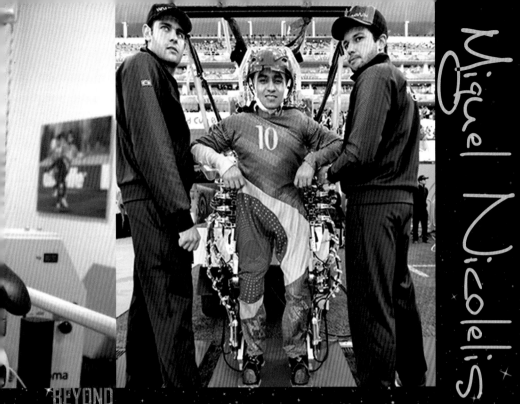

## 巴西世界杯"机械战甲"发明者

2014 年巴西世界杯的首场比赛，28 岁的截瘫青年朱利亚诺·平托身穿"机械战甲"，为本届世界杯开出第一球。这无疑是世界杯历史上最具科技含量的一脚，也是 25 分钟开幕式上最动人的一刻。

平托的这件"战袍"相当拉风，学名叫"外骨骼"，颇具未来色彩。据悉，当巴西取得本届世界杯的举办权后，世界杯组委会的人找到尼科莱利斯，问他是否可以通过一种特殊的方式向世界展示巴西的成就，而不仅仅是足球和桑巴舞。"我当时提了一个建议，打算在世界杯开幕式上做一个'外骨骼'的展示，以此告诉人们，即使是残疾人，也可以踢球。"尼科莱利斯说。组委会采纳了尼科莱利斯的建议。

尼科莱利斯展望道："等到这个技术逐步成熟并投入生产线，它就可以取代轮椅了，那样一来，许多瘫痪者就能重新站起来。"

这一革命性的科学技术展示，正是尼科莱利斯"重新行走项目"的研究成果。它向全球数十亿观众传递一个信息：大脑控制机器已不仅仅是实验室的演示和技术幻想，因外伤或疾患致残的残疾人很可能再次获得行动能力。未来十年，人类也许会研发出一种技术，将机械、电子或虚拟机器与大脑相连。这项能够恢复行动力的技术不仅给交通事故和战争受害者带来希望，也会使渐冻症（肌萎性脊髓侧索硬化症）、帕金森病和其他运动障碍患者获益。甚至在不远的将来，人类还能够通过下载意识实现数字化永生。

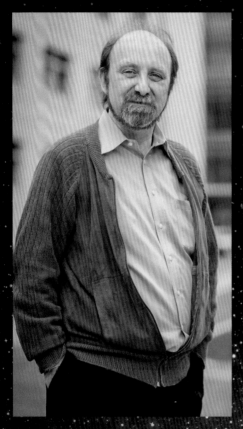

# BEYOND BOUNDARIES

THE NEW NEUROSCIENCE OF
CONNECTING BRAINS WITH MACHINES—
AND HOW IT WILL CHANGE OUR LIVES

脑机接口改变人类未来 **脑机穿越**

[巴西] 米格尔·尼科莱利斯（Miguel A. Nicolelis）◎著　黄珏苹　郑悠然◎译

浙江人民出版社
ZHEJIANG PEOPLE'S PUBLISHING HOUSE

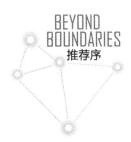
# 跨越卢比孔河

**段永朝**
财讯传媒集团首席战略官

这是一部值得从头仔细读到尾的书。

在全书正文的最后，作者提到了一个卢比孔河的典故，寓意深邃。

卢比孔河是古罗马时期意大利与高卢的天然边界。公元前 49 年，凯撒统一整个高卢地区之后，挥师南下，来到亚平宁半岛卢比孔河的北岸。按照罗马帝国当时的法律，任何帝国指挥官都不可跨越卢比孔河进入罗马，否则将视为背叛。凯撒心意已决，决定渡河。渡河时，他说了这样一句流传千古的话："The die has been cast！"（骰子，已经掷出！）从此，这位未来的凯撒大帝，迈出了征服欧洲、缔造罗马帝国的第一步。

尼科莱利斯教授将这一典故放在全书的最后，可谓意味深长。

## 一部翔实的实验室日志

这首先是一部资料翔实、脉络清晰的实验室日志。我不是神经科学专业的，但就我这样的外行读完这本书，也颇觉受益匪浅。尼科莱利斯不仅是一位优秀的科学家，还是一位讲故事的高手。大脑皮层神经元放电的过程，在尼科莱利斯妙趣横生的叙述中，仿佛变成了一首首迷人的交响乐曲，让人惊奇不已。

在普通读者眼里，神经科学这一领域堪称"高大上"的典范，一说到颞叶和顶叶、内啡肽和多巴胺、脑电图和脑磁图，大家正常的反应大约也是"不明觉厉"。2013 年年初，美国奥巴马政府和欧盟不约而同地宣布未来 10 年是"脑的 10 年"，从而使得这一"阳春白雪"的科技前沿领域，日渐走入寻常百姓的视野。

顺着尼科莱利斯的讲述，我们可以辨认出一条充满艰辛、痛苦但也有欢愉的科学探索之路。但最令人掩卷长叹的，恐怕还是尼科莱利斯所面临的挑战。用他自己的话说，"为了说服神经生理学界的大多数人接受我们的研究发现，我们费了很多口舌，发表了大量的文章"。他要说服什么？

25 年的寻找、验证、思考、对比，尼科莱利斯和他的导师、学生、合作者所突破的并非仅仅是神经元信号测量的难题，而是横亘在诸多神经科学家面前的思想藩篱："经过 25 年对大脑风暴的观察、聆听和记录，我只能说，皮层的放电活动似乎不只局限于或不在意传统细胞结构学所建议的边界。相反，他们越过边界，就好像那些边界只是某些人大脑幻想出来的东西。"

在阅读这本书的过程中，建议读者观看尼科莱利斯教授 2013 年 2 月在 TED 大会上的演讲，亲耳聆听让尼科莱利斯为之着迷一生的"大脑风暴交响乐"。

扫码直达作者TED演讲

## 开启新的可能

寻找祖母细胞（又称为祖母神经元）的努力，在神经科学领域一刻也没有停息。2005 年 6 月，《自然》杂志发表了加州理工学院罗迪戈·奎安 - 奎罗教授（Rodrigo Quian-Quiroa）和他的团队的研究论文《人类大脑中单一神经元不变的视觉表征》。奎罗教授认为，他们找到了对于每张脸来说大脑所对应的单一神经元。早在 1969 年，这种神经元就被 MIT 的心理学家、认知科学家杰罗姆·雷特温（Jerome Lettvin）命名为"祖母细胞"。在近半个世纪的科学研究中，学者们不停地声称自己发现了各式各样的"祖母细胞"，有人找到了"比尔·克林顿神经元",有人发现了"哈莉·贝瑞神经元"、"詹妮弗·安妮斯顿神经元"等,不一而足。

20 世纪 80 年代,还在巴西圣保罗医学院求学的尼科莱利斯打算进入这一激动人心的领域时,神经科学的主流声音还是所谓的"局部论",即认为大脑神经元与身体行为、直觉意向之间有看清晰的对应关系。早年西班牙神经科学家圣地亚哥·拉蒙 - 卡哈尔(Spaniard Santiago Romón y Cajal)发明的神经元染色法,以及 1861 年法国医生皮埃尔·保罗·布洛卡(Pierre Paul Broca)在失语症患者大脑中发现的运动语言中枢(被称作布洛卡区),德国医生韦尼克(Wernicke)1874 年又作了进一步研究,发现了语言理解中枢的韦尼克区等,所有这些神经医学研究都包含这样一个影响深远的假设:**人类的外在行为和能力,与大脑某个部位的功能有直接的联系。**

在大学教科书里,神经元模型、布洛德曼分区是标准模型,大脑神经元承载着明确、清晰的功能定位也是基本假设,而神经科学家的使命就是找出这些内在的映射和关联。在尼科莱利斯的科学生涯中,他所面临的巨大挑战就是如何重新解释身体行为、知觉意向与神经元以及神经元集群之间的关系。

从 1989 年到美国费城哈内曼恩大学做博士后研究开始,尼科莱利斯就坚持这样的信念:不能把神经元个体看作大脑运作秘密的全部,而应当将大脑皮层想象成为一个"强大的时空连续体"。基于这一信念,2002 年,尼科莱利斯实现了"意念控制"的动物实验,通过训练一只名叫贝拉的猴子,他们成功地将猴子脑中的意念活动通过脑机接口导入到外界,控制了一只机械臂的动作。2008 年 1 月的一天,更加惊人的成果呈现在世人面前:一个远在日本东京的机器人的行走,完全受到美国达勒姆实验室中猴子的"意念控制"——整个控制闭环所需要的时间,比猴子自身将大脑意念传递到自己肌肉的控制时间还短 20 毫秒!

尼科莱利斯通过脑机接口技术证实了此前未来学家、科幻作家畅想过无数遍的场景,这一场景就是电影《阿凡达》中的场面:人的大脑可以通过电缆与机器相连,人可以通过意念活动进入一个完全虚拟的世界。尼科莱利斯证实了这一点!

然而，我想说的是，对人类大脑的思考现在才真正展开。

尼科莱利斯清醒地知道，他需要跨越的"思想河流"，并非那么浪漫、那么温情。"思想依存性涉及一个历史悠久的哲学思想，即人类的现实观、判断、信仰、解释以及科学理论，都受到了强加于人类思维的强烈偏见的玷污，而且这种玷污是不可挽回的。"

越来越多的思想者开始认识到人类思想在受到笛卡尔哲学深度"格式化"之后所面临的窘境。美国著名神经心理学家、超个人心理大师肯·威尔伯（Ken Wilber）对笛卡尔"二元论"方法作出了这样的评述："二元论或者'分而治之'的理论毒害如此之深，其中一个主要原因在于二元论的谬误已经形成了思维的根基，因此无法通过思维来将其连根拔起了。"①

不仅如此，基于"两分法"的科学观，同样令大众的科学思维受到了毒害。尼科莱利斯坚定地支持著名进化论科学家、古生物学家斯蒂芬·古尔德（Stephen Jay Gould）的观点："社会偏见以及带有偏见的思维模式，对我们了解世界的方法有着强有力的影响，而每一位科学家在探究任何问题上都会运用带有偏见的思维模式。有关'科学方法'完全理性、客观的刻板印象，把科学家看成是合乎逻辑的（且可以互换的）机器人。这种刻板印象只是自利的神话。"美籍华裔物理学家，MIT复杂系统科学家欧阳莹之，在其1998年出版的《复杂系统理论基础》一书中这样写道："科学主义过分炫耀科学且背离科学精神，这激起了许多科学家吃惊的对科学的敌意。我们不要仅仅抱怨公众不愿意支持科学研究，或许我们应当检查自己，看看是不是我们做得太过分了，而成了科学主义。"

从我自己的理解来看，我们承接、延续着500年来文艺复兴、启蒙运动等科学理性精神的光泽，享有并继承着丰硕的文明成果，但与此同时，我们思想的"底座"不幸被"格式化"为笛卡尔主义的，不幸将还原论、确定性、两分法和可分离原则，作为一切思考的基本方法。我们所形成、浸润其间的"工业思维"以及受其母体的逻各斯中心主义（西方形而上学主义）塑形的这个大脑，已成为横亘在我们面前的"卢比孔河"。

① 摘自肯·威尔伯成名之作《意识光谱》，2011年，P19。本书中文简体版由湛庐文化策划，万卷出版公司出版。

穿越大脑与机器、大脑与身体、一个大脑与另一个大脑奔涌河流的旅程刚刚开始，然而跨越思想鸿沟的道路却依然漫长。

## 过河？过河！

聆听大脑交响乐并非如我们想象的那般惬意。这不是在音乐厅，我们听的也不是肖邦或者贝多芬。

有些人可能担心"脑联网"或者"脑机接口"会带来可怕的后果：某个无所不能的"老大哥"或者某个技术超群的天才，有朝一日会控制整个世界，或者更糟糕的是，某段代码的自我复制使得机器僭越人类，接管整个地球。如果真有这种担心，那么他的"科学观"可能还停留在笛卡尔时代——几乎所有的科幻作品大致都是这个戏码。尼科莱利斯不这么看，他乐观地认为，我们需要的恰恰是"将大脑从身体的局限中解放出来"。

在回顾人类飞行器发明史之后，尼科莱利斯指出，人与机器结成意义深远的联系，导致一种新的"身体图式"产生。这种"身体图式"是大脑自己对触觉信息产生的某种"感知"，这种感知仿佛进入了骨骼、肌肉，成为了身体的延展。

"身体图式"的概念最早见于100年前英国神经学家亨利·海德（Henry Head）和戈登·霍姆斯（Gordan Holmes）的观点。尼科莱利斯深化了这一观点，他认为："就像猴子和人类精通使用人造工具一样，大脑也将这些工具同化为自己的一部分，成为与身体无缝链接的真实外延。正是由于这些图式的存在，我们才拥有将超过自身极限和有关姿势、动作及位置的认识，投射到手中工具之上的能力。"工具被"同化"到大脑，这是一种深刻的哲学洞见。

德国现象学哲学家马丁·海德格尔（Martin Heidegger）在其最重要的哲学著作《存在与时间》中，曾细致地分析过器具之于人的"上手"状态。海德格尔认为，人的日常生活总是与器物打交道的过程，这"器物"包括锤子、钥匙、扳手、手机，也包括道路、桥梁、楼梯和餐桌，与"器物"打交道的历史就是人的历史。而"打交道"是一个"使用"的过程而并非"认知"的过程（这一思想可以带给迷恋"认知科学"的科学家更多深思）。人和器物的存在，在海德格尔这里被划分为两种状态，一种是"存在"（existence），另一种是"在世存在"（being-in-world），前者是现象学的存在而不是古典哲学的抽象的本体，而后者则是被俗世包裹、缠绕、羁绊之下的存在状态。

海德格尔还有一个中心概念叫作"烦"。简单说，就是器物和人之间如果"不上手""疏离"，人就会生出"烦"的情状。"上手状态"则是人与器物之间的"同化"。

再看看大哲学家、思想家庄子"养生主"中《庖丁解牛》的故事，我们就会对这种"人与器物之间的同化"报以会心的微笑。

伴随尼科莱利斯对其 25 年潜心钻研工作的叙述，他总结了 10 大原则和 2 个假设，它们正是本书的思想精华。比如"可塑性原则"，尼科莱利斯指出："皮层神经元所创造的有关世界的表征并非固定不变的，而是不稳定的。在我们的一生中，根据新经验、新的自我模式、外部世界的新刺激以及新同化工具等的不同，这一表征会不断调整自己。"

"工具是人的延伸"这一古老信念在神经科学家这里获得了全新的意蕴：这种延伸并非只是"器物"层面的，不是一截木棍再捆绑另一截木棍的"几何延长"，而是经年累月的"打磨"之后，大脑对这种"人－工具复合体"的认知反应，并重新经过神经元组合之后产生的"上手状态"。

尼科莱利斯指出，"边界"有三重不同的含义：其一，大脑的运作并非靠孤立的个体神经元，而是靠神经元集群（这一点超越了单一神经元定位－功能主义的局部科学观）；其二，将神经元集群的活动与身体的相互塑形联系起来，突破大脑－身体"两分法"的边界；其三，让大脑超越身体，延展到另一个身体－大脑，延展到任何"器物""机器"，进而延展到外部世界。用著名互联网思想家凯文·凯利的话来说，我们将迎来"人的机器化和机器的生命化同步展开"的时代。未来的科技，将作为与有机体共同发育、成长的"第 7 元素"，成为这个世界的"基元"。

尼科莱利斯畅想大脑在"星际空间"的漫游，畅想跨越生死边界，将思想、情感与爱保存起来，超越虚实世界的分野的时候，我们是否可以期待，更加激越的"大脑交响乐"、"大脑间交响乐"将会在未来 10 年、20 年激情澎湃地上演？

尼科莱利斯已经站在了卢比孔河的岸边，甚至神经科学家们也已踏上了渡河的征程——"骰子，已经掷出！"

过河？过河！

我们已经过河，或者，我们正在过河⋯⋯

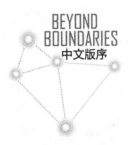
# 用意念掌控生活

想象你生活在这样一个世界里：人们通过思想来操控电脑、驾驶汽车、与他人进行交流，不再需要笨重的键盘或液压方向盘……在这样的世界里，依靠身体动作或言语来表达意图已经变得毫无意义。你的想法会被有效而完美地转化为纳米工具的细微操作或者尖端机器人的复杂动作。不用动手输入一个字，也不用动口说出一个词，你就可以在网络上与世界任何地方的任何人进行交谈。足不出户，你便能够体验到触摸"遥远星球"表面是什么感觉。

在这样的世界中，你可以把思想转化为有形的动作、印象或情感，这种转化可以发生在你身边，也可以发生在遥远的火星表面。你只需要动脑想一想，而完全不需要收缩任何一块肌肉。

这种惊人的能力不仅可以让正常人神通广大，也可以让残障人士获得新生。通过神经义肢，残障人士能够重新获得运动能力。神经义肢是一种大小类似心脏起搏器的设备，它通过健康的大脑电活动来调节丝绸般纤薄的可穿戴机器人。它是一种像第二皮肤一样柔软精致的马甲，却又像甲虫外骨骼一样具有保护作用。这样的衣服可以支持一个人的体重，可以让曾经失去希望的残障人士重新迈开脚步，甚至再一次开始奔跑，让他们得以自由地探索世界。

这不是奇迹的作用，也不是魔法，一切都源于思想。是不是很令人着迷？

确实如此。这样的世界、这样的奇观不再只出现在科幻作品中。它正在我们的眼前慢慢形成——就在此时此地。

这本书会带你领略最近在大脑研究领域中出现的一系列革命性的科学突破，它们将看似不可能的脑机融合变成了惊人的现实。前沿的出版物和研究者们已经认识到了脑机接口的新发展所具有的深远意义。2001 年，世界一流技术出版物，《麻省理工科技评论》（*MIT Technology Review*）把脑机接口领域称为将会改变世界的 10 大新兴技术之一。之所以会有这样的评价，是因为脑机接口在最初的 10 年中获得了非凡的成就。在这短短的 10 年中，我们的实验室以及世界各地其他的实验室在动物实验和初期的人类研究中已经证明，被试可以只通过脑活动，在身体没有任何动作的情况下，实时地控制机器人手臂和腿的运动，这种控制可以是本地控制，也可以是远程控制。

这些快速取得的发展成果成为了当代历史上最伟大、最激动人心的科技与医学探索之一。然而，目前还没有一本书来描写促成这一领域诞生的设想，也没有一本书向我们展示使瘫痪的人们重新行走的一系列科学突破。现在，科学家已经能够利用大脑信号来控制机器了，但没有人探索由此产生的令人鼓舞又令人担忧的想象。

本书从这一新兴领域的先驱者的视角，运用清晰的科学解释、现实的预测以及幽默而热情的语言探索了这个迷人领域的方方面面。书中探讨的惊人发现和科学壮举使我们可以进一步了解已知的最复杂的"星尘"产物——人类的大脑。我们"内在的宇宙"没有形成星系，而是孕育出了生命的本质：意愿、梦想、记忆、爱、恨、欲望和痛苦。大脑就像一个宇宙，它所容纳的细胞就像天上的星系一样多。它是自我的基本结构，使我们每个人都具有独一无二的特点，但同时每个人又是如此相似。

书中的内容还有助于我们理解，当我们有能力弄明白大脑中的电风暴所产生的私密信息的意义时，作为一个物种，我们可能成为什么以及我们应该怎么做。虽然这些神经元风暴像夏日夜空中划过的雷暴一样具有自然天成的优美与无邪，但解读这些雷电的秘密不仅会给充满敬畏的我们带来绝妙的快乐，还会使我们陷入错综复杂的困境。

因此，我非常欣喜地将这本书的中文版介绍给中国的读者们，希望你们会有非凡的阅读体验。

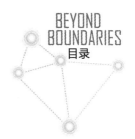

BEYOND
BOUNDARIES
目录

　　卢比孔河，是古罗马时期意大利与高卢的天然边界。公元前49年，凯撒统一整个高卢之后，挥师南下，来到亚平宁半岛卢比孔河的北岸。按照罗马帝国的法律，任何帝国指挥官都不可跨越卢比孔河进入罗马，否则将视为背叛。凯撒心意已决，决定渡河。渡河时，他说了这样一句流传千古的话："The die has been cast！"从此，这位未来的凯撒大帝，迈出了征服欧洲、缔造罗马帝国的第一步。

　　我看到人类的祖先，第一次仰望无边无际的天空，充满了敬畏与恐惧。他们的大脑电波涌动，搜寻着我们今天还在苦苦思索的问题的答案。我意识到，这些胆怯而好奇地看着天空的原始人类，开始了漫长而宏伟的接力赛。从那以后，世世代代的人类都在寻找有关存在、意识以及周围一切的意义的本质解释。

　　　　从宇宙大爆炸到人脑的形成

## 01　何为思维 /011
### 数百亿神经元如何相互作用

"孩子，我们不会记录单一的神经元，原因和你几天前参加的政治集会一样。如果参加抗议活动的不是 100 万人，而是只有 1 个人，那它将是一场灾难。对于大脑来说也是如此。大脑不会注意单个神经元的电活动。要决定下一步该怎么做，需要很多细胞一起歌唱。"

百万人的呐喊
大脑"相对论"
大脑如何决策
大脑如何应对风险
"观点"从何而来

## 02　思维"捕手" /029
### 谁是脑机接口的精神领袖

戈尔季的神经网络观点在 1906 年遭到了许多神经学家的嘲笑。但事实证明，这一观点激励了一代又一代的分布论者坚持自己的信念，其中包括拉什利、普法夫曼、赫布和埃里克森。

阿德里安爵士："智能"存在于何处？
托马斯·杨与三色理论
戈尔季与卡哈尔的诺奖之争

## 03　模拟身体 /045
### 脑机互动与脑机融合

当我们学会让大脑直接与人造工具进行互动时，大脑会把这些工具同化为我们身体的一部分。我相信，大脑对融合工具的渴望将开启人类进化的新篇章，它将为我们延展身体边界，甚至以非常独特的形式达到"永生"，比如为子孙后代保存我们的思想。

## 04 聆听神经元交响乐 /067
### 测量并解读大脑信号

读着美国国立卫生研究院的批准函，我很快意识到，如果查宾打算做的实验真的成功了，那么它必然会对神经生理学领域产生巨大的影响。有史以来第一次，人类有了通向最神秘莫测的大脑研究的科学线路图。在大脑中，分散在各处的神经元群所产生的电风暴汇聚成了思维之流。

## 第二部分 信息输出：机器如何读取大脑信息 /085

## 05 老鼠如何逃脱猫爪 /087
### 感知外部世界

为了证明我们的观点，我们决定向1982年的惊悚片《火狐》学习。在电影中，演员克林特·伊斯特伍德利用一个头盔，设法从苏联偷到了一架秘密飞机。那个头盔能让他用俄语思考，而且不用动手就能驾驶飞机。或许我们也可以将大脑与一台机器连在一起，让机器服从大脑自发的动作意愿。

## 06 解放奥罗拉的大脑 /115
**意念控制**

奥罗拉可以仅凭意念来玩电子游戏了，而不再需要使用自己的手臂。然而，更令人吃惊的事情正在发生：当奥罗拉的神经元直接控制机械手臂的运动时，她的大脑将机器同化到了她的神经元身体意向中——好像机械手臂是她自己身体的延伸。

## 07 只靠思想来完成的"丰功伟绩" /141
**自我控制**

只要奥罗拉继续让光标穿过目标，她便能得到一口果汁奖励，无论她的肌肉保持静止还是进行收缩。不过，当她发现不用动手臂也能得到自己渴望的奖励时，她就主动克制了自己的身体运动，只靠思想来完成她的"丰功伟绩"。

脑联网的畅想
从"信息输出"到"信息输入"
饱受争议的大脑植入物
惹恼机器人专家的小白鼠
脑电刺激应用于脑机接口
与动物直接对话

## 11 潜伏着的"尼斯湖水怪" /225
内外时空的碰撞

在某一时刻，两种时空信号，即传入的周围信号与大脑内部动态状态的相遇，会产生真正的电活动模式，这便是一个人对世界的知觉。相应地，相同的周围感觉刺激会遇到两个不同的内在动态状态，产生完全不同的活动模式，因此会引发同一个被试不同的知觉体验。

永不停歇的电的海洋
绘制老鼠的清醒－睡眠周期
知觉体验
大脑中的时空碰撞

## 12 越过边界 /243
思维之波的星际穿越

在足球比赛中，球员在球场上进行互动，遵循着底层结构，直逼身体极限。防守和进球的机会出现在他们面前，他们要基于比赛模型作出最优决策。从始至终，系统都保持着相对性，并根据在时间与空间不断变化的背景中出现的集体想法采取行动。

复杂性系统的行为预测
大脑越过"边界"
大脑更似媒介
"相对性"概念仍饱受争议

> 通过意念控制人造工具，人类会出现在各种遥远的环境中。如今听起来无法想象的事情，在未来会司空见惯。从海洋深处到超新星禁区，甚至到我们体内细胞空间的微小裂缝，人类的触及范围最终将追上我们探索未知领域的野心。

世界上最远的距离，是"我们"与"他们"。

扫描二维码，

与同地、同城、同类、同好的庐客们相遇。

# 美妙的大脑交响乐

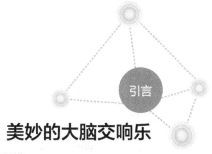

BEYOND BOUNDARIES　The new neuroscience of connecting brains with machines—
and how it will change our lives

## 从宇宙大爆炸到人脑的形成

当第一声小提琴声穿过大厅的大理石墙壁，忽隐忽现地从二楼婉转而下，来到空无一人的医学院大楼门前时，我不禁被这荒谬的情形搞得有些惶然。毕竟，没有一位医学院的学生会想到，自己会在半夜、在最繁忙的急诊室的短暂休息时间里，聆听协奏曲。然而，我最初的局促很快被音乐的美妙所取代。它呼吸着全新的生命，充满了希望与冒险，氤氲在热带潮湿的夏夜里。也许这就是为什么25年前吸引我的琴声，时至今日仍令我记忆犹新，仍会让我惊叹那曲调的优美。一个个没有意义的音符汇聚成了最热切的请求，召唤我追随这迷人的音乐。我三步并两步地跑上楼梯，悄悄地穿过狭长的走廊，站到了礼堂的入口。那里正在演奏伟大作曲家瓦格纳（Wagner）的歌剧《帕西法尔》（Parsifal）的序曲"晚祷"。它美得令人无法抗拒，我随着音乐进入了礼堂。

我失望地发现，礼堂里灯火通明，枝形吊灯全都亮着，只有一位上了年纪、衣着讲究的绅士在忙着修理出了故障的投影仪。显然，这些年来这台投影仪放了太多的幻灯片，已经不堪重负了。除此之外什么都没有。礼堂建于20世纪20年代末，圣保罗大学医学院的礼堂都堪称节俭的典范。在礼堂的前面，是一个像盒子一样规整的舞台，这就是教授传道授业的空间。一张沉重的木头桌子、一把牢固的椅子以及一面相当陈旧、可以滑动的黑板便构成了教师的"一亩三分地"。学生的座椅被笔直地排成一排一排的，这使得一些学生可以占据最后一排，其中也包括我。坐在最后一排是为了在没完没了的上课期间避开教授充满权威感的凝视。

而此刻，我打开讲礼堂门的声音惊扰了这位梳着平头、穿着质朴的实验室工作服的老人。他转向我，轻松地微笑了一下，然后招了招手，好像我们已经认识多年，另一只手还在忙着修理投影仪。令人沮丧的是，我在讲台上看到了证明这位先生与那晚的独奏会有关的证据。那里有一个唱机的转盘、两个看起来挺昂贵的扬声器，还有一些柏林爱乐乐团的唱片封面。

"进来吧，欢迎！我们有红酒和奶酪。今晚投影仪有点问题，不过我们很快就会开始。顺便说一下，我是塞萨尔·艾瑞尔教授（César Timo-Iaria），教这门课。"

在他话音未落时，投影仪发出了金属的"砰"的一声鸣响，一束光照在了礼堂的屏幕上。还没等我答话，他便迅速地改变了位置，站到了投影仪的后面，看起来很像站在船桥上、久经战争考验的海军上将。在将吊灯调暗，等着第二张唱片开始播放时，他饶有兴致地拨弄着幻灯片——我只有童年时在旧社区的狭窄街道上踢足球时看到并体验过这种乐趣。我独自坐在黑暗中，歌剧《唐怀瑟》中的歌唱在整个礼堂里回响，屏幕上掠过与医学课毫不相关的图像。我感到激动并被深深吸引，以前听任何讲座都没有这样的感受。

"您教的是什么课？"我问。

"生理学概论。"艾瑞尔教授答道，他没有看我。

为了确认自己没听错，我又看了看屏幕。就像所有的医学院学生一样，我在几年前就学过必修的生理学概论。在我看来，我看到的图像与以前学过的内容完全不匹配。

"怎么会？"我继续问。

"什么怎么会，孩子？"他反问道，依然没有看我。

"这怎么会是'生理学概论'？我的意思是，您的幻灯片，它们只是在展示……"

"是吗？"看起来，我的不适让他感到好笑，似乎以前这种情况发生过很多次。"继续说，告诉我是什么让你这么吃惊。"

音乐、这些图像以及半夜里在又大又空的礼堂里讲课的老人……一切都显得那么不合常理。我有些困惑："您展示了一些星星、银河的图像。看，现在屏幕上是一个电波望远镜。这怎么可能是生理学概论课？"

"嗯，这只是起点。一切都起源于那里，在大约150亿年中，从宇宙大爆炸发展到人脑的形成。这真是一段漫长的旅程，不是吗？我会来解释我的意思。"

我看着艾瑞尔教授一张张地展示幻灯片，这似乎是无尽的视觉巡游：闪烁的螺旋形银河、处于萌芽阶段的星团、顽皮的星云、具有反叛性的彗星以及爆炸的超新星。它们描绘着人类心智从无到有的史诗。音乐伴随着这些图像流淌，它似乎是宇宙众神创作的。行星形成了，大部分土地光秃秃的，没有生命的迹象。然而，几十亿年前，至少一个有趣的实验导致了生物化学及遗传机制的出现，使生命得以维持与繁衍。之后，生命开始变得繁盛，努力求生，永远充满了希望与志向，并通过许多完全不可预知的路径开始进化。

接下来，我看到了第一对原始人类伴侣肩并肩行走的图像。那是数百万年以前的一个夜晚，在非洲中部，也就是今天埃塞俄比亚的阿法尔沙漠。正当瓦格纳歌剧中的唐怀瑟拒绝长生不老，只想体验凡人的生活，最终从维纳斯那里获得自由时，我看到人类的祖先，第一次仰望无边无际的天空，充满了敬畏与恐惧。他们的大脑中电波涌动，搜寻着我们今天还在苦苦思索的问题的答案。我意识到，这些胆怯而好奇地看着天空的原始人类，开始了漫长而宏伟的接力赛。从那以后，世世代代的人类都在寻找有关存在、意识以及周围一切的意义的本质解释。这是记录科学诞生的历史的最好方法。显然，这位站在船桥上、经验丰富的海军上将非常了解如何驾驶他的轮船。

《唐怀瑟》中朝圣者的合唱渐渐消失，宣告那是最后一张幻灯片。我们俩都陷入了肃穆的沉默中。幻灯片显示的是人类大脑的侧面图。几分钟后，艾瑞尔教授打开灯，从讲台上走下来，静静地朝礼堂的大门走去。在离开之前，他转过身，好像要说再见，但他说的是："这是生理学概论的第一课，但我忘了告诉你，我还教授神经生理学的高级课程。明天晚上是第一堂课，我强烈建议你也来听听。"

我还没有从刚才的震撼中回过神来，只问了一句："我需要做什么才能选修这门课？"艾瑞尔教授笑了笑，在走出礼堂时，他给我——他终身的学生，提出一个如此毫不费力的选课建议："只要跟随着音乐就可以了。"

## 神经元投票与"人性"的产生

在过去的25年里，我一直牢记艾瑞尔教授不可动摇的信念，音乐和科学方法代表了人类思维无尽辛劳与痛苦的最令人震惊的副产品。这也许可以解释我为什么会选择将聆听一种非常不同的音乐，即脑细胞创作的"交响乐"作为我毕生的事业。

从技术角度来说，我是一名系统神经生理学家。至少这是同事们对我和我的学生们工作方式的定义。我们在北卡罗来纳州达勒姆（Durham）的杜克大学神经工程研究中心的实验室中工作。用通俗的话来说，系统神经生理学家就是研究各种神经回路背后的生理原理的人。这些神经回路由大脑中数千亿神经细胞构成的神经纤维组成。在复杂程度与连接的广泛性方面，大脑网络使得人类发明的任何输电网络、计算网络或机械格栅都相形见绌。它使每个单一的脑细胞，即神经元，能够与其他几百或者几千个神经元建立直接的联系。由于神经元具有独特的形态，因此它们可以通过细胞触点，即突触，专门接收和传递微小的电化学信息。神经元使用突触与其他神经元进行交流。正是通过这些广泛连接、具有高度活力的细胞网络，大脑才能完成它的主要任务：作出大量专门化的行为。这些行为共同定义了我们常常引以为傲的"人性"。

从人类开始出现直到今天，这些微小的神经网络便通过控制大量毫伏级的神经放电，为我们每个人以及每位祖先的每一次思考、创造、破坏、发现、掩饰、交流、征服、引诱、屈服、爱、恨、快乐、悲伤、团结、内省、欢欣提供了条件。如果其他人类事业没有占用"奇迹"一词，那么在神经科学家报告大脑回路所创造的奇迹时，我认为全社会应该授予他们使用这个词的专有权。

对于像我一样的大多数系统神经生理学家来说，我们的终极追求是破解产生丰富人类行为的神经生物放电的生理机制。然而，在追求这个神圣终极目标的过程中，过去 200 年间的神经科学将太多的努力投入到了哪个脑区负责哪种功能或行为的激烈争论之中。其中一个极端是激进的局部论者，他们是"颅相学之父"弗朗兹·加尔（Franz Gall）的继承人（不过他们通常不承认这一点）。他们坚定地认为，大脑的不同功能是由高度专门化、相互区隔的神经系统产生的。而另一端是人数较少、但发展迅速的一群人，我称之为分布论者。他们认为，人类大脑依赖的不是独特的专门化，而是诉诸于分布在各个脑区的多任务神经元群体，从而实现每个目标。为了证明这种观点，分布论者提出，大脑的生理机制类似于选举，分布在不同脑区的大量神经元参与了投票，虽然投票的数量很小而且不等，但最终产生了人类的行为。

在过去 200 年中，局部论者和分布论者都将大脑皮层作为他们无休止的争论的主战场。大脑皮层是大脑最外层的组成部分，位于头盖骨的下面。这场论战可以追溯到颅相学家宣称他们能够通过触摸头皮，感受颅骨的凹凸起伏来判断人的主要人格特征的时代。他们认为，颅骨的凸起反映了某个皮层区域不成比例的增大，由此会产生诸如喜爱、骄傲、自负、虚荣或野心等特质。根据这种观点，每个人的情感和行为都是由特定的皮层区域产生的。

尽管加尔和他的伪科学在今天已经失去了权威性，但它的理论框架依然存在，并摇身一变，成了 21 世纪神经学领域的主要教条之一。大约 100 年前，以西班牙神经学家圣地亚哥·拉蒙 - 卡哈尔为代表的第一代全职脑研究者做了一系列了不起的实验。他们发现，与其他所有的器官一样，大脑的基本解剖单元也是单一的细胞，即神经元。因此，单一的神经元几乎可以被默认为也是中枢神经系统的基本功能单元。随着单一神经元理论的出现，加之 1861 年法国医生皮埃尔·保罗·布洛卡发现，左侧前额叶的局部损伤会导致病人丧失语言功能，并造成右侧躯体瘫痪，都使得分布论者的阵营暂时陷入了混乱。就在分布论者变得孤立无援时，英国生理学家查尔斯·谢林顿爵士（Sir Charles Sherrington）拯救了他们。谢林顿认为，即使是最简单的大脑功能，比如产生脊髓反射弧，都依赖于许多神经元以及不同神经回路的密切合作。

在过去的 10 年中，尽管分布论者没有发起具有决定意义的进攻，但在有关大脑的论战中，他们已然占据了高地。世界各地神经学实验室的研究发现正在推翻局部论者的模型。在过去 20 年里，我在杜克大学的实验室进行的研究明确地显示出，单一神经元无法再被看成是大脑的基本功能单元。相反，负责创作大脑思维"交响乐"的是相互连接的神经元集群。如今我们能够录下这些神经元乐团创作的音乐，甚至可以以具体、自发的动作行为来重现其中的一个小片段。通过聆听大脑中数十亿个神经元的一个极其微小的样本——几百个神经元，我们已经开始能够复制产生从复杂思维到即时的身体动作的神经反应过程了。

指导这些神经"交响乐"创作与指挥的原则是什么？经过对神经回路 20 多年的潜心研究，我发现，自己在大脑之外、在制约着我们始于星团的生物进化的边界之外，以及在中枢神经系统的深处，寻找着这些原则，并试图识别、表达大脑自身的观点。在此我的观点是，就像让我们如此着迷的宇宙一样，人类的大脑是一位相对论的雕塑家、一位技艺高超的塑造师，它将神经的空间与时间融合成了有机的连续体。由此创造了我们看到和感受到的现实，其中包括我们的存在感。在后面的章节中，我将探讨在未来几十年里通过将这种大脑的相对论与不断发展的技术能力相结合，聆听并解读更宏大、更复杂的神经"交响乐"，神经科学将推动人类最终超越脆弱的灵长类躯体及自我的束缚。

## 脑机接口，超越身体与大脑的边界

在想象这样的世界时，我比较有信心，因为我的实验已经教会猴子使用具有革命性的神经生物范式，即我们所说的脑机接口（brain-machine interfaces, BMI）。利用这种脑机接口，我们发现，猴子能够学会自主地控制外部人造设备，比如机器人的手臂和腿的运动，无论这些设备离它们很近还是很远。从长远来看，这释放了身体与大脑的无数潜能，它将彻底改变我们的生活方式。

为了检验不同版本的脑机接口，我们利用了新的实验方法，直接、即时读取某个神经回路的数百个神经元产生的电信号。起初，这种技术是用来检验分布论者观点的一种方法，即大脑产生的任何功能都需要跨越不同脑区、相互连接的全体神经元的参与。当我们发现如何聆听一些运动神经元的"交响乐"后，便决定再向前推进一步：记录、破解并传输灵长类动物大脑皮层产生的运动想法。我们将这些想法转化成数字命令，让机器产生类似人的动作，而这是过去的人们想都不敢想的。就在这时，脑机接口的研究无意中发现了将大脑从身体的局限中解放出来，使它能够利用虚拟工具、电子工具以及机械工具来控制物质世界，而做到这一切的确需要动动脑子。本书讲述了这些实验故事，并告诉我们它们如何改变了我们对大脑功能的理解。

大多数人主要在医学领域中感受到脑机接口技术研究的全面影响力。建立先进的脑机接口，了解大脑复杂的运作，将会为患有神经障碍的患者开发出不可思议的新疗法。通过各种神经义肢，病患将重新获得运动、感觉和情感能力。这种设备能够收集健康大脑的电波活动，调整像丝绸一样薄、可以穿脱的机器人的松紧。这种机器人就像是一个背心，它像第二层皮肤一样娇嫩，但也像甲虫的外骨骼一样具有保护作用。它能够支撑瘫痪者的体重，让患者原来无法活动的身体漫步、奔跑，再一次欢畅自由地探索世界。

然而，脑机接口技术的应用不仅限于医学领域。我相信，未来的人们将会实现的行为、将会体验到的感觉是我们今天无法想象，更无法表达的。脑机接口也许会改变我们使用工具的方法、改变我们彼此交流，以及与遥远的环境或世界进行联系的方式。为了透彻地理解未来世界的样貌，你首先需要设想这样的画面。当大脑的电波活动可以通过类似今天在我们周围穿行的无线电波来完成随意漫步的运动时，我们的日常生活将发生怎样的惊人改变。我们可以想象生活在这样一个世界里：人们仅仅是想一想，就可以使用电脑、开车、与他人交流；人们不再需要笨重的键盘或液压传动的方向盘，也不必依赖身体动作或口头语言来表达一个人的意愿。

在这个以大脑为中心的世界中，这类新获得的神经生物能力将天衣无缝地、毫不费力地扩展我们的运动能力、感知能力和认知能力，使人类的思想可以有效、完美地转化成运动指令，由此既可以操作简单的小工具，也可以调控复杂的工业机器人。设想在未来，你回到海边小屋，面朝大海，坐在最喜欢的椅子上，通过网络轻松地与世界上任何地方的任何人聊天，但却不用动手打字、动口说话。你不需要使用身体任何部位的肌肉——只是通过思想。

如果这种未来还不够诱人的话，那么你觉得足不出户便能全方位地感受到触摸几百万千米以外的另一个星球表面的真实感觉是不是很棒呢？甚至更美妙的是，

你能够进入祖先的记忆库，下载他的思想，通过他最私密的感情和最生动的记忆，创造一次你们原本永远都不可能经历的邂逅。对于超越身体给大脑设定的边界将为人类带来怎样的未来生活，这些仅是窥豹一斑。

这种奇迹很快将不再是科幻小说中的内容。此时此地，这样的世界正在我们眼前开始展现。就像艾瑞尔教授所说的那样，为了投身其中，你所要做的就是跟随接下来将要奏响的音乐。

# BEYOND BOUNDARIES

| 第一部分 |

## 传统神经科学的颠覆

THE NEW NEUROSCIENCE

OF CONNECTING BRAINS

WITH MACHINES–

AND HOW IT WILL CHANGE

OUR LIVES

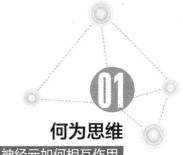

# 何为思维

数百亿神经元如何相互作用

BEYOND BOUNDARIES The new neuroscience of connecting brains with machines--
and how it will change our lives

## 百万人的呐喊

当 1984 年秋天热带的雨季到来时，大多数巴西人已经忍无可忍了。他们热爱的祖国被独裁政治统治了 20 年。1964 年愚人节那天，巴西发生了军事政变，取得胜利的政变军人建立了军人独裁专制政权。在接下来的 20 年中，军人政权恶名昭彰，腐败现象猖獗，而且对自己的人民采取了可耻的政治暴力。

到 1979 年，由于人民对军人政权的反对呼声日益高涨，最后一位担任总统的四星上将别无选择，只能批准大赦政治领袖、科学家以及流亡国外的知识分子。将军们计划有控制地逐渐将统治权归还给民众。这一过程始于 1982 年秋天的州长选举。

1982 年 11 月，反对党获得了巨大的胜利。然而到了第二年，这个民主的小小象征几乎被人们遗忘了。巴西人民意识到，他们拥有政治权利。更重要的是，他们有权利要求更多，而不只是独裁者的一点点施舍。他们想要驱逐军人政府，但不会通过另一场军事政变来达到这个目的。他们希望通过直接选举总统来把军人政府赶下台，要求进行总统直接选举的全国性运动突然变得如火如荼。1983 年 3 月 31 日，人们在巴西东北部小城阿布雷乌利马（Abreu e Lima）举行了第一次集会。到 11 月，一万名多少有点胆怯的民众聚集在巴西人口最多、最富裕的城市圣保罗，举行抗议活动。从那一刻起，这场运动快速发展了起来。两个月后，在 1984 年的 1 月 25 日，圣保罗庆祝了它第 430 个建城纪念日。两万多名群众不断喊出他们共同的要求——进行总统的直接选举。几天后，大批的人群开始涌向里约热内卢、巴西利亚和其他大城市的主要广场。

1984 年 4 月 16 日的夜晚，100 多万人聚集在圣保罗的市中心，参加巴西历史上最大规模的政治集会。几个小时后，浩浩荡荡的人流涌入了这座城市初建时的山谷，其中多数人穿着巴西的国家代表色——绿色和黄色衣服。每一群新加入的人立即会跟着一起呼喊他们熟悉、有节奏的口号："现在选举！现在选举！"呼喊声从人群中迸发出来，铿锵有力，就像空中滚过的惊雷。如果你从没参与过 100 万人一起演唱的赞美诗，那么我建议你应该体验一下。那种具有穿透力的声音绝对会震撼你，让你无法忘怀，铭记一生。

由于人群还在不断壮大，我不得不爬到了报刊亭的顶上。那天晚上我第一次将占领圣保罗卡巴乌山谷（Anhangabaú Valley）、不断高喊口号的民众尽收眼底。对于已经消失很久的图皮 – 瓜拉尼人（Tupi-Guarani），以及 16 世纪葡萄牙人到来之前居住在这片土地上的印第安土著部落来说，流经这个山谷的河流是"邪恶灵魂之河"。但它再也不是了。那天晚上，我们能够看到的只有大批的亚马孙人民。在如此意志坚定的人海中，任何邪恶的灵魂都不敢现身。

"我们想得到什么？"一部分人不由自主地问道。

"选举！"其他人回答。

"什么时候？"另一群人挑衅道。

"现在！现在！现在！"整个人群大声回应。

当上百万人的合唱队开始唱响巴西的圣歌时，甚至连天空也无法抑制住它的眼泪。圣保罗的毛毛雨开始飘落，我完全沉浸在这声势浩大的示威中。它证明，当一群人为了实现共同的目标而通力合作时，他们能够做到什么。尽管人群在任何时候发出的信息都是相同的，但构成雷鸣般轰响的是许多声音的不同组合。人们不可能每次都跟着大声叫喊：一些人在跟旁边的人交谈；一些人的声音暂时变得沙哑或者挥舞旗帜让他们分了心；还有一些人因为情绪而退出了口号的呼喊。虽然后来有少数人开始离开集会，但人群的喊声依然响彻云霄。任何人都看得出，少了这些抗议者根本不会造成任何影响。整个人群太庞大了，少量人的离开并不会改变结果。

最终，上百万巴西人民的呼声产生了作用。几天后，我去见我的导师艾瑞尔教授，探讨大卫·休伯尔（David Hubel）和托斯坦·维厄瑟尔（Torsten Wiesel）的论文。由于在视觉皮层方面的突破性研究，他们获得了 1981 年的诺贝尔生理学或医学奖。休伯尔和维厄瑟尔利用当时世界各地实验室所采用的规范——经典的还原论法（reductionist approach），记录了视觉皮层中单一神经元的电波活动。我天真地问艾瑞尔教授，为什么我们不做同样的事情。他的回答非常有力，就像那天晚上在圣保罗，我作为人群中的一分子所感受到的轰鸣："孩子，我们不会记录单一的神经元，其中的原因和你几天前参加的集会一样。如果参加抗议活动的不是 100 万人，而只有一个人，那它将是一场灾难。你认为会有人注意政治集会中单独一个人的叫喊吗？对于大脑来说，情况也是如此。大脑不会注意单个神经元的电波活动。要决定下一步该怎么做，需要很多细胞一起歌唱。"

## 大脑"相对论"

1984 年那个具有历史意义的夜晚，如果我的观察能够更敏锐一些，那么我或许已经明白，雷鸣般的人群所表现出来的动态社会行为与之后 25 年里我潜心研究的大多数神经生理原则是一致的。我没有注意聆听政治抗议者的齐声呼喊，而是聆听了无数神经元共同创作的"无声交响乐"。

所有这些神经元最终将为解放灵长类的大脑、使其不再受身体的束缚而提供方法。然而在 20 世纪 80 年代，几乎没有神经学家认为应该放弃关注单一神经元的还原论实验范式。也许这是因为，其他科学领域，包括粒子物理学、分子生物学在还原论的指导下都取得了惊人的成功。特别是在粒子物理学领域，越来越小的粒子，比如夸克的发现及相关理论被证明是定义所谓标准模型的关键。而标准模型始终是我们理解物质世界的基础。

粗略地来说，在 20 世纪的神经学主流研究中，还原论的方法是将大脑分解成独立的脑区（又叫神经核），每个脑区都包含着密集的神经元。然后再研究单一神经元，以及神经元在神经核内部、神经核之间的连接。并且，每次只非常深入地研究一个神经元。研究者希望，当被详尽分析的神经元及其连接的数量足够大时，这些累积的信息能够解释整个中枢神经系统的运作机制。对还原论的坚守，让很多神经学家将毕生精力都奉献给了解释单一神经元的解剖结构、生理结构、生化结构、药理学组织、分子组织以及神经元的构成。这些艰苦而卓越的努力造就了巨大的数据宝库，由此产生许多杰出的发现与突破。如今，事后诸葛亮们可以说，当时神经学家研究大脑运作机制的方法类似于生态学家每次只研究一棵树的生理机能，却试图以此来理解热带雨林的生态系统；类似于经济学家只监控一只股票，就想预测股市；类似于军事独裁者只拘捕1984 年抗议集会中的一位抗议者，就想减弱百万巴西人的抗议声势。

在对大脑经过了 100 多年的研究后，如今的观察者会说，神经科学似乎仍缺少一个能够应对大脑复杂性的实验范式。今天，人们将由大量相互作用的要素构成的系统称为复杂系统，比如政治运动、全球金融市场、网络、免疫系统、地球气候和蚁群。系统中许多要素共同的相互作用使得系统最基本的性质被表现了出来。一般来说，当采用还原论法进行研究时，人们无法揭示这类复杂系统的共同奥秘。人类的大脑拥有数十亿个相互作用的神经元，这种相互作用每时每刻都在发生改变。因此，大脑无疑是典型的复杂系统。

要聆听由分布在许多脑区的大量神经元发出的电信号，无疑会面临巨大的实验挑战。因此，在研究大脑复杂性的过程中，如果出现某些疏忽，也是情有可原的。例如，在巴西人为进行总统大选而战斗的时代，没有一位神经学家确切地知道，应该在动物的大脑中植入什么类型的传感器，这样在被试完成各种行为任务时，研究者便可以从多日里大量细微的神经电信号中进行抽样。另外，当时的神经学家也没有适当的电子硬件和强大的电脑，以用来过滤、放大、显示并储存众多神经元同时放电的活动。神经生理学家们几乎绝望了，他们不知道应该如何选择大脑结构中的神经元，以记录它们的活动。最糟糕的是，没人知道，如果这些技术上的瓶颈被突破了，该如何分析浩如烟海的神经生理学数据。

自相矛盾的是，没有神经学家会怀疑人类头脑所完成的惊人功绩，从制作工具到产生自我认知（self-awareness）和意识（consciousness），都来自数量庞大的神经元以及它们相互连接的复杂模式。然而几十年来，所有试图克服技术障碍、聆听大脑"交响乐"的尝试都被斥为妄想，高科技实验的"乌托邦"也许只能通过像"曼哈顿计划"那样的大工程才能得以实现。

BMI 洞察 BEYOND BOUNDARIES

从本质上说，人类本性的所有表达方式，从洞穴人的绘画，到莫扎特的交响乐，再到爱因斯坦的宇宙观，来源都是相同的，都来自相互连接的无数神经元不间断的、充满活力的劳作。对人类或人类的近亲与远亲——灵长类和哺乳类动物的生存与繁荣至关重要的复杂行为中，没有哪种行为可以只依赖于单个神经元的活动，无论这个神经元有多么特殊。因此，尽管很多人了解单个神经元的形态和功能，在过去 100 年里，有关大脑的研究也取得了无数成果，但要获得最全面的思维理论，使这个领域充满前景，还原论已被证明是一种不充分、不恰当的策略。

所有这一切都意味着，被广泛传播的传统的大脑观点，虽然被很多神经学教科书奉为经典，被以巧妙的文笔和美丽的插图表现出来，但它们仍然站不住脚。爱因斯坦的相对论曾颠覆了经典的宇宙观，与之类似，以单个神经元为基础的传统大脑功能理论也会被大脑"相对论"所取代。

## 大脑如何决策

提出任何新的科学理论的第一步都是针对研究现象定义一个适当的分析水平，然后对相关假设进行检验。它允许证实或证伪提出的理论，这就是科学方法的本质。**我认为，了解人类思想最恰当的方法是研究神经元动态的相互作用背后的生理原则。**这些分布在大脑中的神经元群体就是大脑回路（见图 1-1）。神经元通过长长的、突出的结构，即轴突来彼此传递信息。轴突与神经细胞主体以及被称为树突的原生质的树样结构进行不连续的联系。在我看来，虽然单一神经元是大脑的基本解剖结构，也是信息处理的单元，但它无法产生行为，最终也无法产生思想。相反，中枢神经系统真正的功能单元是神经元群体或神经元群。在这种功能安排中，负责产生某种行为所需信息的是神经元群，而不是单一神经元。这一过程通常被称为分布式神经编码（distributed neuronal coding）。

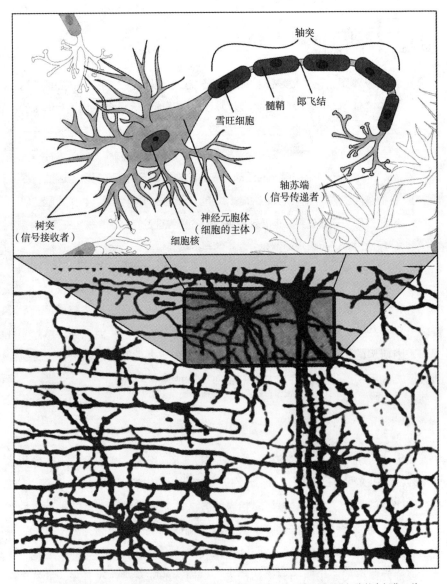

圣地亚哥·拉蒙-卡哈尔提出的神经回路图。其中强调了单一神经元以及细胞的专门化。总的来说，树突的主要作用是接收来自其他神经元的突触，而轴苏端的主要作用是建立与其他脑细胞的突触。

**图1-1　神经回路的结构**

原来我们在用神经元群进行思考！甚至人类两个最私密的所有物——自我认知和身体意象，也是通过大脑调配电流和少量的化学物质而创造出来的。它们不是固定的，完全可以被改变，而且会变得很快，就像我们将要看到的那样。

在20世纪的前50年中，所谓的单一神经元的神经生理学家，依据似乎无可争议的证据提出，专门化的感觉器官，比如皮肤、视网膜、内耳、鼻子和舌头，从外界抽取感觉信息，这些信息顺着特定的感觉神经通路向上传递，最终来到特定的大脑皮层区。这些区域被认为是皮层中处理感觉信息的主要位置，其中比较突出的是躯体感觉中枢、视觉中枢和听觉中枢。然而，在同一时期，一位美国心理学家卡尔·拉什利（Karl Lashley）却以反对派（分布论者）代言人的身份进入了人们的视线。拉什利热衷于研究大脑的哪个部分是用来储存记忆的，他称之为印迹（engram）。在实验中，他先教老鼠、猴子和猿完成一些特定的行为，其中既有很简单的任务（学会识别某一物体，跳起来去够这个物体），也有复杂的解决问题的任务（学会如何走一个复杂的迷宫）。然后通过外科手术将动物大脑某个区域的皮层切除，之后再教这些动物完成特定的行为。然后再测量皮层损伤对这些动物学习或保持行为技能或习惯的能力有什么影响。通过这些实验，他想搞清楚感觉信息与动作行为之间是如何建立起联系的。

根据拉什利的说法，在动物接受了某种简单任务的训练后，只要最初与任务相关的初级感觉皮层有一部分保持完好无损，那么切除剩余的大部分皮层对动物的任务表现不会产生显著影响。事实上，只要保留初级视觉皮层的1/6，动物就能保持原来学会的视觉动作习惯。面对简单任务时，大脑在处理感觉信息方面具有令人吃惊的弹性。在其经典论文《搜寻记忆印迹》（*In Search of the Engram*）中，拉什利将研究结果总结为"等势原理"（principle of equipotentiality），即记忆痕迹分布在整个感觉区域中，而不是分布在某个神经元或一小群神经元中。

拉什利还发现，在面临更加复杂的行为任务时，大脑便不太能够从损伤中恢复过来。当损伤较小时，动物在完成任务过程中会犯错，犯错的数量与被切除的皮层量成正比。如果50%或者更多的皮层被切除，动物便会忘记曾经学会的习惯，需要再次接受大量训练。根据这些发现，拉什利提出了第二个记忆原理，"质量作用效应"（mass action effect），也就是说，受到影响的是组织或整合性活动的某种生理模式，而不是特定的关联性连接。当一部分皮层被切除后，动物在完成复杂的问题解决任务时，会出现障碍。

许多神经学家批评质疑拉什利的结论。即使到了今天，在科学讨论中只是提一提他的名字就一定会引发人们的嘲笑声。大多数科学批评针对的都是他的实验方法，特别是他在实验中制造了大脑损伤，然后试图将其与简单或复杂任务建立起相关关系。然而，拉什利展示出，在初级感觉皮层方面还存在很多需要探索的内容，而多数神经学家不愿意承认这一点。

学术斗争最后通常会变得非常残忍，因为它们的赌注一般都少得可怜。然而这里的情况却不同。定义大脑的功能单元是一项很庄重的任务。毕竟，它探索的目标针对的正是那块代表你来作出决定的有机质。它决定了你身体的起点和终点、你作为人的感受、你所秉持的信仰，以及你的孩子、你孩子的孩子在某天想起你时，会认为你是怎样的人、留下了什么样的遗产。与不断寻找使人类确定无疑地认为自己是独特的，同时又与同类如此类似的真正原因相比，没有其他任何一项人类事业具有相似的中肯性与戏剧性。

用一个简单的类比可以帮助你清楚地看出有关大脑功能的两种观点之间的差异。想一想音乐家在交响乐团中的作用。假设你得到了音乐会的入场券，当你来到音乐厅时，发现台上只有一位巴颂吹奏者，你一定会感到很失望。不管那位巴颂吹奏者的技法多么娴熟，当晚他多么卖力地表演，你都无法想象出交响乐的总谱。即使台上不是巴颂吹奏者，而是"小提琴女神"安妮-索菲·慕特（Anne-Sophie Mutter）或激动人心的钢琴家玛利亚·皮雷斯（Maria Joao Pires），也依然于事无补。只有当很多音乐家一起演奏时，你才能欣赏到完整的交响乐。在分布论者看来，当大脑的很多神经元共同产生一条复杂的信息或任务时，它便是在创作某种类型的交响乐——神经元协奏曲。

## 大脑如何应对风险

将复杂的神经元信息或任务编码成许许多多单一的小片段或动作就类似于乐团的运作机制。每个部分都有助于形成有意义的整体，就像 100 万人一起呐喊"现在选举"的声音，充满力量，足以把独裁者赶下台。在自然界中也常常能看到这种信息分布策略。

分布策略存在于我们日常生活的很多方面。例如，复杂表型特征的形成，即我们的基因组成是如何被表达的，也就是我们的外貌，通常取决于分布在染色体上的许多基因同时作用的结果。自然界中另一个分布策略的例子是多蛋白质复合体。它在单个细胞中发挥作用，完成各种各样的功能，其中包括DNA的转译、修复以及通过突触释放神经递质。一种蛋白质负责一种特定的子任务，许多蛋白质相互作用以完成一个非常复杂的操作。例如，不同的蛋白质复合体嵌在单个神经元的脂质膜中，形成了各种各样的离子通道。每个离子通道就像是穿过膜的隧道。但隧道打开时，特定的离子（钠离子、钾离子、氯离子或钙离子）就能进入或离开细胞。要保持或改变单个神经元的膜电位，多个离子通道要互相合作。单一的离子通道无法调节这个过程，就像单个神经元无法产生有意义的行为一样。神经细胞膜的正常运作需要一群多样化的离子通道。

分布策略也能在更高的层面上发挥作用。例如，非洲狮通常成群结队地捕食，特别是在捕获大猎物时，比如看到一只似乎容易攻击的大象在水坑边喝水。狮群一起向大象逼近，这样即使一只狮子被大象杀死，其他狮子依然有机会在天亮前吃到大象肉。相反，一些最容易成为猎物的物种，在觅食时会聚集成一大群，不让自己成为潜在的猎捕对象。例如，掠过喜马拉雅山脉稀薄空气的迁徙鸟群、在加勒比海闪耀的绿色浅水中游曳的鱼群以及成群的水豚（南美洲一种啮齿类动物，体重超过45千克，有着吓人的前齿，但基本不猎食其他动物）。这些动物都是依靠分布策略来抵御猎食者的。由于群体密度的增加，敌人的注意力被分散了，这就大大降低了某个个体被捕获的可能性。通过这种方法，群体作为一个整体得以延续的机会便增加了，这就是风险管理的分布策略。

这种应对风险的方法听起来是不是很熟悉？当理财经理建议你保持投资组合的多样化，将投资分散到多个经济部门的多家企业中时，他其实提出的就是这种分布策略。即使是今天最有影响力的技术——互联网，也是依赖分散的计算机网络来满足我们对无限信息的渴望。整个网络系统中的信息流不是由一台电脑控制的，当你在谷歌上搜索某个主题时，将你的电脑与谷歌总部连接起来的也不是一根电缆。数量庞大、相互连接的机器快速将你在谷歌上的搜索传递到美国加州山景城谷歌公司众多服务器中的一台上。如果其中一台机器坏掉了也没问题，剩下的计算机网络仍然能够确保你的查询信息不会丢失。

为什么分布策略会这么有效？为什么从蛋白质到水豚群都可以依靠大量分散的单个要素群体？为了回答这些基本问题，让我们回过头来再看看大脑，检视一下思维群体编码方案的优点。

**进化为大脑设计了一个"保险单"，那就是将思维分散到许许多多的神经元中。**在大多数情况下，局部创伤或轻微的中风所造成的单个神经元或一小部分脑组织的损伤，并不会使人丧失重要的大脑功能。由于是分布编码，所以在病人表现出神经机能障碍的临床迹象和症状之前，大脑就已经发生过很多损伤了。想象一个与之相反的情况。假设大脑中只有一个神经元负责表达你生活中的某个重要方面，比如它负责的是你最喜欢的巴西足球队的名字，那么你将面临怎样的风险？失去这个神经元后，相关信息将永远丢失。然而真实的情况是，当你成年之后，神经元在不断死亡，但并不会产生任何显著的副作用。事实上，尽管这类神经元的小悲剧每天都在发生，但我们从来没有察觉它对功能或行为的影响。

**BMI 洞察** BEYOND BOUNDARIES

> 神经元的庞大数量有利于大脑进行分布编码。神经元群具有高度的适应性，或者说是可塑性。当需要绕开受损的或死亡的神经元时，只要反复暴露在相应的环境或任务中，其他的神经元就会进行自我再组织，改变它们的生理构成、形态构造和连接方式。正如我的朋友，苏黎世大学的罗德尼·道格拉斯（Rodney Douglas）指出的，大脑的运行方式很像乐团，但它是一个非常独特的乐团：它在演奏音乐的同时能够更改演奏者和乐器的结构，并且在这个过程中能够创作出一首全新的乐曲。

**进化可能也偏好分布式的群体编码。**因为与单个神经元编码相比，它在产生复杂信息方面要高效得多。让我们来举一个简单的例子。假设通过在两种放电频率之间进行转换，比如非常快的放电或非常慢的放电，单个神经元能够表达，或者用神经学术语来说能够表征两种不同的信息。如果只有一个神经元来负责侦查出现在动物视野中的图像，那么这种动物的大脑只能对两种不同的图像作出反应。神经元快速放电时看到一个图像，慢速放电时看到另一个图像。这个神经元就无法辨别同时出现的其他图像。现在设想有 100 个不同的神经元被分配来完成同样的工作。同样是两种放电状态，但能够被看到的图像数量却会跃增为 $2^{100}$ 个。

除了计算能力和记忆力的显著提高之外，大脑中的分布编码还依赖于许多平行的信息处理过程。通过引发轴突出现分支并去接触其他不同的神经元，单个神经元能够建立起数量多得令人难以置信的连接。这种错综复杂的神经元连接网能够完成一些奇妙的事情。

**NICOLELIS LAB**
**脑机接口实验室**

## 潜在回路与信息交换

作为博士论文的一部分，我开发了一个简单的计算机程序，它能够以正方形矩阵的格式储存对应脑区及神经核之间的直接连接。这些脑区和神经核构成了控制心血管功能的神经回路。之后我在这个回路里选择了 40 个最重要的神经核，并确定这 40 个神经核中哪些是通过只有一个突触的一束轴突或神经进行直接连接的，这样的连接被称为单突触通路。在这个计算机程序 40×40 的矩阵中，行代表的是神经元引发这类单突触通路的大脑结构，列代表的是接收这些通路的结构。如果 4 号结构的神经元向 38 号结构发出了直接的轴突投射，那我就在各自的矩阵位置标上"1"（第 4 行和第 38 列的交叉点）。如果 38 号结构的神经元回应了这个连接，向 4 号结构发回轴突，我就会在第 38 行和第 4 列的交叉点上标上另一个"1"。如果一对神经核之间没有直接连接（例如 5 号神经核与 24 号神经核），那么各自的矩阵位置上就会被标上"0"（图 1-2 为简化示例）。

在建立起这种直接、单突触连接的详细矩阵后，我决定问一个很简单的问题：考虑到所有已知的成对连接，现存的神经通路中究竟有多少能与回路中的任何一对神经核连接起来，而这个回路没有直接的单突触连接？**也就是说，是否有些信息能够在两个互不相连的神经核间流动？**带着这个问题，我在 20 台 IBM-PC-XT 计算机上运行了这个程序，希望能得到答案。我认为这些计算机能找到连接 20 对大脑结构之一的多突触通路，而这对大脑结构之间没有直接的单突触通路。在运用结束时，每台计算机会在一张清单和概要图上打印出可能的通路。

5 天后当我回到实验室时，你可以想象我有多震惊。其中 10 台计算机打印出了一堆堆的资料。10 台计算机上运行的程序已经识别出几千个可能的多突触通路，它们连接着彼此不直接对话的成对的大脑结构。更令人吃惊的是，其余 10 台计算机中，有些还没打印完，而其他电脑已经把纸都打光了。尽管成对神经核之间的直接连接较少，但在没有单突触连接的成对神经核之间存在着几百、几千甚至几百万潜在的通路，它们完成了这些神经核之间的信息交换。

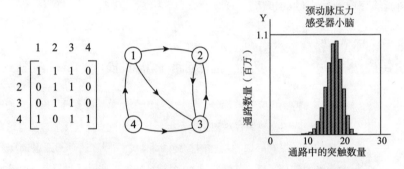

在图中，正方形矩阵被用来表示一个大脑回路中直接的单突触连接。在这个矩阵中，1 代表成对大脑结构存在一个直接的连接；0 代表没有这样的连接。矩阵右边的图形代表的是回路。有数字的圆圈代表大脑结构，箭头代表正方形矩阵中的直接连接信息。柱状图描绘的是连接两个大脑结构（颈动脉压力感受器和小脑）的通路总数，这两个结构之间没有共享的直接单突触连接。X 轴代表这些通路的突触数量，Y 轴代表已发现的通路数量。注意，在这个例子中，已发现的通路有几百万个。

**图 1-2　利用图论研究连接成对的神经元的通路分布**

依靠大量相互连接的神经元以及许多对信息进行编码的平行处理，人类的大脑成了一种动态系统，其整体远远大于单一部分的总和。这是因为，网络中全部动态的相互作用能够产生复杂的行为模式，即涌现特性（emergent properties）。对单个要素的个体特征进行线性总结无法在一开始就预测出涌现特性。这种极端的非线性行为显著增加了大脑神经网络所引发的生理及行为结

果。由几百万甚至几十亿神经元构成的分布式网络会产生涌现特性，比如大脑振荡

> **涌现特性**
>
> 网络中全部动态相互作用后所产生的复杂的行为模式。

以及复杂、有节奏的放电模式。这些模式构成了各种正常或病态的功能，其中包括某些睡眠状态和癫痫发作。大脑的涌现特性还会产生一些非常复杂的功能，比如知觉、运动控制、做梦和自我认知。我们的意识，有人认为这是人类最了不起的天资，可能就是神经回路的众多涌现特性中的其中一个。

## "观点"从何而来

我提出的有关大脑的新观点不只是从强调单一神经元到强调神经元群的简单改变。到目前为止，大多数神经生理学理论总会忽略这样一个事实：大脑不会静观事态的发展。**相反，它会主动收集有关身体以及周遭世界的信息，不知疲倦、勤勤恳恳地编织着现实、观点、爱以及在生活中时时刻刻都存在、有时骄傲有时盲目的偏见（尽管我们并不知道它是从哪里来的）。** 主动的信息搜寻也就是我所说的"大脑自己的观点"。它是大脑积累的进化史与个人生活经历的结合，是某个时刻大脑的全局性动态状态，也是身体与外部世界的内在表征。所有这些成分构成了我们最私密的心理存在，并融入到了全面而精细的现实中。

**BMI 洞察** BEYOND BOUNDARIES

"大脑自己的观点"不仅对我们感知周围复杂的世界具有决定性的影响，也影响着我们身体的意向和存在感。因此，笛卡尔认为大脑只是被动地诠释来自外界的信号，本身并没有事先形成观点的论断，完全经不起实验的检验。事实上，为了实现大脑的巨大潜能，从揭示主宰大脑运作的复杂生理原理，到开发出能恢复被神经疾病破坏的功能，以及大幅度扩展人类探索范围的脑机接口，主流神经科学都必须摒弃 20 世纪的教条，由衷地接受这一新观点。

加拿大心理学家唐纳德·赫布（Donald O.Hebb）在他 1949 年出版的著作《行为的组织》（*The Organization of Behavior*）中提出，细胞集合是神经系统真正的功能单元。作为拉什利的学生，赫布还认为"任何单个神经细胞或通路对于习惯或感知来说，都不是必需的"。他同样指出："中枢神经系统的电生理现象表明……大脑在各个方面始终都是活跃的。一个输入的刺激（来自身体之外）必然会被叠加在一个已经存在的刺激之上（大脑内部）。因此，感觉事件的结果不受预先存在的（大脑）活动的影响几乎是不可能的。"

我认为，大脑的活动源于数十亿单个神经元间动态的相互作用。这种相互作用创造了一个空间与时间可以无缝连接的连续体。正如赫布提出的，在一个正常运作的动物体内，在处理任何输入的感官刺激时，都一定首先会将这个刺激与大脑内在的意向及预期进行对照。这些意向和预期源自对过去类似刺激、甚至并不太类似的刺激的信号及记忆的积累。当周围出现新奇的信息时，有意识主体的大脑被激发起的电反应似乎在很大程度上依赖于大脑当时的内在状态。光速的恒定性决定了为什么要根据宇宙中一对观察对象的运动状态来相对地考虑空间与时间。与之类似，我认为进化历史与个人经历、大脑能够使用的固定的最大能量值，以及神经放电的最大比率都提供了一系列约束条件，它们要求我们的头脑同样应采用时间与空间的相对论。

> **BMI 洞察** BEYOND BOUNDARIES
>
> 有关世界以及我们的身体的大多数信息其实是大脑自身发起的探索行为。感知是一个主动的过程，它始于我们的头脑，而非身体的某个部分。外部世界只是恰好与这个身体部分发生了接触。通过各种探索行为，大脑会不断对照新的信息来检验自己的观点。

尽管我们常常在指尖上"感觉到"诸如质地、形状和温度等触觉特点，但这些感觉其实是大脑创造的巧妙幻觉。在我们的手指触碰到物体的一瞬间，大脑会收集感觉数据，并将它们通过神经传输回大脑。如果这些感觉与大脑的预期不吻合，它便会产生吃惊和不安感，以调整其中的不吻合。这种感觉就像你把手伸到装面包的袋里，拿起一片面包，但它又湿又滑，而不是干干的、松软的。当我们同时用视觉、听觉、嗅觉和味觉来"体验"世界时，同样的过程也在进行着。毋庸置疑，这些都是人类的特征，它们是许许多多大脑电反应的结果——我们通常称之为思考。

不过，我们能把"思考"的定义再向前推进一步吗？我相信可以。

**BMI 洞察** BEYOND BOUNDARIES

　　大脑实际上是绝佳的模拟器，至少到目前为止我们能够独立地证实这一点。大脑就像忠诚而孜孜不倦的现实塑造者，其主要任务是创造各种对我们人类至关重要的行为。从本质上说，这些生理目标可以归结为以下几点，而这几项囊括了中枢神经系统的大多数基本功能：

● 通过被称为体内平衡的全面生理过程，保持身体正常运转；
● 建立并存储有关外部世界、我们的生活以及两者间不断交汇的非常翔实的模型。
● 主动、不间断地探索周围环境，寻找检验和更新这些内部模型的新信息。其中包括从经验中学习，预测未来事件及结果，产生对结果、代价和收益的预期。

从定义上来说，一个好的模拟或模型应该能让它的使用者不断分析并监控各类事件，以此预测未来的结果。神经生理学家们付出了大量时间来探索大脑如何保持体内平衡。近年来，有很多有关大脑如何解码感觉信息、运动信息及认知信息的研究。但是在大多数情况下，由于通过实验来研究这些现象很困难，因此研究者避开了非常复杂的行为。这些复杂行为包含在对世界模型的构建与完善中，包含在人类寻求详尽解释的原始、普遍的渴望中，无论解释宇宙如何起源、人类如何出现以及我们为什么被赐予生命是多么神奇与奥妙。这些渴望通常被留给了宗教。然而，同样是这些复杂的行为，也赋予了人类强烈的好奇心。这是我们关键而独特的特征，它引发了艺术的诞生，也引发了科学的思考。复杂的行为还包括精巧的社交与求爱策略。人类使用这些策略来实现向后代传递基因，让我们所爱的人、朋友以及其他人牢记我们的观点、梦想、信仰、恐惧与热爱的进化目标。

到目前为止，你也许会认为我所提出的理论改变并没有什么大不了。然而，在 200 多年有关大脑本质的神经学理论混战中，这个问题发挥着核心作用。有关大脑作为模型建造者的观念在神经科学领域之外得到了重要的支持。在英国进化生物学家理查德·道金斯的经典著作《自私的基因》（The Selfish Gene）中，道金斯支持：大脑（特别是人类的大脑）已经进化出非常有益的能力的观点。这种能力就是创造对现实的精巧模拟。物理学家戴维·多伊奇（David Deutsch）在他的著作《真实世界的脉络》（The Fabric of Reality）中甚至更进一步地提出：“我们直接感受到的是虚拟的现实，它来自我们无意识的头脑。借助感觉数据以及复杂的、与生俱来的或后天获得的解释这些数据的理论，头脑信手拈来地为我们创造了虚拟的现实。”

美国天文学家卡尔·萨根（Carl Sagan）在其著作《宇宙》（Cosmos）中这样写道：“宇宙是所有现在的、曾经有的和未来会出现的。对宇宙的沉思令我们激动不已。脊柱上便有了一种刺痛，那是一段声音、一种微弱的感觉，就好像飘渺的记忆从高处掉落。我们知道自己正在接近最伟大的奥秘。”

正如我们已经知道的，这令人敬畏的宇宙只有唯一一种后代能够解读它壮丽的语言，同时产生一系列丰富多彩的感觉，而我们真正的先辈——早已逝去的超新星则从来没有享受过这样的特权。这些天体逐渐燃烧殆尽，它们完全不知道自己的星尘有朝一日会成为一颗存在生命的蓝色行星，而它会围绕一颗位于遥远星系偏僻角落里的星星旋转。大脑生来就赋予了我们充分挥霍有意识的存在的能力，同时悄悄地将许多私密的人生故事印刻在我们的头脑中。

因此，如果曾经存在值得为之战斗的科学斗争的话，那么它便是神经科学家在过去 200 年中所卷入的斗争。如果你让我选择支持一方的话，我会毫不犹豫地说，正如 25 年前巴西人民所证明的，这场学术纷争的结果将是：**支持另一由数十亿相互作用的神经元构成的巨大群体诉求的一方将取得最终的胜利。**

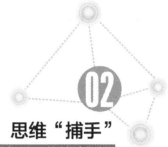

## 思维"捕手"

BEYOND
BOUNDARIES
The new neuroscience of connecting brains with machines–
and how it will change our lives

## 阿德里安爵士："智能"存在于何处?

埃德加·阿德里安爵士（Sir Edgar Douglas Adrian）敏锐地觉察到困扰神经学先辈们的纷争。1946年，在牛津大学莫德林学院的一次演讲中，作为剑桥人的阿德里安描述了他所认为的在了解大脑方面最重要的成就：有关"智能"存在于何处的争论。他说："大脑是由神经细胞和神经纤维构成的独特结构。某些动物有大脑，但不是所有的动物都有，有些动物并没有严格解剖学意义上的大脑。它们不存在复杂的行为或很少有这种行为，但能够很好地适应环境，而这种行为通常被我们称为'智能'。我们的身体中有很多能够在血液中自由游动的细胞，它们的行为多少有些像独立的生物，会趋利避害。它们对心智有要求吗？"接下来阿德里安联想到17世纪末，剑桥与牛津的哲学家们针对智能是存在于大脑还是遍布全身的问题所进行的激烈争论。当时，剑桥的学者们支持智能存在于单一位置的观点，而牛津的学者们支持存在于身体各处的观点。

为了表明自己的观点，阿德里安引用了1718年马修·普莱尔（Matthew Prior）发表的诗作《阿尔玛：心智的过程》（*Alma:or, The Progress of the Mind*）的开篇一节。马修·普莱尔早年曾在剑桥做过医学讲师。在嘲笑了亚里士多德派哲学认为"心智就像哈姆雷特的鬼魂一样到处游荡"的观点后，马修·普莱尔描述了支持心智存在于大脑的观点的证据：

你知道，剑桥的才子

拒绝依从专横的意见。

他们说（说实话，他们在说的时候对古希腊没有表达多少尊重）

将他所有的努力汇集在一起

三个蓝色豆子在一个蓝色豆荚里。

他们费力地让木马坐在阿尔玛大脑的宝座上

阿尔玛从思想的座位上

向感官分享她至高无上的快乐。

以这种大胆的英国式智慧，阿德里安在称赞剑桥前辈的同时，也取笑了牛津的反对者。剑桥的前辈们认识到，大脑是人类心智变迁的唯一罪魁。60 多年后，我依然能够想象，当阿德里安向听众引述马修·普莱尔的诗时，得意的笑容是如何掠过这位伟人的面庞。

阿德里安拥有进行这种学术攻击的资格。毕竟他是第一位测量出与周围世界及身体相关的信息如何被周围神经编码成电信号（大脑的语言）的神经学专家。为此，他获得了 1932 年的诺贝尔奖。一位更早期的研究者基思·卢卡斯（Keith Lucas）提出，这些放电，后来被命名为"动作电位"，在本质上是全有或全无的。阿德里安对这一观点进行了更深入的探索并发现，刺激的强度，无论是触觉、嗅觉、听觉或味觉的刺激，都与周围神经传递的动作电位的频率相关。

与之相称的是阿德里安在莫德林学院的演讲。他再次让人们想起两位意大利科学家之间的伟大争执，以此回顾电生理学如何意想不到地诞生，并很快成为一个非常重要的科学领域。这两位意大利科学家分别是内科医生路易吉·伽伐尼（Luigi Galvani）和物理学家亚历山德罗·伏特（Alessandro Volta）。大约在 1783 年，伽伐尼便发现，用由不同类型金属制成的两个接触片触碰死青蛙的大腿肌肉，能够导致肌肉收缩。他认为，这一发现证明了死亡动物的肌肉组织中储存着电，而且他发现了生命的神秘驱动力。伏特被这种天真的结论所震惊，他强烈但充满尊重地指出，很可能是与肌肉连接、并彼此接触的两个不同金属片产生了电。伏特是一位严谨的科学家，因此他知道自己必须用证据证明自己的观点。根据伏特的观点，青蛙大腿肌肉实际上既是导体，也是检测两个不同金属片所产生电流的生物探测器。由于对这种解释的确信，伏特开始设计了第一个电池组，也被称为“伏打电堆”。他用浸过盐水的纸来替代青蛙的大腿肌肉，作为由锌和银制成的两块金属板之间的导电材料。

正如阿德里安指出的，在这场有关电的纷争中，伏特似乎是胜者，可怜的伽伐尼有可能永远被认为是愚蠢的实验者，他甚至都不能正确解释自己的实验结果。确实，如今几乎没有人会想到，伽伐尼设计出了第一个基础的神经义肢器官，它能够人工模拟肌肉中的神经。伽伐尼应该因此而受到人们的赞颂。幸运的是，其他科学家很快获得了结论性的证据，证明活肌肉以及神经组织能够产生电流。然而，动物电流的发现并不是真正让伏特震惊的主要部分。事实上，这种电流非常微弱，这就是为什么很长时间以来人们都很难准确地测量到它们。

大自然似乎不会只用几个音符来书写它的谜题。更通常的情况是，它会创作一首由各种有着细微差别的音调和节奏构成的交响乐。对于我们相当狭窄的知觉能力来说，它听起来一定是奇特而新颖的。当面对新证据或边缘性的现象时，抗拒改变自己钟爱的理论的科学家通常会发现，无论数据有多不合常理，它们都在告诉自己一些重要的事情。

## 托马斯·杨与三色理论

令人难以置信的是，大脑研究方面的基本争论不仅与物理学家关于应该将光视作类似波现象还是粒子现象的经典争论很相似，而且从历史上看，这两种争论会彼此交织在一起。牛顿及他的强劲反对者爱因斯坦都支持粒子理论。托马斯·杨（Thomas Young）是剑桥大学杰出的物理学家，同时也是埃及古物学者、语言学家、医生、生理学家、神经学家。他在这些科学论战中发挥了重要的作用。

托马斯·杨史无前例的科学生涯无疑会激起人们的敬畏之情。安德鲁·罗宾逊（Andrew Robinson）为他立传，这是托马斯·杨的传记之一，书名即为《最后一位全知》（*The Last Man Who Knew Everything*）。托马斯·杨壮举之一包括他独创性的双缝实验，这个实验已经成了经典实验，它也被称为"杨氏实验"。在这个实验中，托马斯·杨让光透过一块薄板，薄板上有两条相距很近、相互平行的垂直狭缝。他观察到在薄板后面的屏幕上出现了明暗交替的条纹。由于这种模式类似于同时将两个石子投入湖中，它们的水波相遇时发生的"干涉图样"，因此托马斯·杨提出，光实际上是一种波。许多物理学家，比如理查德·费曼（Richard Feynman），都称赞双缝实验是量子力学的开创性事件。令人难以置信的是，在完成这个革命性实验一年后，托马斯·杨便开始构想他的分布式神经编码理论，即三色理论。

我最初接触到托马斯·杨的研究成果是因为我与罗伯特·埃里克森（Robert Erickson）的友谊。我在来到杜克大学后不久认识了埃里克森，他是心理学系的一位资深教授。作为一位味觉生理学家，埃里克森是分布论的忠实支持者。分布论认为，大脑对信息的编码依靠的是神经元群。他也是一路见证了局部论者与分布论者之间的斗争的少数健在者之一。这场斗争起源于托马斯·杨与颅相学者弗朗兹·加尔之间的争论。

从各方面来看，加尔都是一位颇有造诣的解剖学家。就在托马斯·杨在《皇家学会哲学学报》（Philosophical Transaction of the Royal Society）上发表三色理论的几年前，加尔就开始推广他所谓的临床方法，当时被称为"颅相学"。这种方法通过细致分析一个人的颅骨来判定他的基本性格特征以及心智能力。加尔认为，某些部分大脑皮层不成比例的生长，会引发特定的艺术技能、心智能力以及异常的行为。根据他的理论，大脑皮层某些区域差异化的生长会影响颅骨的实际形状。这使得像他一样高明的检查者能够通过触摸头部发现被检查者大脑的独特天赋或缺陷，甚至能发现被检查者将成为有才华的作家还是冷血的杀手。加尔把大脑分成了 27 个"器官"（即颅骨上的凸起部分）。他说其中 19 个是所有动物都有的。除了用于基本情感，比如繁衍的本能、对后代的爱、骄傲、自负、虚荣、抱负的器官之外，还有一些器官专门用来实现宗教、诗歌天赋、坚定的目标感以及坚忍不拔等能力和特征。根据加尔的理论，人类生来就具有非常准确的记忆，凸出的眼球会表露出这些记忆。

在加尔的一生中，大多数医学及科学团体都强烈反对他这一离奇古怪的结论。但这并没有阻止加尔及其追随者在欧洲各地进行演讲，散布他的观点，特别是心智功能是局部化的、被限定在大脑皮层的某些区域的观念。然而，正如罗伯特·埃里克森在他的论文中反复提及的，历史不会湮灭：局部论者实际上继承了加尔的理论，而分布论者实际上继承了托马斯·杨的理论。

尽管埃里克森在和我一同供职杜克大学的那些年里从来没有提起，但我后来发现，他继承的是另一个科学时代。埃里克森曾师从卡尔·普法夫曼（Carl Pfaffmann）。普法夫曼在猫的味觉神经方面的突破性研究证明，甚至在周围神经的层面上，信息也只能由广泛分布的神经纤维的共同激活来进行编码。正如埃里克森后来在他的一篇论文中所说，普法夫曼主张"在这类味觉系统中，感觉的特性不只取决于某些特定神经纤维群'全有或全无'的激活，还取决于其他神经纤维激活的模式"。

普法夫曼的实验室位于剑桥大学心理学系。在那篇论文的脚注中，埃里克森分享了一个有趣的小故事。故事讲的是他的导师是如何开始有关味觉的研究的。在剑桥，普法夫曼与劳德·阿德里安（Lord Adrian）合作进行研究。那时，阿德里安宣称几乎对所有的周围神经系统进行了研究，其中包括视觉系统、听觉系统、嗅觉系统和触觉系统。他唯一没有涉足的领域是味觉系统。正如埃里克森所说："那是他分给普法夫曼的。"埃里克森显然对自己隶属于这样一个杰出的科学分支感到很满足。在引用三色理论的初始构想时，他的自豪感显而易见，他说："有关颜色编码的假设可以概括为神经学历史上最有影响力的两个观点。"

从本质上看，除了托马斯·杨提出的卓越逻辑之外，在没有其他任何信息来源的情况下，三色理论预测出人类的眼睛中存在三种不同类型的色彩感受器。以下是埃里克森赞美的两个观点之一。这是 1802 年托马斯·杨对三色理论的定义，其中括号中的文字是埃里克森对科学术语的说明。

目前，我们几乎不再能认为，视网膜上的每一个感受点都包含着无数的微粒（感受器）。每一个微粒都能够与每一种可能的波动（波长）形成非常和谐的振动（作出应答）。我们有必要假设微粒的数量是有限的，比如只有应答三原色——红、黄、蓝的微粒。这三种颜色的波动大小与数字 8、7、6 相关。由于波动或多或少地偏离完全和谐，因此每一种微粒运动的强度有大有小。例如，绿光的波动比率接近 6.5，它对与黄色和蓝色能够达到和谐的微粒会产生相同的影响，并产生两种微粒发挥相同作用而形成的光。每根神经纤维可能都由三个部分组成，一个部分代表一种三原色。

5 年后，托马斯·杨进一步发展了这个理论，他提出"三原色不同比例的混合创造出种类繁多的色调"。虽然花费了一段时间，但在 20 世纪末，研究者们终于证明了托马斯·杨所说的视网膜色彩感受器的存在，那就是三种类型的视锥。

历史学家、神经学家斯坦利·芬格（Stanley Finger）在其著作《神经科学起源》（Origins of Neuroscience）中，详细记述了医生、物理学家赫尔曼·冯·亥姆霍兹（Hermann von Helmholtz）如何避免了托马斯·杨的三色理论被人们忽视。亥姆霍兹提供了丰富数据以及更精确的阐述，全面地证实了这一理论。芬格还认为，托马斯·杨的理论鼓舞了约翰内斯·穆勒（Johannes Müller）去发展他的特殊神经能量理论。这一理论假定，之所以会出现不同的感觉是因为刺激了特定的感受器和神经。尽管我很欣赏芬格的著作，但对他最后的评价却不敢苟同。托马斯·杨的理论其实与穆勒的观点正相反，在颜色视觉方面，特定的感觉取决于许多不同神经纤维的激活模式。

通过检视用图形表示的托马斯·杨的色彩编码模型，我们能够更容易理解这一观点。图 2-1 描绘了托马斯·杨所假定的三种视网膜感受器的钟形应答曲线。尽管在出现三种主要颜色（蓝、绿或红）中的一种时，其中一种感受器的应答程度会达到最大，但在出现其他颜色时，它也会作出应答，只是程度相对较低，这就是广泛调谐感受器或神经元的定义。它是一种生物探测器，能够对给定的物理性质，比如光、压力、声音或化学物质的浓度的某一特定值，作出最大程度的应答；而对范围很广的其他值，也能作出程度较小的应答。

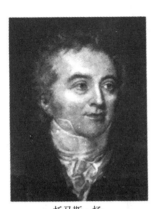

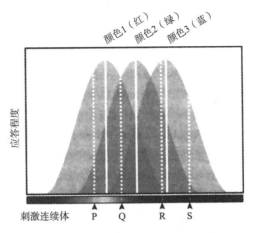

颜色1（红） 颜色2（绿） 颜色3（蓝）

应答程度

刺激连续体 P Q R S

托马斯·杨
（1802）

能够解释可视色谱中的
任何颜色

左边为托马斯·杨的肖像，右边是其理论的图示。注意，任何颜色刺激（X轴上的 P、Q、R 或 S）都可以用三种不同"色彩感受器"分成的不同等级应答来表征。这三种感受器分别能对红色、绿色和蓝色作出最大的应答，但也能对其他颜色作出低于最大程度的应答。

**图 2-1　托马斯·杨与三色理论**

很重要的一点是，我们要牢记，区分三种视网膜感受器应答特点的钟形曲线，在波长的维度上存在很大部分的重叠。这意味着，某种颜色刺激有可能触发一个与任何一种感受器都不相同的应答。图 2-1 还展示了三种视网膜感受器如何彼此合作，以出现许许多多不同的色彩。对于发送到视网膜上的每种颜色刺激来说，都存在着特定的分布式群体模式。这种模式是由每种视网膜感受器所产生的不同放电量的总和形成的。以颜色刺激"P"为例，来自感受器 1 几乎达到最大的信号、来自感受器 2 的 20% 的信号以及感受器 3 的 0 应答一起构成了其独特的视网膜应答模式。利用这三种广泛调谐的感受器，视网膜便获得了表征多得惊人的色彩的能力。正如我们在第 1 章中看到的，这是分布式神经编码最显著的优势：能够表征数量巨大的信息。事实上，这些信息的数量远远超过了神经元群所采用的要素的数量。在没有高科技设备的帮助下，托马斯·杨只是凭借思考，就想象出了这种惊人的能力！

**我们如今已经知道，托马斯·杨所说的广泛调谐神经元存在于所有灵长类动物的大脑中。**19 世纪时，人们对此还一无所知，神经学家们为大脑的"基本要素"争得不可开交。1861 年,法国医生保罗·布洛卡发表的临床研究让局部论者获得了有力的一击。布洛卡报告了一个病例,这位病人完全失去了流畅说话的能力。无论他试图说什么,说出来的只是毫无意义的 "tan"。同时这位病人的右侧身体严重瘫痪。在布洛卡对他进行检查后不久,病人去世了,因此可以对病人的大脑进行恢复和解剖。布洛卡很快便试着将自己的发现与颅相学脱开干系。他说,"语言"中心与很多年前弗朗兹·加尔及其后继者所主张的颅骨隆起不是同一个位置。然而,就像芬格指出的,两者的语言中心都位于前额叶,这就足够了。加尔的那个"眼睛凸出的幽灵"可谓阴魂不散呀!

布洛卡的发现引起了医学界的一阵喧嚣,许多神经病学家转而接受了大脑是由一些专门化的功能区域所构成的理念。9 年后,两位德国科学家希齐西(Eduard Hitzig)和弗里施(Gustav Fritsch)发表的观点似乎才是真正的致命一击。通过对狗大脑前额叶的不同区域轮流施以轻微的电流,狗身体不同部位的肌肉发生了明显的收缩。研究者还发现,手术移除大脑一侧半球的大脑皮层的某个区域会导致狗对前爪显著缺乏力量和可控性,虽然这并没有完全令它丧失力量与可控性。希齐西和弗里施利用这些数据,勾画出了狗的前额叶的各个部分所对应的运动图。前额叶被视为运动皮层。这种有关动物身体的形式表示法也被称为躯体位置图。100 年后,我们知道人类的大脑包含几个这样的图形,不只是在前额叶中,顶叶的几个区域和许多皮层下结构中也有这样的图形。

尽管这些发现令人吃惊,但它们的光彩很快被新一代学者不断增长的影响力所遮蔽。他们使用的是显微镜以及通过化学反应进行染色的脑组织。在1906 年诺贝尔生理学或医学奖的颁奖仪式上,这些组织学家对 19 世纪分布论者仅存的主要支持者发起了决定性的一击。

## 戈尔季与卡哈尔的诺奖之争

像其他年份一样,1906 年的 12 个月见证了各种悲剧、凯旋以及值得记忆的人类成就。4 月,旧金山发生了可怕的地震,地震让城市陷入了混乱,夺去了 3 000 多人的生命;8 月,另一场地震让智利的沿海旅游胜地瓦尔帕莱索变成一片瓦砾，3 000人丧生；在意大利，维苏威火山喷发，熔岩、炽热的岩石以及火山灰遍布庞贝和那不勒斯，夺去了数百人的生命，使数千人流离失所。

在旧金山地震发生前的夜晚，意大利著名男高音恩里科·卡鲁索（Enrico Caruso）在蒂沃利歌剧院扮演了歌剧《卡门》中的约瑟一角。他被地震造成的强烈晃动惊醒，跑下皇宫酒店的楼梯，躲到了大街上。据说，卡鲁索拿着一张罗斯福总统亲笔签名的照片作为唯一的身份证明，设法登上了驶往纽约的轮船，逃离那座燃烧着的城市。11月，卡鲁索惹上了官司，他被指控在纽约中央公园的猴子馆中，作出了猥亵行为。汉娜·格雷厄姆（Hannah Graham）夫人称，卡鲁索在未经允许的情况下捏了她的屁股。在辩护中，卡鲁索尽量以保护嗓子的方式说话，因为接下来他要在大都会歌剧院演出《波西米亚人》。他声称极有可能是猴子捏了格雷厄姆夫人的屁股。法官没买他的账。卡鲁索被罚款10美元，然后被释放。

在这一年中，卡鲁索最好的美国朋友罗斯福总统也忙得不可开交。他是第一位出国参观"水沟"的美国总统——"水沟"是巴拿马运河的昵称，他最喜欢这个称谓。12月，罗斯福总统非常吃惊地得知，因为在调停俄罗斯与日本之间的战争并最终达成停火协议上发挥的作用，他被授予了诺贝尔和平奖。让他高兴的是，作为官方代表，他被邀请参加一个有关大脑研究的仪式，人人都认为这项研究将会改变未来。

1906年12月10日，在一个瑞典典型的寒冷冬夜，科学的热烈气氛洋溢在斯德哥尔摩瑞典皇家音乐学院的大厅中。这里高朋满座，其中有瑞典王室成员、国会成员、杰出的科学家以及如一位获奖者在其回忆录中所写，还有"许多优雅的女士"。他们与阿尔弗雷德·诺贝尔的家族成员一起，庄严地等待着瑞典国王陛下授予当年的诺贝尔奖。在座的所有人几乎都能感觉到两位分享当晚诺贝尔医学奖的科学家之间的紧张关系。诺贝尔委员会第一次在一个奖项上选出了两位获奖人。

卡罗林斯卡医学院负责挑选诺贝尔奖获得者，校长莫纳伯爵（Count Karl Axel Mörner）宣布了获奖人名单。他大声宣布："今年的诺贝尔生理学和医学奖表彰的是解剖领域的杰出贡献。作为对帕维亚的戈尔季教授（Camillo

Golgi）和马德里的圣地亚哥·拉蒙 - 卡哈尔教授在神经系统解剖方面的成就的认可，我们将诺贝尔生理学和医学奖授予他们。"伯爵继续背诵着雅致的颁奖词，他提醒听众们，包括那晚的获奖者，大脑的许多活动对人类来说还是未解之谜。在简要描述了神经系统复杂的解剖过程后，他再次提到两位获奖者。莫纳伯爵说，他们让一个全新的医学分支诞生了。

最后，当论及使戈尔季和卡哈尔获奖的研究时，伯爵采取了惯用的国际外交手腕。他用意大利语向戈尔季教授致辞："戈尔季教授，卡罗林斯卡医学院的教授们认为您是神经系统现代研究的先驱，因此希望在每年诺贝尔生理学和医学奖的颁奖仪式上都能对您杰出的能力表示敬意，并以这种方式让您已载入解剖学史册的发现得以不朽。"莫纳伯爵然后转向卡哈尔，改用西班牙语说道："卡哈尔教授，鉴于您不计其数的发现与博学的研究，您为当今的神经学提供了研究范式。您的研究工作为神经解剖学带来了丰富的资料，为这一科学领域的深入发展奠定了坚实的基础，"他接着说，"卡罗林斯卡医学院的教授们很高兴将今年的诺贝尔奖授予您，以对您如此有价值的成就表示敬意。"在这些具有历史意义的话语中，神经学接受了洗礼。

卡哈尔出生于西班牙的佩蒂利亚 - 德阿拉贡（Petilla de Aragón），他是一位非常执着、专横而顽固的天才。他的研究明确地证明，大脑像其他器官一样，是由单个细胞的集合构成的，从而单枪匹马地将大脑研究引入了新时代。他狂热地喜爱使用显微镜，并将精细的技术与绚丽的绘画、充满创意的洞见结合在了一起。

几乎没人会相信，那天晚上从国王奥斯卡二世（King Ossar Ⅱ）手中接过诺贝尔奖的卡哈尔，早在 18 年前，当他还是巴伦西亚大学一名默默无闻的教授时，便发表了有关中枢神经系统的第一篇论文。在职业生涯的早期，他不会用德语写作，而德语是那个时代一流解剖学家的主要语言。于是他创办了一份科学杂志——*Revista Trimestral de Histologia Normal y Patológica*。在这份杂志上，他可以用西班牙语来发表自己的研究发现。这有助于他继续为这份出版物提供经费，并参与编辑。1896 年，他利用这些经验创办了第一份经典的大脑科学期刊 *Revista Trimestral Micrográfica*。第一期杂志包含 6 篇卡哈尔自己写的论文。若干年后，德国解剖学家们决定学习西班牙语，这样便能读懂卡哈尔的原版著作。

直到今天，卡哈尔仍是神经学界最常被引用的作者之一。作为一名实验主义者，当他采用染色的方法，即黑色反应（the black reaction），对大脑组织进行革命性研究时，他的独创性和乐观精神第一次展露无遗。卡哈尔不停地调整黑色反应，用重铬酸氨或重铬酸钾对大脑组织块进行硬化，然后将其移入硝酸银溶液。在这种溶液中，脑组织的结构会慢慢"变黑"，它与组织块半透明的黄色形成了对比。之后，卡哈尔将这些组织块分割成薄片，并用显微镜进行观察。这样组织学家就可以方便地辨认出病人脑组织中的胞体、树突和轴突了。卡哈尔尝试用这种技术来研究胚胎、新生儿及成人脑组织的样本。他用了几年的时间探索溶液、薄片厚度以及脑组织的恰当组合。他最惊人的研究成果主要来自对鸟类、爬行类及小型哺乳类动物大脑的研究。而这些动物通常是他自己捕捉，然后在自家厨房中制作的——在卡哈尔家的后院，几乎看不到四处啄食的小鸡。

在完善了黑色反应后，接下来他开发出了新的展示方法。这种方法是，他把在改变显微镜下的脑组织片的焦平面时所观察到每个细胞都画在一张纸上（见图2-2）。这个脑组织的显微图像令人震惊，而且史无前例。这种精确且具有开创性的大脑回路图像让神经学家们恍惚觉得，有关人类大脑的奥秘和长期遗失的大脑故事很快将被揭示出来。

在多年的研究中，卡哈尔揭示了许多有关脑细胞形态的独特发现。通过别出心裁的展示及诠释方式，他令每一个发现都更加生动。这些发现被整合到他著名的动态极化法则（law of dynamic polarization）中。**这一法则的含义是，神经细胞在功能上是两极分化的。也就是说，它们由以树突为代表的接受区域和以轴突为代表的传递构件组成。**利用这一概念，卡哈尔预测，神经细胞的树突会接受电脉冲，在经过胞体后，通过轴突传递给其他神经细胞。尽管没有证据表明他曾看到过电位流经轴突，或者由树突或胞体向上放电的生理学记录，但30年后的电生理学记录证明他是对的。后来卡哈尔在马德里进行研究工作，那里流传的故事是这样的：一天，上帝决定创造大脑，他对此感到很兴奋，并给卡哈尔教授打电话，向卡哈尔描述自己对大脑工作原理的设想。在认真听完上帝的计划后，卡哈尔只说了句："还不错，不过请您来一趟马德里，让我给您展示一些幻灯片，这样您就会了解您打算创造的大脑实际将如何运作。"

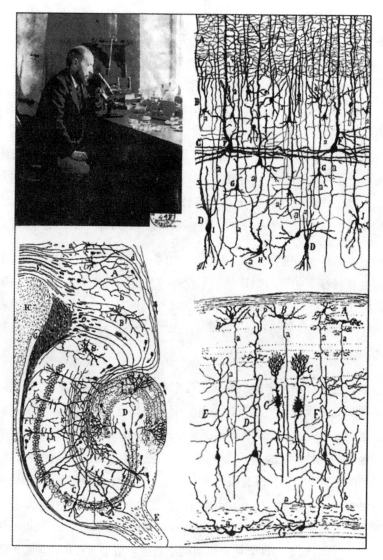

卡哈尔坐在显微镜前，这是他最喜欢的位置。旁边是他的几幅杰作，画的是中枢神经系统的不同部分。

**图 2-2  卡哈尔与黑色反应**

卡哈尔的主要贡献在于他对一系列法则的阐释，这些法则就是人们今天所知的有关神经元的原理。根据他的理论，大脑由数量巨大、相互联系的单个神经元组成，神经元之间的联系是离散的。然而令卡哈尔懊恼的是，想到将神经系统中这些重要的单元命名为"神经元"的人不是他。1891年，德国解剖学家瓦尔德耶-哈茨（Wilhelm von Waldeyer-Hartz）在一篇引起广泛关注的文献中进行了这样的命名。尽管这个名称是杜撰出来的，但卡哈尔不得不接受它。

鉴于卡哈尔取得了如此重要的成就，你也许会想，诺贝尔委员会到底为什么认为他必须和戈尔季一同分享诺贝尔奖。与卡哈尔的结论完全相反，戈尔季是"网状理论"（reticalar theory）的忠实支持者。这一理论最初是由德国解剖学家约瑟夫·冯·格拉赫（Joseph von Gerlach）提出的。网状理论认为，组成大脑的不是单个的神经元，而是绵延不断的、大量的脑组织网络。格拉赫支持融合在一起的树突是这种网状结构的主要组成部分的观点。而戈尔季认为，融合在一起的轴突或广泛分布的神经网络，才是脑组织的主要构成要素。因此，戈尔季不认为特定的大脑皮层区域负责特定的心智功能，这使他成为当时秉持这种观点的少数神经学家之一。对于那个科学时代来说，他是超前的。追溯到1873年，戈尔季发明了至关重要的黑色染色法。因此，诺贝尔委员会无法忽视他。命运真是具有讽刺意味，它延续了路易吉·伽伐尼的传统：一位似乎是托马斯·杨最后一名弟子的意大利人，设计出一种惊人的新方法，但他好像完全误解了自己的数据。确实，尽管他们共享殊荣，但一个实践的是黑色染色法，另一个喜欢拿厨房当实验室；对蔡司显微镜的热爱是唯一能将卡哈尔和戈尔季联系到一起的事物。

到1906年12月10日颁发诺贝尔奖时，卡哈尔及他的神经元学说在新兴的神经学领域中已经占据了很长时间的优势地位。实验证据完全倾向于西班牙人的一边。然而戈尔季进行着顽强抗争。事实上，他在12月11日发表了一场具有挑衅性的诺贝尔演讲，题目是《神经元学说——理论与事实》（*The Neuron Doctrine—Theory and Facts*）。在演讲中，戈尔季认为这一学说很快将会衰落。然后对这个理论进行了细致的剖析，并提出他自己的观点，作为替代的方法。在演讲过程中，戈尔季公然嘲笑那些将神经元学说视作理所当然的人："我应该克制自己这样说，虽然我很钦佩这一学说所体现出来的才华。它是颇有价值的成果，反映了显赫的西班牙同侪的高度智慧，但我无法赞同他的一些观点。而这些有关解剖本质的观点对于这一理论来说是至关重要的。"

第二天，非常气愤的卡哈尔站在了瑞典大讲堂的前面，带来了描绘不同神经元及其微妙过程的精美图片。他从引述诺贝尔奖演讲的传统开始说起，说那是科学家展示自己成果的时间。不过卡哈尔没打算就此停止。他在结束演讲时说："我们不禁哀叹这位科学家，在过去这些年中，他饱受不公正之苦，看着大批大批的年轻实验者将他最新颖独到的绝佳发现视作错误。"

在大多数旁观者看来，那天卡哈尔取得了胜利。20世纪中，局部论者将大脑皮层分成了视觉、听觉、触觉、运动、嗅觉及味觉等几大中心。这些区域又被进一步细分为专门负责色彩、运动检测、面部识别等复杂功能的部分。很快，单个神经元便被称为了视觉神经元、镜像神经元、面部神经元、触觉神经元，甚至祖母神经元。

几乎所有的脑区都被标识了，但整个大脑的运作机制仍是一个深不可测、晦暗模糊的谜题。在将大脑细分为很多细小的单元后，神经学家依然没有办法解释这些单元如何协同工作，产生人类特有的知觉体验。颇具讽刺意味的是，就像戈尔季的同胞伽伐尼一样，戈尔季似乎也已经准确地看到了大脑运作方式的主要部分，但就是无法在黑色反应的幻灯片细节中把它分辨出来。另外，在最近几十年中，科学家发现一些脑区，包括被称为下橄榄核的结构，也参与了运动控制。一些种类的神经元，比如大脑皮层的抑制性中间神经元以及嗅球中的僧帽细胞，也参与了神经网络的构成。这些网络通过胞质桥进行连接，它们被称为缝隙连接，类似于戈尔季的网状结构理论。出乎意料的是，戈尔季没有实施报复，而是几乎陷入了沉默。他协助想出了"神经网络"一词以及有关大脑的相关概念，即人类通过广泛分布的神经回路的集体努力来进行思考。戈尔季的神经网络观点在1906年遭到了许多神经学家的嘲笑。但事实证明，这一观点激励了一代又一代的分布论者坚持自己的信念，其中包括拉什利、普法夫曼、赫布和埃里克森。

伽伐尼和戈尔季的故事让我想起巴西一位著名的足球教练曾说过的话："这些意大利人能够以出其不意的方式赢得战斗。"你可以问一问数百万的巴西球迷，1982 年世界杯，在绝望地看着意大利队的前锋保罗·罗西（Paolo Rossi）攻入决定胜利的第三分入球，将巴西队淘汰出局后，他们是不是仍会做有关那场比赛的噩梦。

我肯定会。

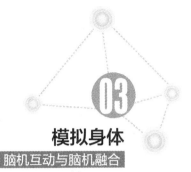

# 03

## 模拟身体
脑机互动与脑机融合

BEYOND
BOUNDARIES
The new neuroscience of connecting brains with machines--
and how it will change our lives

# 细胞结构学的兴起与鼎盛

在 1906 年诺贝尔奖颁奖仪式上，神经元学说取得了巨大胜利之后，神经科学界见证了局部论势不可挡的上升，在很大程度上说，这种上升也是无与伦比的。对于那些将关注点放在阐明大脑皮层构成上的神经学家来说，这种推动力尤其强烈。大脑皮层就是构成大脑半球最外层的迂回组织。20 世纪最初的若干年中，细胞结构学开始兴起，这主要依赖于各种各样的染色技术，其中包括尼氏染色法（Nissl Method），就是将细胞器中带阴电荷的 RNA 进行染色，从而研究神经元的分散与聚集。

细胞结构学开始进入它的鼎盛时期，至少一部分是因为 1874 年俄罗斯组织学家弗拉基米尔·贝茨（Vladimir Betz）发现运动皮层，即希齐西和弗里施认为身体运动来源于此的皮层区域，包含着由巨大的金字塔形的神经元组成的水平层。从那以后，这些神经元就被称为贝茨细胞。这些金字塔形的神经元会发出非常长而且捆绑在一起的轴突，一路向下进入脊髓，形成皮质脊髓束，它是最庞大、最重要的神经通路之一。皮质脊髓束携带着大量由运动皮层产生的运动信号，进入一堆中间神经元中。这些中间神经元会激发进行局部连接的轴突以及位于脑干和脊髓中的较低层的运动神经元。脑干中较低层的运动神经元的轴突最终会进入面部肌肉，而脊髓中运动神经元的轴突会发射到身体其余部分的肌肉中。当较低层的运动神经元放电时，肌肉便会收缩。**通过将详尽的运**

动指示传递到这些运动神经元，皮质脊髓束行使着对具体运动的控制权，它使得我们内心的自主运动意愿能够被传递给周围的世界。

19 世纪末开展的细胞结构学的研究认为，大脑皮层分为 6 层，每一薄层都覆盖在另一层上面。人们由外向内，用从 I 到 VI 的罗马数字对这些皮层层进行了编号。通过测量每个皮层区域各层皮层的厚度、不同类型的皮层细胞的密度及分布以及其他参数，到 20 世纪初，一些组织学家提出了将大脑皮层划分为不同区域或场的方案。在这些前驱者中，德国神经病学家科比尼安·布洛德曼（Korbinian Brodmann）在 1903—1914 年发表的一系列论文中提出了一种全面的细胞结构学分类法。这种方法基于尼氏染色法，认为哺乳动物的大脑皮层由 52 个皮层区构成（见图 3-1）。在布洛德曼早期的一项研究中，他曾报告过从一只狐猴的大脑皮层中获得的数据。在 1909 年他的一篇经典论文中，布洛德曼描述并用图片记录了从多种动物大脑皮层上采集的数据。基于这些发现，他识别出人类大脑有 49 个不同的皮层区域。

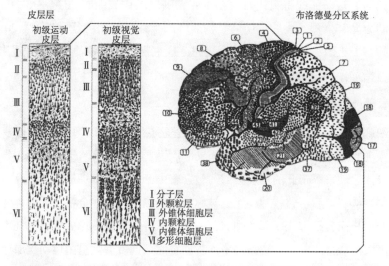

　　右侧是人类大脑的侧视图，上面标注着布洛德曼创造的皮层区域数字。左侧显示的是从运动皮层（M1）到视觉皮层（V1）的 6 个皮层层的比较。从细胞结构学的角度来说，M1 的特点是在第 V 层存在着巨大的金字塔形的神经元（贝茨细胞），而 V1 的特点是在第 IV 的底部和第 VI 的顶部，存在着非常密集的神经元。

**图 3-1　布洛德曼分区系统**

在布洛德曼的分区系统中，每个皮层区都由一个数字标识。在某些情况下，特定皮层层的某些神经元分布为指定的区号及功能提供了主要特征。例如，布洛德曼指出了第 V 层中贝茨细胞的显著特征。在他的分类中，区域 4 便位于这一层中。根据他的观点，区域 4 主要包含运动皮层。与之类似，第 IV 层密布着与感觉相关的皮层神经元。这些神经元的最终目标是将来自身体周围的信息传递到大脑皮层的主要感觉通路（触觉、视觉和听觉）。在不同的皮层区域中，布洛德曼通过查看第 IV 层是否存在密集神经元来分辨初级躯体感觉皮层（区域 3、1 和 2）、视觉皮层（区域 17）以及听觉皮层（区域 41 和 42）。布洛德曼所发现的解剖生理学上的相关性经受住了时间的考验。然而，细胞结构学过于沉迷于对大脑皮层进行越来越复杂的细分。在布洛德曼发表自己的研究成果的同时，他的老师塞西尔（Cécile）和沃格特（Oskar Vogt）提出了另一种方案，其中包括 200 多种不同的皮层区域。即使当细胞结构学家开始转向其他特征和技术，比如对髓鞘纤维进行染色，他们依然无法明确地提供有关大脑运作机制的功能性指导。

## 触觉体验与小矮人图

很多人认为谢林顿爵士是现代系统神经学之父。在 20 世纪前 20 年，他和牛津大学的同事及学生采用生理学方法对大脑皮层进行研究。在当时，这意味着在测量动物行为时，要依赖皮层区域的电刺激。利用这种方法，谢林顿和他的同事发现灵长类的前额叶皮层中包含着完整的"运动地图"。1917 年《实验心理学季刊》（*Quarterly Journal of Experimental Physiology*）出版了 87 篇论文对这些研究进行了总结，其中包括对 22 只黑猩猩、3 只大猩猩和 3 只红毛猩猩进行的实验。谢林顿在类人猿的大脑中央前回中发现了初级运动皮层。中央前回是位于中央沟前部的皮层区域，中央沟是额叶和顶叶的分界线。

当谢林顿的学生、美国神经外科医生怀尔德·彭菲尔德（Wilder Penfield）分享对癫痫病人进行神经外科手术过程中的某些不同寻常的发现时，这些研究的影响才真正显露出来。在与谢林顿一起进行研究后，彭菲尔德便在耶鲁大学传奇式人物、美国神经外科医生哈维·库欣（Harvey Cushing）手下实习。他在耶鲁的手术室中磨炼了自己的技艺。

后来，彭菲尔德来到蒙特利尔，在麦吉尔大学工作。他在那里创建并领导了蒙特利尔神经病学研究所。在 19 年里，他从 400 多例颅骨切开术中收集了大量数据。在颅骨切开术中，医生对病人进行局部麻醉，去掉一块颅骨，将大脑皮层暴露出来。由于对大脑皮层的操作或电刺激不会产生任何痛感，因此彭菲尔德的病人在手术时仍能保持清醒。当他刺激病人大脑皮层上的不同点，以确定癫痫发作的源头时，病人仍能报告他们的感觉。在这个过程中，彭菲尔德与他的合作者，包括加拿大心理学家唐纳德·赫布，便能够绘制出位于中央沟前部和后部的皮层区域中，由电刺激引发的各种触觉。

彭菲尔德发现，75% 引发触觉的点位于中央后回。根据布洛德曼的观点，这里包含初级躯体感觉皮层，其余 25% 位于中央前回，初级运动皮层就位于这里。更令人吃惊的是，为了消除癫痫发作，在几个病例中需要通过手术去掉中央后回，而对中央前回皮层进行刺激所引发的感觉会继续存在。他还报告称，当中央前回被切除后，刺激中央后回会产生身体运动。彭菲尔德相信，这证明了刺激运动皮层所报告的感觉不是由相伴的电活动，或者源自初级躯体感觉皮层的神经纤维所产生的。初级运动皮层和躯体感觉皮层似乎共享着它们的功能。虽然每个区域表现出明显的功能偏向，但中央沟两侧都会促成相似的感觉运动行为。

**BMI 洞察 BEYOND BOUNDARIES**

这种安排方式暗示，皮层区域会表现出显著的功能专门化（在这个案例中，刺激运动皮层会产生更多的运动反应，而刺激躯体感觉皮层会产生更多的触觉），同时还会促成其他的大脑功能和行为。在这种情况下，特定的皮层区域，比如初级运动皮层一般更有可能参与运动行为的产生，而在触觉的产生中只发挥次要作用。与之相反，在正常情况下，初级躯体感觉皮层更有可能参与触觉的产生，而不是产生运动反应。与捍卫皮层功能严格分离的神经学家所秉持的占主导地位的教条相反，初级运动皮层或躯体感觉皮层中的神经元被"征用"以完成其他任务的可能性并不是完全没有。

彭菲尔德着手检验他从癫痫病人那里获得的信息。他重新构建了病人所报告的身体感觉的顺序，逐渐将电刺激的点从中央后回的中部移向了侧面，直接位于中央沟的后部。他发现，在改变刺激点的过程中，触觉发生的位置也在逐渐移动：开始是脚趾，接着是脚，再后来是腿、臀部、躯干、脖子、头、肩膀、胳膊、肘部、前臂、腰、手、每根手指、脸、嘴唇、内口腔，最后是喉咙和内腹腔。当对穿过大脑皮层的横截面进行绘制时，这一顺序便展示出了人类身体的"地形图"，后来它成为我们所知的感觉"小矮人图"（homunculus）。尽管彭菲尔德针对相关研究写了论文，但将"小矮人图"画出来的却是坎特利夫人（Mrs. H.P. Cantlie）。为了满足神经外科手术的需要，她曾尝试了两次，最后，终于完成了这幅在医学文献记录中被复制次数最多的插图之一（见图 3-2 左图）。

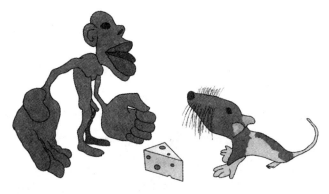

这幅图描绘了不可能实现的皮层"小矮人"与皮层"小矮老鼠"的相遇。皮层"小矮人"是根据初级躯体感觉皮层的分布，将人体进行变形后得到的表征，它基于的是彭菲尔德的研究。皮层"小矮老鼠"是对等的老鼠身体的变形表征，根据的是啮齿类初级躯体感觉皮层的分布。注意，小矮人身上被夸张表示的嘴唇和手，以及小矮老鼠身上被夸张表示的胡须、口鼻部以及前爪。中间为一块奶酪。

**图 3-2　小矮人和小矮老鼠**

令彭菲尔德很满意的"小矮人图"与我们平时看到的任何人都没有相似之处。坎特利夫人的"小矮人图"被严重扭曲了，看起来很怪异。这种扭曲是被称为"皮层放大"的发展过程的结果。皮层放大现象过度代表了机械性刺激感受器密度最高的身体区域。这些感受器是一系列高度适应的周围神经末梢，负责将触觉刺激转化成电位，即大脑的语言。因此，小矮人的手指、手和脸，特别是口周和舌头膨胀起来。其他身体区域，包括胸部和躯干似乎收缩了，好像它们正在进行节食，虽然我们的大部分皮肤都存在于这里。手指、手和脸含有非常多的机械性刺激感受器，因此它们是我们最精良的触觉器官。我们通常利用它们来创造有关周围世界的触觉图像。这也是为什么当一个物体摩擦我们的后背皮肤时，我们很难准确辨别那是什么物体。

皮层放大现象并非人类的特权。在过去 70 年所检查的每一种哺乳动物中，我们发现这种现象普遍存在。拿老鼠来说，"小矮老鼠图"夸张表征了老鼠的胡须，其前爪的大小远远超过后爪（见图 3-2 右图）。再比如半水生、卵生的澳大利亚哺乳动物鸭嘴兽，在躯体感觉皮层的身体地图中，它的喙就被过度放大了。

---

**BMI 洞察** BEYOND BOUNDARIES

这些躯体特定区的表征并不是大脑皮层独有的特点。每个由轴突束构成的皮层下中继站都包含这样的"地形图"。这些皮层下中继站构成了躯体感觉通路，将来自身体外围的触觉信息及来自肌肉和肌腱的本体感受反馈传输到中枢神经系统。由于这一原因，这些"地形图"似乎是大脑用来形成触觉的基本生理工具。然而矛盾出现了。大多数非凡的触觉体验无疑是一种我们认为存在于自己体内的感觉。从几个月大开始，人类就能够将自己的身体与其他物体、其他人区分开。在一生中，我们从身体的第一人称视角来体验世界，并与之互动。然而，我们惯常的触觉体验，甚至是那些最私密、最有意义的体验，都不同于坎特利夫人的"小矮人图"。这幅图之所以让人觉得奇怪，是因为它与我们的感觉不相符。

---

那么我们实际的体验到底会描绘出怎样的身体图像呢？在解答这个问题之前，我们必须进入"体验到的"现象，比如濒死体验及幻肢的大脑景观图中，传统的、局部论的神经科学无法解释这些现象。

# 濒死体验与幻肢现象

攻读圣保罗大学医学院的最后一年年末，我的一位好友有天早上邀请我参观骨科病房。他是一家医院年轻的血管外科医生。即便如此，他的邀请也是不寻常的。

"今天我们要与鬼魂谈话，"他用严肃的语调说，"不要害怕，尽量保持平静。这位病人还无法接受发生的事情，他抖得很厉害。"

当然，我在生活中从来没有遇到过鬼，尽管我的意大利籍曾祖母反复让我确信，幽灵飘浮在我们周围，但我们看不到。他们特别不喜欢不愿在周三晚间足球广播结束前上床睡觉的孩子。我决定通过经验来检验一下曾祖母多纳·艾达（Dona Ada）的"理论"。

尽管在医院的急诊室接过很多急救电话，有些夜晚那里就像隆隆作响的战区，但我依然没准备好去参观气氛总是非常严肃的骨科研究所。当我们进入独立的小医务室时，迎面而来的是一位中年妇女的疲惫眼神。她从椅子上站起来，不停抽泣着。她微微发红的圆脸上刻着深深的皱纹，手上的皮肤像皮革一样坚韧，这一切暴露了她不幸而艰辛的生活。坐在她旁边床上的是一个大约 12 岁的男孩，他的脸上淌着汗，恐惧的表情扭曲了他的脸。我走近查看男孩的身体，由于极度疼痛，他的身体扭动着。

"医生，真的太疼了。它一刻不停地在灼伤，好像有什么东西在把我的腿弄碎。"男孩说。

我觉得喉头好像有一个肿块："哪儿疼？"我冒险问了一句。

他毫无犹豫地说："我的左脚、小腿和整条腿，膝盖以下哪儿都疼！"

看到一个孩子大中午痛苦地躺在医院的床上，无法控制的习惯性思维以及厌恶这种状态的感觉促使我掀起被孩子的汗水打湿的床单。我的愤慨立刻被迷惑所取代，因为我看到，男孩一半的左腿已经不在了。我的同事告诉我，男孩被汽车碾过，因此左腿膝盖以下被截肢了。

来到病房外，我的朋友试图让我平静下来。"说话的不是他，"他说，"而是他的幽灵肢体。"

当时我并不知道至少有 90% 的截肢病人——全世界有几百万例,都经历过这种虚幻的四肢感觉。他们会不可思议地感到失去的身体部分依然存在,并与自己的身体依然连接在一起。在某些情况下,病人会感到那部分身体在动,而在其他情况下,他们会感到它被固定在某个位置。弥漫的刺痛感通常会让病人感到这种幽灵般的附加物的存在。刺痛感遍布整个被截掉的下肢或手臂,并重新将它构建出来。这种幻觉通常非常令人痛苦而且异常生动,甚至在有些情况下,它们会持续数年。

幻肢现象已经被报道了几个世纪。在中世纪的欧洲,人们会因为士兵恢复了被截肢的身体部位的感觉而赞美他们。罗马锡里亚省的艾吉亚港曾传诵着一个神奇治愈的经典故事。公元 4 世纪时,失去胳膊或腿的病人如果感到他们失去的身体部分好像又神奇地出现了,便会感激双胞胎兄弟创造的"奇迹"。这对兄弟后来被天主教会封为圣徒。根据教会的文献,圣徒科斯马斯(Cosmas)和达米安( Damian )会将死人的腿移植到残肢上,以恢复失去的腿的感觉。传说,如果被截肢者能够想起这对兄弟的名字,那他们便会再一次感觉到自己失去的胳膊或腿。

在 16 世纪,幻肢现象从宗教领域转移到了医学领域。法国军医巴雷( Ambroise Paré )改进了外科手术技术,大幅提高了截肢患者的生存率。他注意到,从欧洲战场回来的士兵中有很多人存在幻肢现象。尽管巴雷医生相信他的病人,但他担心人们会认为他疯了。这也许解释了为什么巴雷用法语来发表他的发现(而不是用当时的科学语言拉丁语),以及为什么他的发现一直被忽视了 300 多年。

这种忽视从某种侧面表现出了英国海军上将霍雷肖·纳尔逊(Horatio Nelson)的勇敢,他的事迹包括对自己的幻肢进行了出色的描述。

> 1797 年,在圣克鲁斯 - 德特内里费之战 ( the Battle of Santa Cruz de Tenerife ) 期间,当纳尔逊刚从小船上下来,登上海岸,便被西班牙人用步枪射中了右臂。伤口很严重,他的大部分胳膊被截掉了。

8年后，在特拉法尔加海战（Battle of Trafalgar）前夕，纳尔逊预见到英国舰队会战胜法国与西班牙的联合海军。在写给女王的一封信中，他表示自己得到了神的预言。他生动地感觉到自己用在德特内里费失去的手臂高高举起一把剑——他曾用这把剑宣誓要保卫英国的王权。第二天早上，纳尔逊带着这把幽灵之剑，击败了拿破仑的军队。那天晚些时候，他被射中了，而这次是致命伤，纳尔逊牺牲了。

不幸的是，导致现代医学对幻肢现象进行研究的是血腥的战争。在葛底斯堡战役（the Battle of Gettysburg）结束的几天后，美国神经病学家塞拉斯·米切尔（Silas Weir Mitchell）记录了多例幻肢症。其中很多南部联邦的被截肢者感到被迫重演自己参加的战斗。那是乔治·皮克特（George Pickett）指挥的一次对北方军进行的进攻，他们向山上发起冲锋，死伤无数。被截肢者绝望地躺在医疗营房的床上，感受着没完没了的抽痛，好像他们永远也无法摆脱这种疼痛。而正是米切尔杜提出了"幻肢"这一术语。

自从美国南北战争以来，研究者详细记载了对上千名被截肢者的访谈。他们的病例说明，截肢前由于严重骨折、深度溃疡、烧伤或坏疽造成的剧烈疼痛，是引发后来虚幻痛感的主要因素。超过70%的病人发现，在手术后，他们立即感到了幻肢的疼痛。高达60%的病人会在此后数年中持续感到抽痛。幻肢有时会作出虚幻的动作。刚被截肢的病人甚至会尖叫以致惊醒，以为他们已经不存在的腿正试图下床，自己跑掉。有30%多受到幻肢症折磨的病人，他们已经失去的腿或胳膊会变得完全麻痹。通常这是令人苦恼的，例如他们会感到自己的幻肢好像被冻在了冰块里，或者被永远扭成了麻花，或者被故意向后弯折。

如今的研究者知道，虚幻的感觉有可能发生在任何被切除的身体部分，不只是胳膊或腿。失去乳房、牙齿、生殖器，甚至内脏器官的人都会有这种感觉。被切除子宫的女性称，她们感到了虚幻的痛经和子宫收缩，这种感觉与生产时的感觉很类似。令人奇怪的是，接受性再造手术的异装癖男性不会感觉到虚幻的阴茎。这说明对于他们的大脑来说，这些男性已经生活在女性的身体里了。

## 探索幻肢根源

尽管过去 100 年来人们对幻肢症进行了深入的研究，但神经学家还是没有确定幻肢的根源。麻省理工学院教授、英国神经学家帕特里克·沃尔（Patrick Wall）提出了早期的假设。他认为幻肢现象的原因是，残肢伤疤区域中被切断的神经纤维产生了欺骗性的活动。沃尔认为这些被切断的神经纤维会形成结节或神经瘤，会通过脊髓向大脑传递错误的信号。根据沃尔的假设，神经外科医生开始设计治疗方案，目的是消除导致错误解读信号的外周来源。但是，当他们切除了通往脊髓的感觉神经，切断了脊髓中的神经，甚至去除了接受感觉神经通路的部分大脑之后，幻觉依然存在。病人的疼痛会暂时消失，但总是会再次出现，而且会变本加厉。随着临床观察的积累，许多神经学家开始反对神经瘤或其他周围神经出现异常的观点，认为这无法解释幻肢综合征症状的丰富性。

主要的反对声音来自加拿大伟大的神经生理学家罗纳德·梅尔扎克（Ronald Melzack），他曾师从唐纳德·赫布。1965 年，梅尔扎克和帕特里克·沃尔一起在麻省理工学院工作，他们引入了一个很大胆的议题，后来这个议题成就了动物神经闸门控制理论（the gate control theory of pain）。根据这一理论，痛感与周围的有害刺激相关，也就是说，一个会造成某种身体伤害的刺激能够在脊髓层面上被调节或"被控制在闸门外"。当其他周围神经纤维中存在并发的活动时，这种情况就会发生。比如，在那些携带着轻微触觉信息的周围神经纤维中，甚至是在从大脑皮层或其他更高层的大脑中心下降到脊髓，但它们本身与表示疼痛无关的神经纤维中。梅尔扎克假定，中央大脑结构在痛感的控制上发挥着基础性的作用。几年后人们发现，对中脑导水管周围灰质进行电刺激，能够产生显著的镇痛作用，因此梅尔扎克的直觉被戏剧性地证实了。导水管周围灰质是深埋在大脑里的一个小小区域，它的神经元将轴突伸展到周围"疼痛纤维"恰好覆盖到的脊髓部分。接下来，研究者发现，脑细胞产生的内源性阿片肽——内啡肽，对这种镇痛效果具有中介作用。

这一系列的发现最初是由疼痛的闸门控制理论所触发的。这一理论是革命性的疼痛研究，它明确地展示出痛感是由大脑内部产生的。大脑作为现实的最终塑造者，能够根据自己的意愿来调节源自周围的有害刺激。这一理论将人们理解疼痛的参考点从周围疼痛受体和神经转化为大脑自身。神经生

## 疼痛的闸门控制理论

这一理论是革命性的疼痛研究，它明确地展示出痛感是由大脑内部产生的。大脑作为现实的最终塑造者，能够根据自己的意愿来调节源自周围的有害刺激。这一理论将人们理解疼痛的参考点从周围疼痛受体和神经转化为大脑自身。

理学家现在开始能够解释，为什么士兵们在遭受了极其痛苦、具有很大破坏性的创伤之后，依然会秉持为国家而战的信仰；为什么马拉松选手会一千米一千米地不停奔跑，即使脚部的损伤在刺痛；以及正如梅尔扎克通过实验所展示的，为什么在正常分娩时，意大利妈妈比爱尔兰妈妈会尖叫更多。

在进行了动物神经闸门控制理论的研究之后，梅尔扎克和他的同事们在20世纪80年代提出了对幻肢现象的另一种解释。被截肢者所体验到的复杂幻觉不是来自周围神经瘤，而是来自病人大脑中广泛分布的神经元的活动。局部论者所说的"疼痛纤维"和"疼痛通路"，根本不存在。与之相反，疼痛以及与之相关的所有感觉与情感，都例证了大脑复杂的神经回路的产物如何被形成、被通报、被传递到我们的意识。当你注意到自己在流血时，疼痛会突然袭来，尽管伤口开始于几分钟或一段时间之前。这种疼痛会发展成极度痛苦，有时会达到无法控制的程度，然后渐渐演化成萦绕不去的记忆。

梅尔扎克对幻肢现象的解释挑战了经典的认知教条。他提出，大脑除了会"侦查"来自身体的感觉信号外，还会产生某种活动模式或所谓的"神经签名"（neural signature），它定义了生活中任何给定时刻的身体图像或图式。他认为这种内部大脑表征已经超出了彭菲尔德在运动和躯体感觉皮层中所提出的"小矮人图"的范围。它赋予我们对自己身体的外形及边界的感觉，并建立起我们对自我感的定义。根据梅尔扎克的观点，即使某个身体部分被切除后，大脑的身体图像与边界仍会继续保持，由此产生了反常但栩栩如生的幻肢感觉。

根据梅尔扎克的新理论，"神经签名"的动态塑造主要由梅尔扎克所说的"神经矩阵"的巨大神经元网络来完成。神经矩阵包括位于头顶部的大脑表面

**神经矩阵理论**

与闸门控制理论相反，这一理论认为人们有时会在没有任何物理刺激的情况下感受到疼痛，即主观疼痛。这时，人们所经历的疼痛信息全部来自大脑。

的躯体感觉皮层，以及顶叶的相关区域。另外，它包含多种神经通路，其中包括将来自身体周围的触觉信息传递到丘脑的通路。丘脑是位于大脑深处的感觉中继站，丘脑的神经元会将信息传递到躯体感觉皮层。另外，它还包括横贯边缘系统的神经通路。边缘系统是一组隐藏的大脑结构，它管理着诸如与幻肢相关的情绪与情感。

**神经矩阵的部分受损会导致人们丧失对整个身体或部分身体的拥有感。**例如，因脑创伤、肿瘤或中风造成的右顶叶损伤可能导致复杂的神经疾病，被称为左半边身体忽视综合征。患有这种疾病的病人会对自己的左侧身体，大多数情况下也会对这一侧的环境变得漠不关心。这类病人会忘记穿上衬衫的左袖子或者左脚的鞋。当问他们为什么这样做时，他们通常会否认左侧的胳膊或腿是他们的，而认为那是其他人身体的一部分。这种综合征的临床症状通常很短暂，但会造成混乱。

几年前，美国国家航空航天局的一位宇航员来参观我在杜克大学的实验室，他给我讲了一个小故事。他说，在他执行第一次太空任务，刚刚进入轨道时，航天飞机的飞行员对他的同事抱怨说："别用你的手戳我左边的控制面板！"当别人告诉他，没人用手戳他的面板，那只手是他自己的左手时，他耸耸肩，回答道："左侧控制面板上的手肯定不是我的。"几小时后，飞行员突然说："朋友们，不用担心。我发现自己失踪的左手正放在控制面板上。"其他人大大松了一口气。

梅尔扎克认为，神经矩阵的基本结构可能在人出生时已经存在了，遗传指令决定了它的原型。正如梅尔扎克在 1997 年所报告的，这种先天的网络可以解释为什么至少 20% 的天生没有胳膊或腿的孩子，以及 50% 很小的时候就被截肢的孩子，会出现幻肢现象。**这些引人注目的发现表明，人类的大脑能够产生明确的主观自我模型，即使没有来源于有形身体的躯体感觉信号。**

自彭菲尔德发表了自己的神经外科发现后的 50 年，人们逐渐接受了身体表面存在"小矮人图"的观点。神经学家们普遍相信，这种躯体感觉地图，就像其他在初级视觉皮层和听觉皮层中发现的地形表征一样，只在出生后早期的发育阶段，即所谓的关键阶段是可塑的。在这个时期之后，神经学家一致认为，大脑的地形图已经定形，会终身保持不变。这一理念的基础是诺贝尔奖获得者大卫·休伯尔和托斯坦·维厄瑟尔提供的证据。他们发现，眼优势柱，即传递来自左眼或右眼的信号的初级视觉皮层的神经元簇相互分离。基于这项研究，神经学家们认为，在成年期，皮层地图没有表现出"可塑的"功能重组能力。

## 大脑可塑性实验

1983 年，两名美国神经学家，范德堡大学的乔恩·卡斯（Jon Kaas）（见图 3-3 左图）和加州大学的麦可·莫山尼奇（Michael Merzenich）宣布，因创伤导致中指截肢的成年猴子在初级感觉皮层的躯体感觉地图上表现出了惊人的功能重组。在截肢的几周或几个月之后，表征那个手指的皮层神经元没有一直保持"沉默"，而是开始对相邻区域，比如食指和无名指传来的触觉刺激作出反应（见图 3-3 右图）。老猴子的神经元出乎意料地学会了"新把戏"。几乎没有人意识到，大约在 10 多年前，最先提出闸门控制理论的帕特里克·沃尔及其学生便在《自然》杂志上发表了一项小研究，声称已经诱发出成年老鼠躯体感觉丘脑的可塑性，在将来自皮肤的触觉信息传递到大脑皮层的神经通路中，丘脑是位于大脑皮层下的主要中继站。

卡斯和莫山尼奇的发现触发了这个领域的伟大变革。哺乳动物的大脑显然进化出了可塑性。不过，一些后来的皮层可塑性支持者由此反对皮层下结构同样具有功能重组的能力。因此，1993 年我和我的博士后导师、就职于纽约州立大学的约翰·查宾（John Chapin）的实验，引发了不小的轰动。

**BMI 洞察** | BEYOND BOUNDARIES

　　我们的实验显示，在一小块皮肤上局部注射麻醉剂，以阻断神经活动，便能立即引发功能重组过程（这样做可以更容易、损伤更小地模拟手指截肢所诱发出的效应）。这种重组过程发生在诸如丘脑这样的皮层下结构中。

　　在这之后不久，美国国立卫生研究院（NIH）的神经学家蒂姆·庞斯（Tim Pons）对猴子进行了实验。在很多年前，猴子的整只胳膊（而不只是一根手指）的传入神经被阻滞了。被阻滞的神经包括所有感觉传入神经与脊髓之间的连接。庞斯报告称，长期的传入神经被阻滞造成了广泛的重组。原先被分配给手的神经元现在则会对来自脸部的信号作出反应。在大脑地图上，脸部的表征位于胳膊表征的旁边。他和同事还提出，重组过程发生在躯体感觉系统的中继站，即丘脑和脑干中。

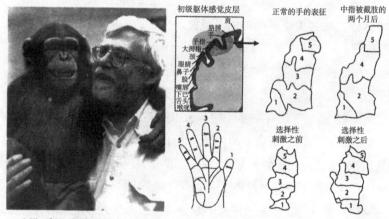

　　左图，乔恩·卡斯与亲密的"合作者"在一起。右图，上排的图显示，在第 3 根手指被截肢后，在枭猴的初级躯体感觉皮层上，表征这根手指的区域并没有陷入"沉默"。相反，原先由第 3 根手指占据的区域，现在被扩大后的第 2 根和第 4 跟手指的表征侵入。下面一排图显示，反复、有选择性地刺激第 1 到第 4 根手指，可以扩大这些手指的表征，而损害第 5 根手指的表征。这种影响可以通过比较下排中部的图（选择性刺激之前）和下排右边的图（选择性刺激之后）看出来。

**图 3-3　可塑性实验**

## 镜箱疗法与虚拟现实

　　对猴子的这些观察发现与解释截肢后的幻肢现象有什么联系呢? 当加州大学

圣迭戈分校（UCSD）的医生、神经学家拉玛钱德朗（V.S. Ramachandran）记录了表征胳膊被截肢的病人的躯体感觉皮层发生功能重组的身体地形图时，这种联系才变得明显起来。在 20 世纪 90 年代初，拉玛钱德朗和同事利用脑磁图描记术（MEG），即测量大脑中电活动所产生的磁场的技术，展示了发送到病人面部的触觉刺激激活了皮层身体地图中被认为是手部的区域。正如拉玛钱德朗在他富有启发性的著作《寻找脑中幻影》（Phantoms in the Brain）中所解释的，当他触碰被截肢病人面部的某个点时，病人立即说他们幻觉中存在的手会有感觉。另外，拉玛钱德朗的团队发现，面部特定点上的触觉刺激会引起幻觉中手上特定点的感觉。两个部位上所感受到的感觉类型，比如热、冷、摩擦或按摩，都是相同的。这些病人的大脑将他们真实存在的脸与虚幻的手联系了起来。1995 年，德国海德堡大学的神经学家赫塔·福罗（Herta Flor）与同事采用 MEG 检测了 13 名被截肢者的皮层重组程度。**由此，成人大脑可塑性与幻肢痛之间的联系得到了证实。皮层功能重组的数量与幻肢痛的程度存在很强的相关关系。**

在这条证据的激励下，拉玛钱德朗与其合作者基于两大理论支柱，开发出一种非常简单但很具独创性的幻肢综合征治疗方法。这两大理论支柱分别是：第一，成人大脑的身体地图是可塑的；第二，是大脑的内部运作，而不是来自周围神经系统的前馈触觉信号流，塑造并保持了身体认同感以及身体的独特感。他们的治疗方法包括建立一个"镜箱"（mirror box），病人可以利用它进行练习，以使幻觉中的胳膊平静下来。镜子被垂直插入一个顶部被去掉的纸壳箱中。被截肢者将他们完好的胳膊伸到纸箱前面，这样镜子中的胳膊就盖在了幻肢的位置。这会产生一种幻肢重新长上了的视错觉，就像圣徒科斯马斯和达米安创造的奇迹效果。然而在这种情况下，奇迹般的效果会通过实验被记录下来，并且会产生长期的效果。当病人移动他们确实存在的胳膊时，会觉得幻肢也遵从着相同的运动指令。使用镜箱疗法的 6 位病人说，他们觉得好像在看着幻肢运动，并会产生两只胳膊现在都能活动的印象；4 位病人利用这种新得到的能力，放松并打开了紧攥着的虚幻的手，从而缓解了痛苦的痉挛；有 1 位病人每天对着镜子练习 10 分钟，3 周后，他虚幻的胳膊和肘部彻底"消失"了，幻肢痛也随之消失无踪。视错觉显然纠正了触觉的错觉，这说明中央视觉回路的活动能够更改梅尔扎克所说的神经矩阵的活动。

大约 10 年后，格拉斯哥喀利多尼亚大学的心理学家埃里克·布罗迪（Eric Brodie）及其同事报告了用镜箱疗法来改变幻觉腿的成功迹象。41 位下肢截肢病人在试图活动幻肢时，看到的是镜子中反射完好的腿的活动。另外 39 位截肢者在没有镜子的情况下，试着活动他们的幻肢和真实存在的腿。

在两种情况下，病人都要做 10 种不同的活动，每种活动重复 10 次，以消除幻肢的感觉，包括疼痛感。两种努力都产生了效果，尽管镜子并没有加强这种效果，但与不使用镜子相比，它确实产生了明显更多的幻肢运动以及对幻肢更生动的感知。布罗迪提出，较长时间的镜子治疗法对克服幻肢痛是有效的，因为这会逆转大脑的重组。

研究人员试着用沉浸式三维仿真技术（就是所谓的虚拟现实）来减轻幻肢痛。虚拟现实能够产生与镜子类似的错觉。这项技术能够展示病人完整的身体（包括幻肢），并能使病人完成手指、脚趾、手、脚、胳膊和腿的复杂运动，这是镜箱疗法不可能实现的。在 2007 年进行的初步研究中，曼彻斯特大学的心理学家克雷格·默里（Craig Murray）和他的同事，让两位上肢截肢者和一位下肢截肢者身处模拟环境中。在模拟环境中，被截肢者真实存在的胳膊或腿的运动会转换到虚拟的胳膊或腿上。在虚拟环境中，虚拟的胳膊或腿覆盖在他们的幻肢上。三位被截肢者参加了 2~5 次虚拟现实的疗程，他们都报告说，感受到了幻肢上的感觉。每位病人的幻肢痛都在某次治疗期间得到了减轻，这说明，虚拟现实疗法能够缓解幻肢痛。

**BMI 洞察 BEYOND BOUNDARIES**

从这些病人身上得到的临床证据强调，身体意象是我们精心装扮的个性以及心理独特性的坚不可摧的庇护所。它是大脑回路集体电活动的动态副产品，目的是对我们皮肤所组成的身体边界之内、之上以及之外发生的事件保持适应和敏感。就像任何良好而明智的现实塑造者一样，大脑赋予我们有关自我、模拟的身体的物质实例，并让我们觉得它真实而具体。

## 橡胶手错觉实验

如果身体意象只是一种模拟，那么在我们的一生中，大脑如何创造并保持了如此令人信服的幻觉？改变这种内在神经模型的难易程度如何，以及自我的界限能够达到多远？一些实验已经开始解决这些关键问题。令神经学界的很多人感到吃惊的是，渐渐浮现出来的答案令人震惊。

---

**BMI 洞察** BEYOND BOUNDARIES

从 20 多年的实验研究中，我们可以得出这样的结论，那就是：大脑通过高度适应、多模式的过程创造了拥有身体的感觉。这种过程能够通过对视觉反馈、触觉反馈以及体位感觉反馈的直接操纵，在几秒钟的时间里，诱导我们接受另一个全新的身体，并以此作为我们意识存在的家园。

---

以所谓的橡胶手错觉为例。它最早是由普林斯顿大学的认知神经学家乔纳森·科恩（Jonathan Cohen）发现的（见图 3-4）。研究者要求被试坐在椅子上，他们的面前有一张小桌子。被试要把左胳膊放在靠近桌子左边缘的位置。然后一个不透明的屏幕被放在他们面前，目的是挡住他们的视线，使他们看不到自己的左胳膊。之后研究人员将一个与实际大小相同的橡胶假胳膊和手也放在桌上，但更靠近被试。必须小心选择放假胳膊和手的位置，以使被试以为那是自己的胳膊和手，其实他们的胳膊和手还在屏幕后面，他们根本看不到。然后研究人员告诉被试，一直盯着橡胶胳膊和手。而研究人员同时用两把刷子同步接触橡胶手和真手相同的部位。几分钟后，几乎每一位参加实验的被试都报告说，他们的左手没有感觉到轻抚，有感觉的是他们一直凝视的地方，即那只橡胶假手。确实，大多数被试在接受刺激时，都会说橡胶手有感觉，就好像那是他们自己的真手。

在随后的实验中，同一批被试经历了更长时间的刷子轻抚。之后，研究人员让他们闭上眼睛，在桌面上移动他们右手的食指，直到碰到左手的食指。只要他们的头脑中还存在着橡胶手的错觉，那么他们右手的食指便会伸向橡胶手的手指，而不是他们自己手的食指。

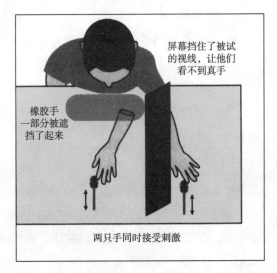

图 3-4　橡胶手错觉

## 体验"灵魂出窍"

如果橡胶手错觉的持久影响还没有让你相信我们的身体意象是动态的，那么也许"灵魂出窍"的体验能够做到这一点。就像幻肢一样，"灵魂出窍"的现象在整个人类历史中都有记述，那是离开身体，甚至是从外部视角来感受身体的生动感知。一些事件会诱发"灵魂出窍"的体验，其中包括脑创伤、濒死体验、撞车、重大外科手术、氯胺酮引起的麻醉、使用迷幻药物、深度冥想、睡眠或感官剥夺以及感官超载。这只提到了一小部分事件。瑞士洛桑联邦理工大学（EPFL）大脑与心理研究所的奥拉夫·布兰科（Olaf Blanke）及其同事发现，利用经颅磁刺激技术（TMS），对右颞叶及顶叶的连接区域进行非侵入性的刺激，便可以在健康被试身上复制出"灵魂出窍"的各种体验。基于这一发现，卡罗林斯卡医学院的亨里克·埃尔逊（Henrik Ehrsson）利用虚拟现实设备操控健康个体的视觉与触觉信号。

在实验中，被试能够体验到离开自己身体的离奇感觉，他们好像占据了一个全新的身体，并与其他人"交换"了身体。为了实现这种效果，埃尔逊首先让被试戴上一个头盔式显示器。显示器放映的是安装在假人头上的两台摄像机拍摄的真实的立体图像，而假人就被放置在被试的前面。这样做的目的是操纵被试的第一人称视角。摄像机被放置在能为被试提供假人的"第一人称视角"的位置，即能看到假人的胸腹部。接下来的操作会让我们想起橡胶手错觉实验，实验者在被试与假人之间来回走，要避免被摄像机拍到，还不能让被试看见他们。实验者用两根小棒同时触击被试和假人的肚子，并尽量保持触击的同步，这样持续几分钟。在接受刺激的时候，被试能够看到小棒在触击假人的肚子。令人震惊的是，当让被试描述他们在实验中的体验时，大多数被试报告说，他们感觉到了小棒在假人肚子上的触击，而不是在他们自己肚子上的。事实上，大多数被试称，他们觉得假人的身体变成了他们自己的身体。对假人身体的同化非常生动逼真，因此当实验者"威胁"要用刀切割假人肚子的皮肤时，被试通过头盔式显示器看到了这个场景，他们的皮肤电反应显著增加了。这说明，对假人身体的"威胁"引起了被试很大的焦虑感。对假人的其他身体部位（比如手）采取相同的实验方法，也产生了被试类似的反应。然而，如果使用的是与人类身体毫不相同的物体，那么便不会发生"灵魂出窍"的体验。

利用相同的设备，埃尔逊和他的研究团队进行了更深入的探索。他们证明，利用另一种对视觉及触觉信息的操控，人们可以通过"灵魂出窍"的体验与其他人交换身体。在实验中，被试戴上同样的头盔式显示器。不过这一次被试看到的图像是安装在实验者头上的摄像机所拍摄的。实验者坐在被试的面前，正对着他们。这是一种很巧妙的设计，它可以让被试从实验者的"第一人称视角"看到自己的手。然后，实验人员让被试伸出他们的右臂，与他们眼前的右手握手。此时，被试能够知道自己的右臂正伸向实验者的右手。由于头盔能够让被试采取实验者的视角，因此当实验者移动他的手时，被试看到这种移动也来自右侧。然后要求被试与实验者同步握紧对方的手，持续几分钟。研究人员让被试描述这几分钟内的感觉，大多数人会说他们觉得实验者的胳膊才是他们身体的一部分，而不是他们自己的胳膊。他们还觉得自己的身体在实验者的后面，位于实验者胳膊的左侧，而不是在实验者的前面。他们把自己真实的身体遗忘了。

为了让结论更有说服力，研究人员又重复了一次这个实验。只是这次在握手的时候，另一名实验者拿刀假装要割伤实验者或被试的胳膊。当刀子威胁到实验者的胳膊，而不是他们自己的胳膊时，被试的皮肤电传导会显著增加。有趣的是，无论是与假人或是与另一个人交换身体，其效应都不会受到性别的影响。男性可以与女性交换身体，女性也可以与男性交换身体。这一发现驳斥了一些神经生物学的教条，我们完全不必过于崇拜身体！

## 脑机融合开启人类进化新篇章

橡胶手错觉实验以及实验室诱导的"灵魂出窍"体验，都说明大脑主动塑造了自我感以及身体存在的边界。这种新的身体意象观的核心在于，在我们的一生中，没有任何日常体验及有关身体的感知，会与源于彭菲尔德神经外科记录的扭曲的躯体位置图相类似。如果存在什么相似之处的话，那就是，无论在现实生活中，还是在印刷品中，这种图看起来都是非常怪异的。确实，如果生理记录来自正表现出各种行为的动物，那么由此获得的感觉地图会比小矮人图更加具有变化性。甚至对身体外围最精确的刺激，也会产生时间与空间上的神经元激活波。这种激活波会在被称为S1的初级躯体感觉区域以及其他皮层区域中迅速而广泛地传播开来。目前世界各地的很多实验室都得出了这样的实验证据，它们直接反驳了由布洛德曼的细胞结构学所建立起来的理论，即大脑是由一块一块的区域拼接成的。为了实现多模式的整合，以满足定义内部身体意象的需要，大脑必须"征用"广泛分散在多数新皮层中的神经网络，更不用说皮层下的区域了。皮层下区域在塑造一致的身体所有感方面的作用还有待进一步探索。

正如我们将在第9章中看到的，身体意象的定义似乎并没有止步于包裹着脆弱的灵长类身躯的上皮细胞的最外层。**与之相反，一系列研究显示，就像猴子和人类精通使用人造工具一样，大脑也会将这些工具同化为自己的一部分，成为与身体无缝对接的真实外延。**这意味着，成为杰出小提琴家、钢琴家或足球运动员的过程包括逐渐与专门的工具，比如小提琴、钢琴和足球进行结合，就像大脑中手指、手、脚和胳膊的神经表征的附加物。

然而，并不是只有艺术大师和世界级运动员才能拥有这种令人着迷的技巧。

在我们每个人的大脑中，不断进行着的工作就是发疯般地同化我们附近的一切事物，根据永无停息的信息流来更改我们的自我形象。灵长类的大脑具有卓越而独特的能力，这不仅使我们成为自然选择所孕育出的最高超的工具制造者之一，还使我们成为如饥似渴的工具结合者。大脑不停地忙着把我们的衣服、手表、鞋子、汽车、鼠标、餐具等日常用到的器具加入到我们不断扩展及收缩的身体表征中。

**BMI 洞察** BEYOND BOUNDARIES

> 如果将这些观点发挥到极限，那么脑机接口技术的应用便有了理论支持。当我们学会让大脑直接与人造工具进行互动时，大脑会把这些工具同化为我们身体的一部分。对一些人来说，未来大脑与机器的融合听起来可能令人恐怖，甚至觉得这会是人类的终结。我对此完全不赞同。事实上，我相信，大脑对融合工具的渴望将开启人类进化的新篇章，它将为我们延展身体边界，甚至以非常独特的形式达到"永生"，比如为子孙后代保存我们的思想。

神经生理学的这种同化原则也许会更加深入地进入我们的生活。有证据显示，当我们陷入热恋时，是大脑而不是心，将气味、触摸、声音和味道融为一体，把我们心爱的人的身体转化为我们自己热情而生动的附加物。这就是为什么我相信，著名作曲家科尔·波特（Cole Porter）在写"爱你爱到包容你"（I've Got You Under My Skin）时，他其实已经抓住了重点。

如果你曾怀疑被夺去真爱的痛苦，那么现在你可以确信无疑：爱的痛苦是真实的。这很可能是因为，对我们的大脑来说，失去爱的对象就像失去了自我的一部分，让我们感到无比孤独。而那么多人无法接受与他们深爱的手机分离哪怕一分钟的想法，也就不足为奇了。一旦模拟的身体所唤起的原始情感被释放出来，大脑便会毫无保留地接纳它们。

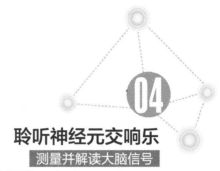

# 聆听神经元交响乐

## 测量并解读大脑信号

BEYOND BOUNDARIES  The new neuroscience of connecting brains with machines—and how it will change our lives

让我感到惊讶的是，大多数人，包括很多神经学家都乐意接受"中枢神经系统需要按照某种等级或次序进行组织"的观念。不知为什么，人类很喜欢这种严格的、军事化的结构，并自然而然地认为"事情就应如此"。然而在我看来，大脑遵从某种等级的臆断更多的是一种空论，而不是大自然真实运作的方式。难怪历史学家菲利普·保利（Philip Pauly）会在他的文章《大脑的政治结构：俾斯麦时代的大脑功能定位》（*The Political Structure of the Brain: Cerebral Localization in Bismarckian Germany*）中将局部论者的教条追溯至非常有秩序的源头。保利指出，发现运动皮层的希齐西和弗里施，都急切地借用他们喜爱的普鲁士的政府体制来比喻中枢神经系统的运作。

**毫无疑问，对 19 世纪末、20 世纪初创建这一领域的大多数神经学家来说，等级化的大脑，无论是单一神经元还是布洛德曼的 52 个皮层区域，显然更合他们的心意。**除了观念之外，语言的局限性可能也是人类倾向于对大脑产生思想的方式进行归类和组织的原因之一。当然，对大脑中的事物进行命名也是 19 世纪的神经解剖学家得以名垂青史的最快捷路径。我在杜克大学的同事罗伯特·埃里克森坚持认为，由于我们总是搜寻合适的词来定义自然现象，包括大脑的行为和功能，因此，我们会在不知不觉中进行逻辑的跳跃，而每一个有关联且不连续的"词语功能"类别（埃里克森这样称呼它们），都应该由特定的脑区来表征。然而，正如我 20 多年的研究发现，重叠的大脑活动广泛分布在神经回路中，它们会发生跨时间的相互作用。单单是词汇或许还不能公正地体现出大脑的功能，它比我们用来表情达意的许多语言具有更大的或然性。

# 第一条脑电图记录

第一位认识到思维分布式特性的科学家是查尔斯·谢林顿。他证明了基本的神经功能，比如脊髓反射需要依靠多种周围神经结构及中枢神经结构的合作。这一发现让他获得了 1932 年诺贝尔生理学和医学奖。谢林顿将这种神经合作定义为一个整合系统的运作，因此，他对今天所谓的系统神经学的创立发挥了推动作用。谢林顿不是一个只热衷实验室研究的人。在他的著作《人与人性》（ *Man on His Nature* ）中，谢林顿用诗一般的华丽文字描述了大脑的内在生活："大脑正在醒来，它的心智正在回归，就像银河开始了宇宙之舞。它仿佛是一台被施了魔法的织布机，几百万个闪亮的梭子编织出令人倾倒且饱含深意的图案，尽管这些图案很快就会改变。这是一种变换中的和谐。"

谢林顿的整合神经学重新促使人们开始运用分布策略来描述思维的生理机能。然而正如科学界经常发生的情况，科学家们缺少对大脑的整体性功能进行研究的技术，至少在谢林顿的研究成果享有盛誉的 20 世纪初是这样的。

1924 年，事情开始发生改变。德国耶拿大学的一位医生汉斯·贝格尔（Hans Berger）得出了一个惊人的发现。贝格尔曾与卓越的细胞结构学家奥斯卡·沃格特（Oskar Vogt）以及布洛德曼合作过。从第一次世界大战的战场上回来后，贝格尔对不能将测量血液循环的方法用于大脑而感到懊恼，因为这样他就无法在神经活动与心理行为之间建立联系。于是他决定冒险尝试一个不同的方向：测量大脑的电信号。追溯到 1875 年，英国科学家理查德·卡顿（Richard Caton）曾记录了动物暴露在外的大脑皮层的电活动；而俄罗斯心理学家纳明斯基（W. Prawidicz-Neminski）在第一次世界大战前曾记录过颅骨完好的狗的大脑皮层的电活动。

贝格尔决定对人类使用同样的技术。一开始，他尝试将银制电极插入头皮来记录电信号。但后来贝格尔意识到，把电极连接到头皮上，同时连接一台电流计便可以读取大脑产生的微弱电位了。这让他的被试（包括他的儿子）大大松了一口气。贝格尔在各种条件下记录大脑的活动,其中包括患有癫痫的病人。他发现一系列统一的大脑节律与日常的行为相关。他的最初发现之一是α节律。这是一种每秒 10 个循环(或 10 赫兹)的振荡。当病人闭着眼睛静坐不动时,在他们的枕骨上可以记录到这种大脑电位。贝格尔将他的方法命名为脑电图或 EEG(见图 4-1)。

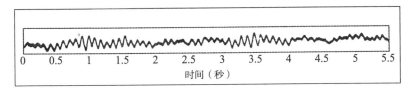

这幅图记录显示了贝格尔儿子的大脑在几秒钟内的电活动,他采用的是头皮传感器。

**图 4-1　汉斯·贝格尔获得的第一条脑电图记录**

**BMI 洞察　BEYOND BOUNDARIES**

　　如今,脑电图已经成了一种最基本的诊断与研究设备。而且,随着脑电图的发现,神经生理学家开始认识到,大脑皮层能够产生整体性的电活动模式,其中包括各种各样与正常的大脑内在动态状态及行为相关的节律,比如专注或放松的觉醒状态。脑电图还可以侦测出病态的大脑皮层状况,比如各种类型的癫痫发作。脑电图使神经学家拥有了记录大脑清醒状态时的整合性活动的能力。

## 微电极的协助

　　尽管发明了脑电图以及另一种方法——感觉诱发电位(SEP),即测量感觉刺激触发的皮层电活动,但局部视角的传统依然没有被撼动。其代表人物是剑桥大学的劳德·阿德里安以及他的同事们。他们也掌握了一种记录电信号的技术,即记录单个神经元产生的动作电位的技术。他们选择的工具是微电极(见图 4-2)。最传统的微电极由一根细细长长、没有弹性、头上很尖的金属棒构成。除了它的尖端，整个微电极的杆部都被套在一种绝缘材料中，比如树脂、玻璃或塑料。大脑的皮层暴露出来后，便可以将一个微电极放入大脑组织中，形成穿入轨迹。沿着这个轨迹，神经学家便可以在微电极尖端放置的细胞外空隙中记录单个神经元的电活动。与硬脑膜连接的地线被用来提供电信号的参照点。由于神经元动作电位所产生的细胞外电压非常小（大约 1 毫伏），因此，为了记录某个特定神经元的活动，微电极所显示的信号必须经过过滤和放大。

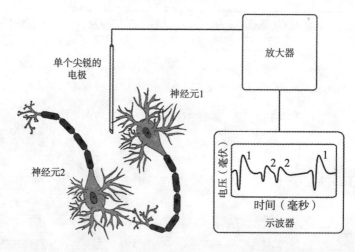

单个金属电极被放置在两个神经元之间的细胞外空隙中，它能够记录两个神经元的细胞外动作电位。从示波器显示的轨迹看，两个神经元的动作电位具有不同的形状和大小，这使我们可以对其加以区分。

**图 4-2　单个微电极记录法**

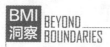
BEYOND
BOUNDARIES

使用微电极，神经生理学家能够在从几分钟到最多几个小时的周期内，监控神经元的活动。神经元的动作电位一旦被分离并记录下来，便可以把微电极再深入大脑几微米，以记录另一个神经元的活动。神经学家采用这种连续取样的方法来确定神经元群的特性。在记录过程中，这种取样方法会被重复几次——或者将电极继续深入，或者将电极缩回来一些，或者插入另一个区域，以记录新的组织。

20 世纪 40 年代末，这种方法的变形第一次使神经生理学家能够记录来自神经元细胞内间隙的电活动。这需要使用一种新型的微电极。这种新型的微电极由很细的玻璃吸管制成，管内充满了能够导电的电解溶液（例如氯化钾）。它的顶端尖锐，能够穿透某个神经元的细胞膜和细胞质，而不会造成很大伤害。这使得神经科学家能够准确测量神经元静止膜电位，即由存在于细胞外环境与细胞内空间之间的正离子流、负离子流以及离子浓度差异导致的微弱电压。

在之后 10 年中，细胞内的记录被用来描述大量的突触电流，这些电流不停地冲击着神经元的细胞膜，并导致了动作电位的产生。一旦被触发，动作电位会迅速地传导至神经元的轴突，并流经它的所有分支。这些分支可以使大脑回路中的突触与其他神经元进行联系。这就是某个神经元的放电影响与之相连的其他神经元的生理机能的方式。

很多有关突触电位及其在产生动作电位方面的作用的研究，是由谢林顿以前的学生、澳大利亚神经生理学家、诺贝尔生理学或医学奖获得者约翰·埃克尔斯（John Eccles）实施完成的。埃克尔斯充分利用细胞内记录的新方法，发现突触电位能够对神经元的膜电位发挥刺激性或抑制性的影响；刺激脊髓中发射向神经元的不同的周围神经纤维，能够产生突触电位。埃克尔斯还发现，如果这些突触影响的总和达到特定的电压临界值，那么脊髓神经元会予以回应，从而产生动作电位。

之后的 20 年里，神经学家们在他们心爱的微电极的协助下，采用阿德里安的实验方法，带着对主要感觉区域的热心投入，征服了各种各样的大脑结构。那个时代的主角之一是具有传奇色彩的美国神经学家弗农·蒙卡斯尔（Vernon Mountcastle）。他因为将微电极插入被麻醉的猫和猴子的初级躯体感觉皮层（S1）而闻名。在进行一系列艰苦的实验时，蒙卡斯尔与他在约翰霍普金斯医学院的学生，用微电极穿过初级躯体感觉皮层的表面，连续记录了在他们将电极逐渐深入大脑组织的过程中单个神经元的触觉反应。这些实验被发表在

1957 年的《神经生理学杂志》（*Journal of Neurophysiology*）上。在每一次插入微电极的过程中，他们所遇到的多数单个神经元都具有类似的生理特征，比如当同一块皮肤受到机械性刺激时，这些神经元都会放电。由此，蒙卡斯尔为"躯体感觉皮层是由一系列功能柱，即"垂直相连的细胞群"组成"的假设提供了生理学上的证据。他认为，功能柱是构成"皮层功能的基本单元"。

在他的经典论文中，蒙卡斯尔坦承，这种垂直的皮层模块化组织之前已由非凡的西班牙神经解剖学家拉斐尔·罗伦特·德诺（Rafael Lorente de Nó）提出过。在 20 岁时，德诺开始了自己的职业生涯，他一上来便发起了与圣地亚哥·拉蒙 - 卡哈尔"老鼠的皮层组织与人类的皮层组织完全相同而且同样丰富"的科学论战。他向卡哈尔创办的一份杂志投稿，在文章中对卡哈尔"老鼠的皮层组织与人类的皮层组织完全相同而且同样丰富"的观点提出了强烈的反对。卡哈尔没有故意回避，而是发表了一篇文章，尽管这两位西班牙科学家之间的关系已经变得非常紧张。令人悲哀的是，蒙卡斯尔费心的脚注被很多试图揭示哺乳类动物皮层奥秘的科学家忽视了。

在完成生理学的使命上，蒙卡斯尔并非孤军奋战。由大卫·休伯尔和托斯坦·维厄瑟尔组成的加拿大–瑞典搭档也在忙着记录被麻醉老鼠的单个神经元，但他们记录的是视觉皮层（V1），而不是躯体感觉皮层。采用相同的系列抽样技术，休伯尔和维厄瑟尔显著地扩展了他们的导师——美国神经学家斯蒂芬·库夫勒（Stephen Kuffler）的研究工作。库夫勒描绘了视网膜神经节细胞的感受野（RFS）。视网膜神经节细胞位于靠近视网膜表面的位置，它们基本上是圆形的。

当休伯尔和维厄瑟尔对单个视觉皮层神经元进行抽样时，他们发现，每个神经元主要对某个特定角度或方向的光束作出应答。如果光束向某个方向移动，其他视觉皮层神经元会作出更强烈的应答。休伯尔和维厄瑟尔通过穿入到猫的视觉皮层中，辨别出一系列神经元的方向偏好，制作出这些偏好的完整示意图。在示意图中，他们标识了很多皮层柱。当某个方向的光束射入眼睛时，在皮层柱垂直方向上的神经元都会作出最大程度的应答，并产生类似的放电反应。休伯尔和维厄瑟尔的视觉皮层示意图为霍勒斯·巴洛（Horace Barlow）所捍卫的理论框架提供了重要的基石。霍勒斯·巴洛是剑桥大学三一学院的神经学家，他是达尔文的曾孙。巴洛倡导的观点是，单个神经元的作用就像"特征检测器"，它会对复杂刺激中的特定成分作出应答。

## 微电极的局限性

从早在 20 世纪 20 年代劳德·阿德里安进行的单一神经元记录，到休伯尔和维厄瑟尔实施的突破性实验，再到 20 世纪 80 年代技术的鼎盛时期，用于探索大脑如何产生知觉体验的基本的实验方法并没有很大的发展。最初的研究者总是从外部观察者的视角来探究知觉，他们发出控制良好、单一方式的刺激，并将刺激的目标设定为被试动物的某种周围感受器（例如皮肤、视网膜、内耳或舌头）。实验者还负责测量由此激发的动物大脑的反应，并控制大脑的内在状态。这解释了为什么在大多数研究中，动物处于深度麻醉状态，因为这样做方便控制实验条件。

这种实验方法使神经学家倾向于得出大脑处于静止状态时的观点。这种方法缺乏历史数据，也不会耐心地将外部物理刺激的固有信息分解成各个构成要素的特性，以破解这些信息。例如视觉刺激中各个部分的特征，包括方向、颜色和动态。还原论者的范式将任何合并大脑内部观点的可能性都去除了。即使一个单一刺激的简单实验也包含：

● 在遇到刺激时以及在刺激之前，大脑内部的动态状态、大脑产生的内在
  预期；
● 被试的进化史以及个体的知觉历史，它们是对大脑之前遇到的相似或不相
  似刺激的总结；
● 大脑的适应能力，这使它在遇到新奇的知觉体验时，能够改变反应方式；
● 与刺激相关的情感价值；
● 大脑产生的一系列动作行为，其中包括眼睛、手和头的动作，目的在于主
  动对刺激进行抽样。

与之相反，实验者专注于识别能够对原始刺激产生最大放电的神经元，而且秉持这样的观念：刺激的单一特征只会触发一个位于不连续皮层区域中、特定而专门化的皮层神经元群。弗朗兹·加尔肯定会为后代的局部论者感到骄傲。

在短短的时间里，神经学家便根据皮层神经元理论上的"特征抽取"能力，对其进行了分类。其中当然包括休伯尔和维厄瑟尔的视觉皮层神经元，它们专门检测不同方向的光束。同时，许多其他的神经元也参与进来，它们具有逐渐递减的效应。

科学家们在大脑皮层的视觉区域，而不是视觉皮层中，发现了检测颜色或运动的神经元。由此建立起了严格的视觉皮层等级。它起源于视觉皮层，并形成了不同的视觉加工流，即经过枕叶、顶叶和颞叶的背侧和腹侧通路。由于神经学家认为，这两条加工流中的神经元位置决定了它们在视觉加工中的作用，因此一开始就指明了哪里是背侧通路，哪里是腹侧通路。然而进一步的研究发现，这两条加工流之间存在着很大程度的互相串音。因此，今天的许多神经学家都质疑这种结构划分的有效性。

神经学家们还提出，听觉系统、躯体感觉系统及运动系统中也存在着类似的、互相隔离的功能通路。然而，没有一种尝试能够与视觉系统中的结构相匹敌。生理学家通过探究顶叶、颞叶和枕叶，创立了这种结构体系，据说视觉皮层就位于这些脑区。

从20世纪80年代到90年代初，几乎没人有胆量反对加尔的后继者。系统神经学家几乎在不知不觉间陷入了某种圈套，他们总是试图将所有神经元进行分类，用众所周知，有时是拟人化的名称来为它们命名。

1969年，一种对熟悉的面孔（比如祖母的照片）会作出回应的神经元，被命名为"祖母神经元"。2005年，一个神经元的"名流"加入了平实的祖母神经元之列，那就是"哈莉·贝瑞神经元"。这种神经元会对"哈莉·贝瑞这个概念、这种抽象的存在"作出回应。加州大学洛杉矶分校的神经学家在一位男性病人的下颞叶皮层中发现了这种神经元。下一个"名流"神经元将首先出现在哪里呢？

乍看起来，当像你祖母或奥斯卡影后哈莉·贝瑞这种令人尊敬和喜爱的形象进入你的视野时，根据特征进行调整的单个神经元将发挥主要作用，这看起来是自然而然的事情。然而，这些名称只识别出了最佳视觉刺激，实验者可以利用它来让单个神经元达到最大放电；而其他一些被记录的神经元也会对其他视觉刺激作出应答，尽管强度有所降低。由于只专注于一种"高调的"刺激，神经学家们变得越来越固着于微电极所测量的目标——单个神经元。正如一流的美国神经生理学家、历史学家詹姆斯·麦伊尔文（James T. McIlwain）所说："微电极的广泛使用将实验研究集中在了单个神经元的活动上，并专注于它们的个体特点在解释大脑诸多机能上的可能性……我个人可以证明这种观点的诱惑性。当你坐在昏暗的实验室里，将注意力都集中在监听器的声音上，探索着一个微小的视觉刺激在神经元感受野中引起的变化。你很容易忘记自己正在'倾听'的神经元只是响应这个刺激的众多神经元中的一个。"

**BMI 洞察 BEYOND BOUNDARIES**

> 尽管描述单个神经元的生理特性具有一种简单纯粹的雅致，而且似乎是一种实验的成功，但在 20 世纪 80 年代，德国计算机科学家克里斯托弗·马尔斯伯格（Christoph von der Malsburg）揭示了抽取特征模式的根本局限性。马尔斯伯格的质疑，即众所周知的捆绑问题是这样的：如果在遇到一个新奇的感觉刺激时，大脑真的是先将其完整的复杂结构分解成一系列离散而简单的特征，然后由某个皮层区域专门化的神经元群来表征每一个特征，那么，大脑怎么能将这些已经被分解且分布在大脑皮层各个区域的信息重新组合成最初的刺激，并产生关于这个复杂客体的全面知觉体验呢？
>
> 这是一个好问题！

单一神经元特征检测器理论的支持者并没有直接的答案能回答马尔斯伯格的问题。他就好像在这个领域中打开了一个裂口，这个裂口与广义相对论和量子力学之间的差异非常类似。虽然马尔斯伯格这个不方便回答且尖锐的问题最初激怒了神经学家们，但在此之后，大多数神经学家又回到了老技术、老术语及原有思维上。

# 研究从单一神经元转向神经元群

从 20 世纪 50 年代早期开始，便有少数离经叛道的神经学家尝试着对神经元群的活动进行取样。在这些早期的反对者中，最大胆的要属美国神经学家、哲学家、作家约翰·坎宁安·里利（John Cunningham Lilly）了。

1938 年，里利在奖学金的资助下从加州理工学院毕业。之后他在宾夕法尼亚大学获得了医学学位，并接受了精神分析的训练。在第二次世界大战之后，里利来到位于马里兰州贝塞斯达（Bethesda）的美国国立卫生研究院，做了在当时显得很奇特的部门的首席科学家，这个部门就是皮层整合部。在国立卫生研究院的几年是里利投身探索非传统观念的开端。在接下来的 50 多年里，他涉足了一些不寻常的，通常也是具有很大争议性的研究，其中一些令人震惊。

> **感觉隔离舱**
>
> 感觉隔离舱隔光、隔音，舱内有缓慢流动的温热盐水。人悬浮在水中，头顶露出水面。目的是感官剥夺，以发现这段时间内大脑的活动情况。

里利一直对人类的意识非常感兴趣。1954 年，他开始着手研究人类的大脑如何对没有感觉刺激的环境作出反应。在研究中，里利设计并广泛使用了一种设备，并将其命名为"感觉隔离舱"（sensory isolation tank）。里利和他的一位朋友爱德华·埃瓦茨（Edward Evarts）是最初的被试兼研究者。最初的研究后来被拍成了好莱坞电影《变形博士》（*Altered States*），由威廉·赫特（William Hurt）饰演变成意识怪物的科学家。

在研究中，里利和埃瓦茨轮流躺在隔音的隔离舱里，舱内有缓慢流动的温热盐水。他们的身体被悬吊起来，让头顶露出水面。他们头戴面具，这样可以进一步减少感觉刺激。在水下，他们通过与面具相连的管子呼吸。为适应这种环境，他们进行了一些训练，之后便开始了实验。里利和埃瓦茨会独自待在隔离舱里数小时，在此期间，他们会保持放松，尽量避免活动身体。在实验结束时，他们会报告对这段体验的印象。里利用隔离舱进行了 10 年实验，之后他将这个大胆的研究进行了扩展。在进入隔离舱之前，他会服用迷幻剂（LSD），有时他会独自身处舱中，有时和他非常喜欢的海豚一起待在里面。

里利在实验中使用 LSD 及其他药物，并试着展示在人与海豚之间建立起直接沟通的可能方式（这是他最离奇的想法之一）。这一切都使他与正统科学家之间的关系变得很紧张。由于这个原因，他的神经生理学研究即便不那么离经叛道、不那么具有革命性，也无法出现在神经学的文献中。

自 1949 年开始，里利和一些合作者着手寻找记录大规模脑电活动的新方法，以及如何做到长期用电脉冲刺激脑区而不造成损伤。里利的目标是联合神经生理学和实验心理学，当时这两门学科完全是割裂的。按照他的观点，除非这两个领域进行了融合，否则就不可能"对非常短间隔内的中枢神经系统的电活动及行为作出准确的时间和空间描述"。第一步就是探索没有被麻醉的动物的大脑。

**BMI 洞察** BEYOND BOUNDARIES

里利最先创立了一种实验装备，它能够在未被麻醉的动物大脑内植入电极，并记录大脑的电活动。里利没有只局限于一个电极，而是设计了一个多电极阵列，使他能够同时对大脑皮层表面 20 多个点的电位进行取样（在这个实验中，他的被试是猫和猴子）。里利将这个设备命名为"25 通道电感受器"，并将由此获得的数据命名为"电图像"。

在里利所处的前计算机时代，要获得活体动物的数据，他不得不克服大量的技术瓶颈。在电感受器的早期版本中，他把 25 个金属线电极穿入连成一串的 25 个玻璃管中，然后排成 5×5 的阵列，每个电极之间相隔 2 毫米。每根玻璃管都被嵌入有机玻璃的圆筒中，圆筒又被安装在不锈钢的桶里。不锈钢桶被旋入动物头盖骨上钻出的小洞里，洞的直径大约为 1.9 厘米。在实验期间，动物被放在一个隔音的箱子里，而这个箱子被放在一间有金属罩的房间里，目的是减少动物接收到的干扰刺激以及源于动物大脑之外的电磁"噪音"，其中包括收音机广播。为了进一步减少噪音，里利在玻璃管中充满盐溶液，并轻轻地把它们放在大脑皮层表面。当不锈钢桶和电极被安装到位后，每一根电极线都被连接到一台 25 通道的前置放大器上。这些前置放大器获得的输出通过一根长长的电缆被传递到金属罩房间之外的 25 台放大器上。一位在美国国立卫生研究院工作多年的科学家曾告诉我，这些放大器是当时国立卫生研究院的全部储备。

里利肯定在干一件大事。

通过过滤和放大这 25 个通道获得的数据，里利记录了某个电极获取的电位与整个阵列获取的平均电位之间的差异。这种设计可以使实验者将阵列中所有电极共同的信号从单个电极的记录中删减掉，也可以将相关的局部脑电**活动**与每个传感器隔离开。**这种差别化记录的技术创新，直至今日仍被用来从活体动物的神经生理记录中去除运动伪影（movement artifact）及其他强烈的生物信号。**

里利的洞见与创造性在这个系统中达到了最高峰。这一系统用 25 通道电感受器捕捉并记录了大脑活动的时间与空间波。在没有计算机或其他大型数据存储设备的条件下，里利将 25 台放大器的输出连接到辉光管的正方形阵列上，辉光管的阵列也像大脑皮层表面的电极阵列一样，被安排成 5×5 的模式。在这套不可思议的设备中，电极所产生的不同电信号会调节相应辉光管发出的光线强度，使它或高于或低于平均值。因此，如果某个电极发出的电信号是负值（相对于整个阵列的评价电位），辉光管会变亮；相反，如果某个电极发出的电信号是正值，辉光管就会变暗。采用这种方法，里利便可以观察到与脑电活动的时间空间模式相应的时空光波。这里记录的是当被试动物完成某种动作、受到听觉刺激，或者只是睡着，然后醒来时，它们的大脑皮层表面某个点的脑电活动。通过这种只有人类才能建立起来的无边无际、无始无终的连接，待在马里兰实验室里与世隔绝的约翰·里利成了第一位一窥神经元模式的绽放、蔓延及消逝的动态过程的神经学家。这些神经模式是短暂的，很快会消逝，它们就像是被施了魔法的大脑织布机精心编织出来的。这种过程很像以前谢林顿爵士的想象。

似乎这一切还不够神奇。为了产生出皮层活动的复杂时空模式的永久记录，里利采用了贝尔—霍威尔公司（Bell and Howell）生产的、16毫米70G高速电影摄像机连续拍摄了辉光管阵列发出的光模式。在描述这种方法的一篇论文中，里利隐晦地提到，摄像机发出了很大的嗒嗒声，他不得不在离放动物的房间尽量远的地方安置摄像机，以避免噪音干扰它们制作"大脑电影"。后来，里利设计了一种方法，可以将"大脑电影"的单个画面转化为真实的木雕，这是大脑流动的动态的固体呈现。

在早些时候，里利对被麻醉的猫进行了实验。这样他可以对电极阵列和整套的记录设备进行检验。里利在领先的神经生理学杂志上发表了一系列文章，分享他的研究发现。在此期间，他还引入了长期刺激大脑的新方法，那就是采用不会伤及组织、电荷平衡的双相电脉冲。这种技术至今有时仍被称为"里利波"。

最终，里利对清醒的动物——活动着的猴子，进行了实验。猴子的头被记录设备限制着，不能乱动，但它们可以自由地活动上下肢或者注意到感觉刺激，例如滴答声。不幸的是，很少有人知道他在研究中获得的这些结果。在某篇文章中，里利简要描述了他最精心设计的实验——在一只成年猕猴的大部分皮层中植入了令人吃惊的610个电极。由于设备的极限是记录25个电极的数据，因此他从来没能同时收集这610个传感器记录的大脑活动。

尽管在生命的最后几年，里利也许不知道（或不在意）自己为这个领域所带来的变革，但我们公平地说，里利的神经生理学实验已经深深地印刻在他的生命里。确实，在书写隔离舱里度过的时间时，里利回忆起他在第一次服用LSD进行实验的过程中所体验的感受。他感到好像在自己的大脑中航行，看到自己的神经元在放电。在美国国立卫生研究院制作大脑电影的漫漫长夜，在里利的脑海中留下了难以磨灭的记忆。

20 世纪 60 年代，曾在隔离舱研究中与里利合作的爱德华·埃瓦茨，引入了他自己记录非人类灵长类动物的大脑活动的方法。他的方法后来成为灵长类神经生理学研究的黄金准则。这种方法专注于记录猴子在完成特定行为任务时，单个神经元的反应。大多数我们已知的灵长类动物的单一皮层神经元及皮层下神经元的生理特性，便是利用这种方法或这种方法的变形收集的。它的成功是毋庸置疑的。**然而，如果没有多电极阵列，神经生理学家们便无法弄清大脑回路中的神经元群在现实生活中是如何运作的，而这会造成一些不可忽视的局限性。**

正如我们看到的，对于开创者来说，直到最近，神经学家们还在用单个微电极记录单个神经元。他们将微电极沿着某个皮层或皮层下结构的纵深方向慢慢移动，将单个神经元的电活动记录下来。一次记录一个，按照顺序依次进行。在传统版本的实验设置中，单个神经元的记录开始于动物的行为训练结束时。到记录神经元的活动时，动物已经接受了大量实验者感兴趣的任务的训练。这导致了问题的混淆，也就是说，微电极所记录的单个神经元的放电特征也许与动物被训练的任务存在相关性。因此，实验者无法分辨这些发现究竟反映的是这些神经元的内在生理特性，还是仅仅在描述这些具有高度适应性的神经元已经依据任务的显著特征而调整了放电活动的事实。在某些情况下，神经生理学实验似乎已经变成了同义反复的练习。在连续几个月紧张的行为训练及辛苦地分析神经元放电模式之后，实验者通常会非常兴奋地报告，他们能够识别出其活动与任务的一些主要特征存在一一对应关系的神经元了。鉴于这些行为任务通常是被研究动物每天进行的最相关的活动，因此实验者的发现根本不令人吃惊。

更困难的问题在于，这些神经元的放电模式是否与任务存在着因果关系。在埃瓦茨的实验范式中，研究重点也常常被放在了对单一大脑结构中的神经元活动进行抽样上。由于实验研究所面临的技术局限，因此，谢林顿整合脑的观念再一次被切割成许许多多的部分以及微观构成，而不是作为一个完整复杂的神经回路来表达它的丰富性。

没有人会相信，在探索大脑方面还有打破这种传统的其他方式。

# 多电极记录的"呼唤"

大约是 1987 年的一个下午，实验进行得不算顺利，我稍事休息，浏览着刚从圣保罗市中心我最喜欢的一家书店购买的一本书。这本书的作者是牛津大学萨维尔天文学讲席教授（Savilian Chair of Astronomy）约瑟夫·西尔克（Joseph Silk），书名为《宇宙大爆炸：宇宙的创造与演化》（*The Big Bang: The Creation and Evolution of the Universe*）。我心不在焉地一页页翻看着，突然一幅插图吸引了我的注意。那幅图描绘的是由一台长达 1 英里（约 1.61 千米）的电波望远镜所捕捉到的无线电波源（见图 4-3）。这台电波望远镜由英国某地一些被调为同步的小型电波望远镜共同构成。在图中，X 轴和 Y 轴代表二维空间，Z 轴上的山峰代表了无线电波源的大小（要注意，图中无法直接看到这 3 个坐标轴）。这幅图识别出了宇宙中一部分无线电星系及类星体的位置。我越看这幅图越觉得，对大脑活动的研究也可以采用同样的方法。

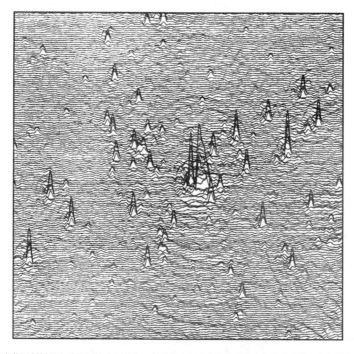

由英国剑桥的电波望远镜阵列产生，山峰代表那里有发射无线电信号的星系，山峰的高度表示每个星系所产生的无线电信号的大小。

**图 4-3　一小块天空的三维图像**

受到西尔克这本书的激励，我想到了一个主意：在给定大脑回路的多个位置植入若干"传感器"，从而产生三维的神经生理学图像。如果第四个维度代表时间，且也可以被加入图中，那么我便发明了一种监控、测量以及呈现活动中动物脑电活动的全新方法。

几周之后，我鼓起勇气跟我的导师艾瑞尔博士谈起了这个想法。他花了很长时间来审视我画的草图，并仔细阅读了我对新实验方法的概括描述。这种方法就是从大脑自己的视角来观察大脑的运作。

"我认为你完成毕业论文的时机已到，走吧，去国外。"他的结论简短而直率。

"我做错什么了吗？"我不敢相信他的反应。

"一点错都没有。你只是已经为离开做好准备了。我或者巴西的任何一个人都无法帮助你实现你想做的事情。"

我发了 50 封申请信。10 个月后的一天下午，我看着约翰·查宾发来的欢迎信陷入沉思。在信里，我发现了很多吸引人的内容。其中一个是详细的研究计划，由美国国立卫生研究院的基金资助，目的是创造一种新的神经生理学方法。这种方法可能在某一天会产生出我所设想的大脑时空图。这个计划充满独创性，而且很大胆，并包含了一些我在任何一篇科学论文中都没有读到过的技术创新。**查宾的目的是将神经科学从记录单个神经元转向一种新技术。这种技术能够同时监测单个神经元群，一次不是只监测几个小时，而是数周，乃至数月。在接下来的 5 年中，他会去寻找神经学的"圣杯"。**

乍看起来，这个计划的每一步似乎都几近疯狂，不可能实现。例如，查宾不打算采用神经生理学家们使用了近 50 年的坚硬的金属微电极，而提出要利用新型的记录传感器。那是一个陈列或线束，包含 8 根或 16 根像头发一样、具有柔韧性的不锈钢微传线。为了绝缘，每根微传线，除了线的顶端，都会被包上薄薄一层聚四氟乙烯。当把它植入大脑后，查宾相信这套设施能让我们同时监控十几个神经元，既可以监控处于麻醉中的老鼠，也可以监控自由活动的老鼠。**为了实现这一壮举，微传线阵列或线束必须被植入特定的大脑结构中，比如老鼠的躯体感觉皮层。这是一个要求非常高的神经外科操作，且与当时的常规做法相反，整个记录设备会被长期植入动物的大脑中。**

在此之前，一些神经学家曾尝试将坚硬而有着锐利尖端的微电极留在动物的大脑中，以记录较长时间段内的神经元活动。最终这些尝试都失败了。在大脑中待了几天后，多数微电极便停止了工作，再也接收不到它们记录的神经元信号。在动物大脑中植入的异物导致了炎性反应，蛋白质和细胞沉积在整个微电极的表面，特别是它没有包裹的锐利尖端。这些沉积物使电信号无法到达传感器唯一暴露出来的区域。另外，由于大脑在动物的头颅中会有轻微的移动，因此经过一段时间后，坚硬的微电极会造成大量的组织损伤，导致传感器周围的神经元变性。

查宾相信，利用没有尖锐顶端的柔韧微传线，这两个问题将都可以被解决，至少可以被缓解（见图 4-4）。他猜想，由于微传线顶端暴露出来的面积比较大，炎性反应就不会完全阻塞整个顶端的表面。与之相反，经过两周之后，炎性沉积物实际上有可能改善记录的质量，因为它将低电阻的电极变成了高电阻的电极。

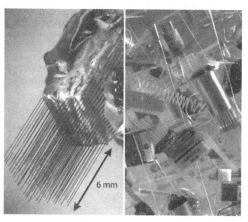

6 mm

左图是杜克大学神经工程学研究中心（DUCN）的加里·里修（Gary Lehew）和吉姆·梅洛伊（Jim Meloy）制作的多电极陈列的高倍放大图。注意，很多根金属细丝以阵列的方式聚集在一起。这种细丝很柔韧，可以被长期植入大脑，其有效性能保持数月到数年。右图是过去 10 年中 DUCN 设计的不同类型多电极阵列的范例。

**图 4-4 一种更好的倾听大脑的方式**

在查宾的外科移植中，微传线阵列会被轻轻推入大脑组织中，这样它们暴露的、并不尖锐的顶端便会停留在神经元的细胞外空间中。这种设计使得多个放大器可以连续记录许多单个神经元所产生的动作电位。在这项提议中，查宾暗示，必须建立一个全新的硬件，以处理实验中数量大得惊人的数据。他还意识到，为了理解被记录下来的数据，必须开发各种新的分析技术。

查宾将他的初步发现写在博士论文中，并且发表了。基于这些发现，他注意到老鼠很快从这种神经外科操作过程中恢复过来。事实上，在植入微传线阵列后，这些老鼠继续过着正常的生活。当它们恢复了日常生活，在实验室里做着正常老鼠通常会做的事情，包括学会精心设计的行为任务时，查宾便可以记录它们的脑活动了。

读着美国国立卫生研究院的批准函，我很快意识到，如果查宾打算做的实验真的成功了，那么它必然会对神经生理学领域产生巨大的影响。有史以来第一次，人类有了通向最神秘莫测的大脑研究的科学路线图。在大脑中，分散在各处的神经元群所产生的电风暴汇聚成了思维之流。然而想要到达那里是非常困难的，也许是不可能的。不过这是一次值得尝试的旅行，充满了冒险。

1989 年，我以博士后的身份来到了费城哈内曼恩大学。在那里，作为多电极记录的最新实习者，我加入了查宾正着迷其中研究的项目，那是一个平凡得多的挑战——我们俩都迫切地想知道，老鼠到底是怎么躲过猫的。

# BEYOND BOUNDARIES

| 第二部分 |

## 信息输出：机器如何读取大脑信息

THE NEW NEUROSCIENCE

OF CONNECTING BRAINS

WITH MACHINES—

AND HOW IT WILL CHANGE

OUR LIVES

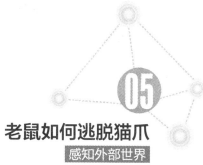
# 老鼠如何逃脱猫爪

感知外部世界

BEYOND BOUNDARIES The new neuroscience of connecting brains with machines--
and how it will change our lives

## 爱莎胡须的秘密

电脑控制的推拉门瞬间打开，眼前出现了一个漆黑而熟悉的小房间，在经过数周严格的训练后，小老鼠爱莎做了我们希望它做的事情。它没有丝毫犹疑，也许心里盘算，只要能出色完成任务，便一定会得到奖赏。它以最快的速度冲入狭窄的房间，跑向对面的墙壁。显而易见，它准备要炫耀一番。

**NICOLELIS LAB**
**脑机接口实验室**

### 大脑躯体感觉回路如何相互作用

实验开始了。爱莎穿过小孔前的红外线光束，小孔就在它奔跑的路线上。它由两根 T 形金属棒构成，金属棒从房间侧面的墙壁上伸出来，形成了一个小孔。为了到达房间的另一头，爱莎必须穿过这个小孔（见图5-1）。尽管它已经熟悉了这套"保留节目"，但这项任务绝非小菜一碟。

首先，爱莎必须把它的鼻子放进小孔对面墙上的一个洞里，尽快估计出小孔的直径，而且只估计一次。然后，为了获得渴求的奖赏，爱莎必须确定眼下这个小孔比它几秒钟前探察的小孔宽还是窄。所有这一切都是在黑暗中完成的。

由于看不到金属棒，爱莎只有一种方法来实现目标：它必须完全依

靠自己敏锐的触觉，以及在过去一个月里反复完成这项任务时积累的经
验。令人吃惊的是，在 90% 的尝试中，爱莎都能在 150 毫秒内准确地判
断出它所触及的小孔比前一个小孔宽还是窄，甚至当直径的差异仅有几
毫米时也是如此。

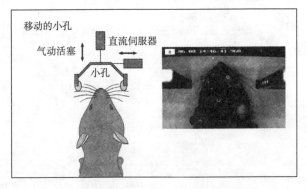

右侧显示的是爱莎正在兴致勃勃地完成任务。

**图 5-1　用来检验老鼠在黑暗中使用胡须分辨
小孔直径能力的实验**

爱莎能够娴熟地完成任务，不是靠爪子的尖端来触摸两根金属棒的
边缘，而是用胡须的尖端——如果哪个男人也想通过在小孔上摩擦胡子
来完成类似的任务，那他们注定会失败。

在面对用触觉来分辨事物的问题时，人类会使用手指，这种方式非常管
用。我们指尖的皮肤上有着密度很高的机械性刺激感受器，它精巧而多样化的
形态结构使我们能感觉到在身体表面上施加的微小力量。当外部力量将每个机
械性刺激感受器的感受野激活时，触觉刺激所包含的信息便会被转化为大脑
的电语言。因此，触觉或躯体感受野决定了在受到刺激时，导致周围机械性
刺激感受器或中枢神经系统的神经元作出应答，一起产生动作电位的皮肤数
量。传递来自机械性刺激感受器的动作电位的过程，即所谓的感觉传导，确保
了当指尖皮肤受到机械性刺激时，会迅速产生一系列的动作电位，以表明刺激
的位置、强度和持久性。机械性刺激感受器能够产生我们对周遭世界的触觉
观念。

正如我们在之前所了解到的，触觉信息通过周围神经被传递到中枢神经系

统，接受进一步的加工。上升的神经纤维通常被称为"前馈躯体感觉通路"。它们先爬升到皮层下中继站，之后来到皮层区。这些前馈通路根据所谓的反馈神经投射进行匹配。反馈神经投射是反向流动的，它们产生于躯体感觉皮层，向下投射到几个皮层下结构。这些结构有着各种奇怪的名称，比如丘脑、脑干核。所有感觉系统都包含着与之类似的前馈与反馈投射。在一无所知的情况下，爱莎已经参与了以解释前馈通路与反馈通路之间相互作用的基本功能为目的的实验。这个实验最初是由在杜克大学我的实验室里工作的博士后戴维·克鲁帕（David Krupa）构想出来的。**设计爱莎触觉分辨任务的目的是，研究老鼠在主动寻找目标时，大脑躯体感觉回路中的相互作用。**

爱莎觉得用胡须来完成这个任务是唯一恰当的方法。毕竟它是一只老鼠。当老鼠需要逃脱猫的追击，穿过一个它不熟悉的小洞时，有节奏地活动胡须会带给它最大的成功希望。

与灵长类动物的指尖一样，啮齿类动物的胡须中包含着密度很高的机械性刺激感受器。它们会将胡须上微小的机械性偏转转化成前馈神经通路以及中枢神经系统可以传递的电信号。这项任务是由三叉神经系统执行的。三叉神经系统是躯体感觉系统的一个分支，专门负责传递和加工来自面部的触觉信号。

了解老鼠如何用它们的胡须玩着逃避猫咪的把戏本身就是一个很有趣的科学课题。然而，许多神经生理学家认识到，了解有多少三叉神经元群参与了触觉信息的加工，比仅仅知道焦虑不安的老鼠如何躲过饥饿的猫更重要。确实，从 20 世纪 70 年代早期开始，啮齿类动物的三叉神经系统便成了对研究神经编码感兴趣的神经生理学家们最喜欢的神经模型之一。这就是为什么在我实验室里工作的研究生詹妮娜·庞迪（Janaina Pantoja）会花费数日的时间来"聆听"三叉神经系统的神经元。我在约翰·查宾的实验室做博士后期间以及后来在杜克大学拥有了自己的实验室时，神经生理学技术的发展使得这种"聆听"成为可能。

这种技术即多点位、多电极、长期记录技术。它们使神经学家能够连续、同时监控位于多个相互连接的大脑结构中的 500 多个神经元所产生的电活动，记录周期可以从几天到很多年。与其他主要技术相比，在过去 20 年里，这种方法的时空样本范围为探索大脑提供了无与伦比的工具，正如我们在圣迭戈索尔克研究所的计算神经学家特里·谢诺沃斯基（Terry Sejnowski）所绘制的图中看到的那样。

图 5-2 显示了研究大脑功能的大多数技术的时间、空间分辨率的关系。利用相同的参数，图 5-3 比较了单电极与多电极的记录方法。杜克大学以及其他地方的一些科学家正在利用这种方法记录数百个单个神经元同时发生的电活动。这些电活动发生在老鼠完成各种行为任务时，且相关的神经元分布在许多大脑结构中。

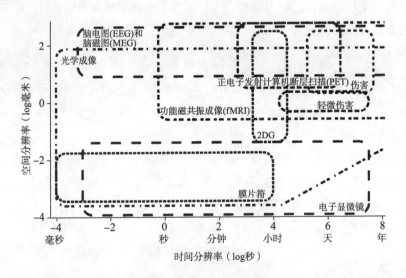

**图 5-2　记录大脑活动的技术**

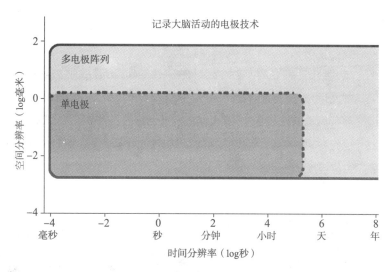

图 5-3　单电极与多电极记录方法下的时间与空间分辨率

# 首要胡须的奥秘

然而进行这类实验的可能性并不是立即出现的。它需要近 10 年的技术发展、费力的数据收集以及发表众多展示新方法有效性的研究。事实上，为了说服神经生理学界的大多数人接受我们的研究发现，我们费了很多口舌，发表了大量的文章。毕竟，他们一直在使用的方法，是一次只记录一个神经元的电活动。

### 专用线路模型

说服工作开始于 1989 年，也就是我加入约翰·查宾的实验室时。在之后的 5 年中，我的目标是系统实施并检验这种新的神经生理学方法。在图 5-4 中可以看到采用这种方法获得的神经元数据的范例。

我的博士后研究是检验神经编码方案的有效性。当时大多数拿老鼠做实验、研究躯体感觉的神经生理学家都支持这个方案。它是一种专用线路模型，是功能局部化的变形。

专用线路模型认为，老鼠身体周围产生的感觉信息会通过多条互相平行、彼此隔开的前馈躯体感觉通路，被一路传递到新皮层。因此，这个模型主张，感觉信息是经过一条严格的前馈回路后，才得到了大脑的加工。这个回路将胡须毛囊附近皮肤中的周围机械性刺激感受器与中枢神经中的高层结构连接在一起。

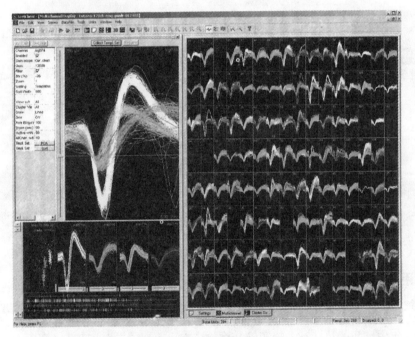

计算机屏幕上的图像显示的是同时被记录的 394 个皮层神经元，它们来自自由活动的灵长类动物大脑。左图显示了 4 个不同的动作电位群，由阵列中一个微电极同时记录下来。它展示了同时被抽样的 4 个不同皮层神经元的电活动。在左下角的图中是这 4 个不同神经元的单独显示。

**图 5-4　记录多个单个神经元**

在 20 世纪 70 年代早期，专用线路模型广受宣扬，这要归功于当时就职于约翰霍普金斯医学院的两位神经学家——美国神经学家汤姆·伍尔西（Tom Woolsey）和荷兰神经学家亨德里克·范德卢斯（Hendrik Van der Loos）。在颜具创意的研究中，他们抽取包含完整的小鼠初级躯体感觉皮层的组织块，把组织块弄平，然后切割成薄薄的组织部分。接下来，他们采用组织学染色方法，展示皮层神经元存在着某种空间分布。躯体感觉皮层中的神经元含有较高水平的线粒体酶——细胞色素氧化酶。

就像其他哺乳动物一样，小鼠的大脑皮层也可以被分为 6 层，从第 I 层到第 VI 层。对组织进行染色后，伍尔西和范德卢斯对薄薄的淡棕色的部分躯体感觉皮层，从上层（第 I 层）到底层（第 VI 层）依次进行了分析。他们吃惊地发现，在皮层的中间深度上（比如第 IV 层）存在着多个清晰可辨的、由富含细胞色素氧化酶的神经元构成的群。这些神经元组成了轮廓清晰的矩阵，可以清楚地看到其行和列。伍尔西和范德卢斯将这些富含细胞色素氧化酶的神经元簇命名为“桶”（barrel），将整个矩阵命名为“桶野”（barrel field）。

令人震惊的是，这些桶野勾勒出了小鼠整个面部胡须的地形图。虽然它稍微有一点扭曲，但非常美丽。在这幅地形图中，每个桶都确定了某根胡须的位置。桶野的行和列与显示老鼠口鼻部胡须的空间分布的行和列完全一致。一行行的胡须穿过脸部的纵轴，从最顶部的行（A）到最底部的行（E）。胡须弓起的部分穿过横轴，从最靠近尾巴的胡须到最靠近口鼻的胡须（5~10 根，取决于行）。因此，每根胡须的行与圆弧便可以确定它在神经元簇中的位置。例如，胡须 C2（许多研究项目都喜欢研究这根胡须）就是第 3 行上的第 2 根胡须。

伍尔西和范德卢斯的示意图激起了科学界对啮齿类三叉神经系统的兴趣。很快，科学家们在大鼠的大脑皮层中也发现了类似的桶野结构（见图 5-5），而且它并不仅限于躯体感觉皮层。这种地形图还存在于大鼠三叉神经系统的主要丘脑中继核、腹后内侧核（VPM）以及三叉神经脑干复合体的主要细分部分中。在腹后内侧核里，这些富含细胞色素氧化酶的神经元簇被命名为“类桶”（barreloids），而脑干中的则被命名为“小桶”（barrelets）。总之，这些组织学的研究揭示了许多位于三叉神经系统每个皮层下中继站的胡须地形图。进一步的实验显示，位于某个腹后内侧核“类桶”中的神经元，假设表征胡须 C2 的神经元，倾向于主要而非唯一投射到躯体感觉皮层第 VI 层中表征同一根胡须的皮层桶的核心。这支持了啮齿类动物的躯体感觉系统是专用线路模型的典型范例的观点。

在这样的系统中，从此类神经编码方案推导出的最重要的预测是，每个皮层桶、丘脑类桶以及三叉神经小桶中的单个神经元，只对单根胡须所受到的刺激作出显著的回应。每根胡须在整个地形图中都会被表征。**那根作出显著应答的胡须被称为"首要胡须"。**

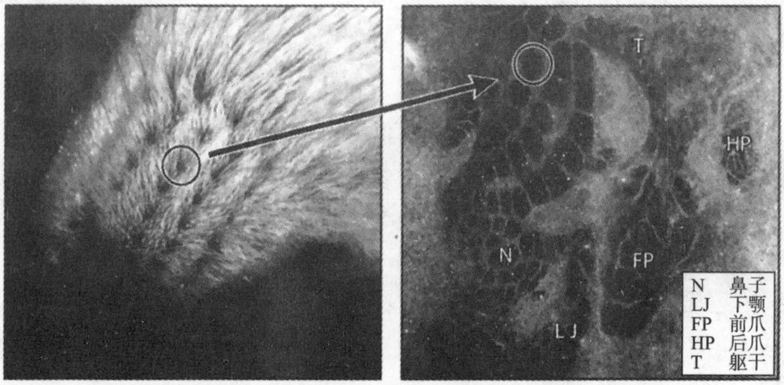

左图显示的是大鼠口鼻部胡须的分布，这些胡须分为 4 行、多列。右图显示的是穿过大鼠躯体感觉皮层第Ⅵ层的水平部分。它包含完整的"小矮老鼠图"，其中包括胡须的表征（桶状皮层）、鼻子（N）、下颚（LJ）、前爪（FP）和后爪（HP）。这个部分经过了染色，以呈现神经元中的线粒体酶。深色部分代表第Ⅵ层中的神经元簇。注意，桶状皮层中包含胡须行与列的同形表征。圆形圈出的部分是大鼠面部的 C2 胡须以及躯体感觉皮层上的 C2 胡须。

**图 5-5　大鼠面部胡须示意图**

不出所料，最初在深度麻醉的大鼠上获得的测量结果进一步支持了专用线路模型。因为这些结果显示，位于某个皮层桶中的单个神经元会作出强烈的回应，它们对由富含细胞色素氧化酶的神经元簇表征的胡须所发生的机械位移，会产生一系列动作电位。在之后的 10 年中，从单个皮层桶、丘脑类桶和脑干小桶中获得的单个神经元记录，似乎使专用线路模型成了确定的科学理论。

## 多电极记录技术

20 世纪 80 年代末一些理论的分支开始出现。其主要代表人物是英国伦敦大学学院（UCL）的神经生理学家迈克尔·阿姆斯特朗-詹姆斯（Michael Armstrong-James）。他决定记录位于麻醉大鼠多个皮层桶中的单个神经元的信号。尽管阿姆斯特朗-詹姆斯能够确定大多数皮层神经元的首要胡须，并证明首要胡须与神经元所在的桶是一一对应的，但他发现，同样的神经元也能对首要胡须旁边胡须机械位移作出回应。在当时看来，这几乎是异端邪说。阿姆斯特朗-詹姆斯及其团队提出，大鼠桶状皮层中的神经元不只对首要胡须作出回应。相反，**一些周边胡须也会促使神经元产生虽然较微弱、较缓慢，但却是显著的回应。**

## 探索首要胡须的秘密

1991 年夏天，在这些理论分歧的一片喧嚣中，约翰·查宾和我决定用多电极记录技术来探索首要胡须的问题。我们在检验线路板和建立微电极阵列上已经花了两年的时间。我们打算测量位于大鼠丘脑腹后内侧核许多类桶中的单个神经元的感受野，这是躯体感觉丘脑纤维上升到躯体感觉皮层桶野的主要来源。我们特意选择了大鼠丘脑腹后内侧核，因为这里只包含一类细胞，即丘脑皮层（TC）神经元。丘脑皮层神经元拥有枝繁叶茂、巧夺天工的树突树，它接收着成百上千的突触联系，这些突触联系来自发源于三叉神经脑干神经核的上升神经纤维。除了这些忙碌的树突之外，丘脑皮层神经元还有着长长的轴突。轴突从丘脑中出来，一路投射到大鼠躯体感觉皮层的桶野，在那里它们与皮层神经元的树突一起形成了兴奋性突触。这条丘脑皮层通路完成了大鼠神经"高速路"最后的前馈部分，而这条神经高速路将大鼠的胡须阵列与它的皮层连接了起来（见图 5-6 左图）。

在这个前馈回路中，还有另一个成分，也值得在此一说。在达到初级躯体感觉皮层之前，丘脑皮层神经元的轴突发生分叉，产生轴突侧支。轴突侧支结束在网状核处。网状核是贝壳形的神经元薄层，它像洋葱皮一样包裹着丘脑的大多数神经元簇。网状核只包含利用 γ - 氨基丁酸（即 GABA）作为神经递质的神经元，GABA 会抑制神经元的兴奋性。奇怪的是，这种网状核神经元的轴突反过来会向腹后内侧核投射，在腹后内侧核中，它只提供与丘脑皮层神经元相连接的抑制性突触。这种特性很利于研究者来检验新方法。因为根据定义，大鼠腹后内侧核中被记录的神经元，属于某个腹后内侧核类桶中的兴奋性丘脑皮层神经元。每个丘脑皮层神经元向对应的皮层桶以及丘脑网状核提供主要的兴奋性丘脑输入。丘脑网状核的神经元负责腹后内侧核中发现的所有抑制作用。

这种独特的"布线图"对实验的设计和目标具有决定性的影响。最初的计划很简单，同时记录分布在多个神经元簇或类桶中的 24 个腹后内侧核神经元的活动。这些神经元簇或类桶构成了丘脑核。然后记录这些神经元对反复机械性刺激的电反应。刺激以连续顺序和随机顺序的方式实施，刺激对象是一群被轻微麻醉的大鼠的胡须。为了确保能够同时记录多个丘脑腹后内侧核神经元的电活动，我们建立了一个微传线阵列以及线束。它们能在被植入的一周后开始产生良好而稳定的记录。

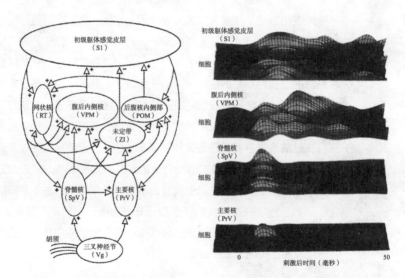

左图显示的是定义大鼠三叉神经躯体感觉系统的一些主要大脑结构的连接，即兴奋性连接（＋）和抑制性连接（－）。胡须受到的机械性刺激触发了三叉神经节（Vg）中神经元的电反应。Vg 中的神经元向脑干中两个不同的三叉神经核团：脊髓核（SpV）和主要核（PrV）进行投射。这两个核团又向三个丘脑核团：腹后内侧核（VPM）、后腹内核内侧部（POM）和未定带（ZI）发出神经通路。丘脑网状核（RT）对 VPM、POM提供抑制。VPM、POM 和 ZI 向初级躯体感觉皮层（S1）提供丘脑神经纤维。其中 ZI 是唯一一向 S1 发出抑制性传入的核团。右侧几幅三维图像显示的是，触觉引发的三叉神经系统不同层面中单个神经元组成的群体的反应，这些反应是被同时记录下来的。

**图 5-6　多电极记录技术探索首要胡须的奥秘**

在几次失败的移植后，我们意识到，为了取得最佳结果，必须慢慢地把微传线植入大鼠的大脑，这样有助于确保我们不会损伤大鼠的大脑组织。我们改进了移植过程，速度放慢了很多：以每分钟 100 微米的速度深入腹后内侧核，在每一个步骤间有 1~3 分钟的休息时间，以使脑组织适应我们的每一个微针入度。我一边移植，一边收听广播里的音乐。经过几个月的练习，移植终于变得顺利起来。

接下来就是等着大鼠（还有我）从外科手术中恢复过来，并要检查每个被植入的传感器会产生什么类型的神经信号。正如约翰·查宾在美国国立卫生研究院资金申请中所预测的，经过恢复期后，当把动物带到实验室时，我们能够很方便地识别出多数被植入的微传线的神经放电。示波器上快速流过的荧光绿的轨迹显示了那些很难搞定的腹后内侧核移植所记录的第一批动作电位。我很难描述当时的感受。通过使用特殊的多通道放大器，我们能够过滤、放电并储存每个神经元产生的电信号。这同时给我们提供了将近 24 个神经元的清晰的电信号。在记录过程中，我习惯性地将放大器的输出传送到扬声器，随着旋钮的转动，神经元的电信号带着声音在我们眼前流动，它是那样动人、那样优美。

"神经元的歌唱"，我的导师艾瑞尔博士曾这样称呼它。经过 3 年的等待，我终于听到了它们的"小夜曲"。

尽管没有受过训练的耳朵在听到扬声器中传出的神经元放电的声音时，会把它说成是"嘈杂的调频电台声"，但不可以否认，这些神经元是大脑中的艺术大师，它们创作了动作电位的微小火花。在哈内曼恩大学生理与生物物理系小小的隔音实验室中，我们正在实时揭示大脑回路的奥秘。有时我们会投入实验的狂欢，同时进行 12~16 个记录程序。有一件事现在想起来依然历历在目。那是下午 5 点，在花了一天一夜的时间来调试微机后，查宾和我暂时停歇一下，意识到我们正一起握着一只接受了移植的大鼠、一把螺丝刀和一张计算机打印出来的资料。当时对这位有些困惑但欣喜若狂的导师，我唯一能想到的话只有："至少我们可以分享同一位离婚律师。"

神经元发出的迷人歌声让我们别无选择，只能放下玩笑，继续我们的神经元"交响乐"。

# 多胡须的应答

成功地记录了许多腹后内侧核神经元同时发出的电信号之后，我们下一步面临的困难是要创造一种精细的方法来使每一根胡须发生偏转。这样我们便能够定量地测量并同时记录腹后内侧核神经元对控制得很好的机械性刺激作出了怎样的回应。在几天的修修补补后，查宾和我想到了一个低技术、低成本的解决方法。你在无线电器材公司的货架上或社区药店里就能找到我们想出来的方法。

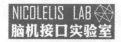

## 神经元如何对机械性刺激作出回应

为了制造所需的设备，每天早上我在实验室里都会把医用棉棒头上的棉花去掉，然后用瑞士军刀把棉棒的头削成针头那样细，再用胶水把棉棒的边缘与厚钢板制成的垫片的平面黏合在一起。这个垫片紧密地套着小马达的金属轴。马达被放在包裹着铜制网丝的小金属箱中。当与地线相连后，网丝能够消除马达发出的电噪音。由于使用了一个简单的模拟器来驱动马达，因此我们能够让马达的轴产生非常精确的运动，棉棒和它锐利的尖端也能产生精确的位移。

当设备准备好的时候，通常已经到了下午三四点钟，最需要技巧的实验部分才真正开始。将之前被植入微传线阵列的大鼠麻醉后，我们将它放到一个树脂玻璃的记录小屋里。小屋里有一个铺着垫子的平台，大鼠就躺在平台上。然后，我将大鼠的阵列与负责放大、过滤、显示和储存神经元电活动的硬件连接在一起。最后一切就绪，我可以开始刺激大鼠的 20 来根胡须了。这些胡须都位于大鼠的同一侧脸上，是植入阵列的大脑半球的对侧。

只刺激一根胡须并不容易。透过放大镜，我必须把棉棒尖锐的一端放到距离胡须毛囊仅 10 毫米的位置。此时，胡须必须正好和棉棒的尖端挨着，这样我才能确认它在阵列中的位置。这一切做完后，我打开马达驱动来刺激胡须。每一次刺激持续 100 毫秒，胡须会产生 0.5 毫米（或 3°）的向上移动，然后向下回复到胡须静止的位置。刺激以 1 赫兹的频率重复 360 次，也就是一秒钟一次，两次连续刺激间的时间间隔为900 毫秒。然后再刺激下一根胡须。

在刺激胡须的过程中，被记录的丘脑腹后内侧核皮层神经元的电活动与胡须受到的机械性刺激完全同步。由于两次刺激间的间隔时间较长（从大脑的角度来看，900毫秒是非常长的时间），所以，我们还有机会记录这些神经元的自发活动。在每次实验结束时，我们可以重构被记录的每个神经元的感受野，以及印刻在整个腹后内侧核中的胡须示意图。尽管这幅图已经被描述过了，但我希望基于我们的多电极同时记录，创作出第一个地形表征。

根据专用线路模型，每个丘脑腹后内侧核皮层神经元的感受野毫无疑问要严格局限于主要的一根胡须。这根胡须由每个给定神经元所在的类桶表征。然而，在那些孤独的夏季夜晚，我们拨弄大鼠胡须所显示的结果与预期完全不同。**经过18个月的分析，查宾和我发现，每个腹后内侧核神经元都能够对很多胡须的刺激作出显著回应。**当定量测量单个神经元在对许多单根胡须受到的独立刺激进行应答的过程中所产生的动作电位的数量时，我们看到神经元被激发的放电反应显著超过了它们静止时的活动。这样，通过计算总共有多少根胡须驱使每个腹后内侧核产生统计上显著的触觉反应，我们便不可避免地会得出这样一个结论：腹后内侧核神经元具有巨大的、多胡须的感受野，专用线路模型的预测实在太不靠谱了。我们分别在1993年的《国家科学学院论文集》（*Proceedings of the National Acadamy of Sciences*）和1994年的《神经科学杂志》（*Journal of Neuroscience*）中发表了两篇文章提到，一些腹后内侧核的感受野如此巨大，甚至包括大鼠的整个面部。

## 时空感受野的发现

用图形来表征刺激胡须C1、D1、E1和E2时所发生的情况，有助于解释我们的发现。图5-7表现了在实验中获得的数据类型，它们被绘制成了经典的刺激前后放电活动时间直方图（PSTH）。我用它来表示单个腹后内侧核神经元感受野的大小。直方图代表某个腹后内侧核神经元（VPM）在刺激时间内（横坐标）所产生的动作电位的频率（纵坐标）。0毫秒时开始刺激胡须，100毫秒时刺激停止。在刺激开始前，腹后内侧核神经元几乎没有产生动作电位——它的放电频率在0毫秒前非常低。在刺激开始后的5毫秒，神经元产生了活跃的兴奋性电反应，瞬间频率能够达到50赫兹。这种所谓的短时反应非常短暂，会迅速衰退，可能是由于以 GABA 作为神经递质的丘脑网状核神经元的抑制活动。鉴于腹后内侧核神经元与丘脑网状核神经元之间的相互联系，这种抑制很可能是由腹后内侧核神经元强烈的放电所触发的。

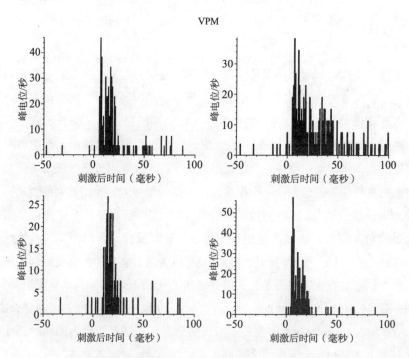

4 个直方图显示了胡须在发生偏转后，单个腹后内侧核神经元的典型电反应。在每个直方图中，横坐标代表刺激后的时间，0 表示胡须发生偏转时的时间，纵坐标表示的是细胞所产生的峰电位数量。

**图 5-7　腹后内侧核 PSTH 图**

**时空感受野**

空间维度中，刺激开始后，神经元感受野随时间的改变而改变。

在查看了几百幅这样的直方图后，我发现是同一个腹后内侧核神经元作出回应，尽管针对其他很多单根胡须的刺激，它会产生不同大小与时间的反应。另外，当在时间维度上更细致地查看这些反应时，我注意到一个丰富的模式。在两个空间维度中，当刺激开始后，腹后内侧核神经元的感受野也会随着时间而改变。这被描绘在我所说的时空感受野图示中（见图 5-8）。

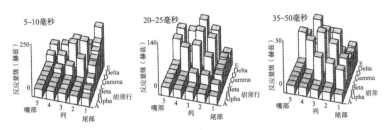

**A）腹后内侧核反应野**

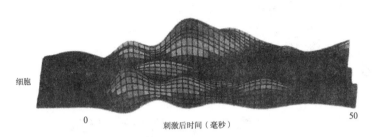

**B）腹后内侧核**

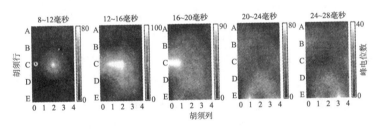

**C）单个躯体感觉皮层神经元**

　　图 A：单个腹后内侧核神经元的时空感受野。每一幅三维图都代表在刺激后的特定时间间隔时（5~10毫秒、20~25毫秒、35~50毫秒），单个腹后内侧核神经元的空间域。每个三维图中的 X 轴和 Y 轴代表了胡子在大鼠面部所在的行和列；Z 轴代表当某根胡须发生机械偏转时，腹后内侧核神经元的放电大小。注意在 5~10 毫秒时，胡须 E1 引发了腹后内侧核神经元最强烈的放电反应，而刺激其他胡须所产生的反应相对较小。然而在刺激后的 35~50 毫秒，胡须 E4 引发了同一个神经元的最强烈的反应。因此，这个腹后内侧核神经元感受野的空间中心作为刺激后时间的函数，在随之改变。图 B：表现同时被记录的腹后内侧核神经元集群的触觉反应的时空直方图。X 轴代表刺激后时间，0 代表刺激的开始；Y 轴代表同时被记录的单个腹后内侧核神经元的数量；灰色阴影的 Z 轴表示的是作为时间函数的腹后内侧核神经元的放电大小。图 C：位于大鼠初级躯体感觉皮层的单个神经元的时空感受野。在这些三维图中，X 轴代表胡须的列，Y 轴代表胡须的行，Z 轴（灰色刻度）代表单个皮层神经元放电的大小。每一幅三维图表现的是刺激后特定的时间间隔（8~12毫秒、12~16毫秒、16~20毫秒、20~24毫秒、24~28毫秒）。注意，就像在腹后内侧核中一样，感受野的空间域也会作为刺激后时间的函数而发生改变。

**图 5-8　时空感受野及示意图**

图 5-8 中的每个图都是三维的，用空间网格的行与列（X 轴和 Y 轴）代表胡须在大鼠面部的分布，并在 Z 轴上绘制出了当每根胡须受到刺激时，单个腹后内侧核神经元所产生的放电频率。然后，将这些三维图形的序列作为刺激后时间的函数，我创造出一种四维图形。它第一次测量了每个腹后内侧核神经元的感受野结构，在连续的 5~10 毫秒内，发生了怎样的改变。

通过检视这些图，查宾和我认识到，我们的实验显现出了一些非常有趣的现象。图 5-8A 描绘的是刺激开始后的 5~10 毫秒时，单个腹后内侧核神经元感受野的空间域。这可能是神经元最早接收到胡须受到机械性刺激的信息的时间。我们可以看到，此时神经元已经显现了显著的放电。尽管时间很短，但神经元的感受野跨越了巨大的空间区域，这是由周围胡须的偏转所触发的相对较弱的反应所形成的。特别是对图 5-8A 的例子来说，感受野的空间域位于这片胡须（主要是 E1）较远的区域，就是靠近上下嘴唇相连的弧线处。

由于腹后内侧核神经元在刺激后的不同时间作出回应，因此我们可以清楚地看到，每个神经元感受野的空间域明显取决于刺激发生的时间。到刺激后的 25~30 毫秒，腹后内侧核神经元感受野的空间中心已经从位于嘴的尾部的胡须 E1 转移到了位于大鼠口鼻部前面的胡须 E4（见图 5-8A 最右侧的图）。而且，周围的感受野也发生了扩散，开始时它围绕着胡须 C1、C2、D1、D2 和 E2，后来转移到了胡须 C3、D3、D4 和 E3。不仅腹后内侧核神经元的感受野是巨大的，而且它们在大鼠面部的空间域会随着时间的改变而随意游移。

在大鼠的大脑深部，空间与时间如此紧密地融合在一起，以至于只说某个腹后内侧核神经元感受野的空间域是毫无意义的，除非同时明确指出刺激后时间。另外，在每一次胡须受到刺激时，某个特定的腹后内侧核神经元并不会产生数量相同的动作电位。也就是说，每幅三维图的 Z 轴并不表征绝对的放电大小，而只是对每个神经元，在特定时刻，对某次胡须刺激作出回应时的放电量的估计（另一个例子见图 5-8C 中单个躯体感觉皮层神经元的感受野）。

我称之为神经生理学的不确定原则（uncertainty principle of neurophysiology），它是描述相对性大脑如果从它自己的观点出发，如何产生思维的 10 大神经生理学原则之一。

NICOLELIS
OPINION 　　**原则1：神经生理学不确定原则**

　　如果不明确某个特定时刻，我们便不能定义某个神经元感受野的空间域。换句话说，神经元放电的时间域与空间域是紧密联系在一起的，它们共同定义了神经元的时空连续体。

　　我认为，这种时间与空间的联合显现，是由在每个时点上覆盖在神经元上的传入信号的不同组合造成的。

　　我们所发现的时空感受野直接对专用线路模型提出了挑战。我们的数据没有进一步证实，从周围开始上行的平行前馈神经通路定义了腹后内侧核神经元的躯体位置图，而是暗示了这种触觉表征是三个主要神经系统不同步时的相互作用的结果。这三个神经系统是：兴奋性三叉神经丘脑前馈通路、兴奋性皮层丘脑反馈投射，以及丘脑网状核所提供的有力的抑制性输入。这三种主要影响在不同的时刻作用于腹后内侧核神经元树突树的不同位置，由此定义了动态的时空图（见图5-8B）。

　　异步会聚原则（asynchronous convergence principle）是定义相对性大脑的第二个原则。结合不确定原则，异步会聚原则推翻了感受野及躯体位置图的经典定义。在这个经典定义中，时间是不发挥作用的。我认为，感受野和躯体位置图只能是潜在可能的神经元放电模式的动态、流动的时空分布。

NICOLELIS
OPINION 　　**原则2：异步会聚原则**

　　单个神经元的感受野以及嵌入在脑区中的"地图"，由无数其他神经元所产生的上行影响、本地影响以及下行影响的异步时空会聚所定义。在单一的时空连续体中，只有将神经元的空间域与时间域结合起来，才能恰当地定义感受野及地图。

# 感觉重组

我们很快意识到，我们的实验还有另一个重要的发现：动态的腹后内侧核躯体位置图有可能赋予腹后内侧核神经元很快识别或重新绘制触觉反应的能力。**事实上，任何改变在胡须上产生的上行触觉信息流的操作都会立即引发这种识别或重新绘制的能力。**我们假想可以麻醉大鼠面部一小片皮肤，然后通过测量这片周围神经阻滞对腹后内侧核神经元感受野的影响来对我们的预测进行验证。因此，我们很快用相同的动物进行了第二系列的实验。

### NICOLELIS LAB
### 脑机接口实验室

## 大鼠如何应对周围情况的改变

用麻醉药利多卡因对大鼠的一小片面部皮肤进行局部麻醉的几秒钟后，腹后内侧核神经元的时空感受野广泛的功能重组便被触发了。结果，嵌入在那个神经核中的胡须位置图被完全重组到了一个新的平衡点，而且这几乎是在瞬间完成的。通过同时记录腹后内侧核中许多单个的神经元，我们再一次从微传线的尖端获得了详尽的细节，了解到大鼠面部的躯体位置图如何发生改变以反映动物周围的新情况。

对于一些系统神经生物学家来说，发表在1993年《自然》杂志上的这些结果比我们之前的研究更令他们震惊。在20世纪90年代早期，几乎没有人相信，像丘脑腹后内侧核这样的皮层下结构能够展现出这种只在皮层水平上有记录的可塑重组特性。然而几年后，我们便能够在整个三叉神经系统中观察到这种大脑功能的动态观与分布观。由于采用了另一种新策略，我决定在大鼠的大脑中植入多个微传线阵列，最终成功地一次性记录了48个单个神经元。这些神经元分布在大鼠三叉神经系统的主要结构中，其中包括三叉神经节、两个三叉神经脑干神经核、腹后内侧核神经元以及躯体感觉皮层（见图5-6右图）。在系统神经生理学的历史上，这是第一次对自由活动的动物（是的，实验中的大鼠是清醒的，可随意摆动胡须）的整个神经回路进行神经元抽样，并将其呈现、进行测量。

## 清醒状态下的"标定实验"

到了记录清醒动物大脑活动的时刻了。我们应该展示单根胡须的偏转所触发的电活动的时空波。这种时空波传遍了我们同时监控的每个神经结构中的富含细胞色素氧化酶的神经元簇。这种效应在腹后内侧核神经元以及躯体感觉皮层水平上最突出，但在三叉神经脑干复合体中也能观察到。这意味着，分布在大鼠三叉神经系统多数中继站（除了三叉神经节和三叉神经复合体的主要神经核）中的单个神经元，会对多根胡须受到的单独刺激作出回应。最后，我们开始研究分布表征，即集群神经编码——它正在我们的面前演奏着"神经交响乐"。

没有什么比这更远离专用线路模型了。对单一刺激属性（比如，祖母的脸）作出回应的，不是高度专门化的神经元（比如，祖母神经元）。分布神经表征是由经过调协的、广泛的神经元所形成，这些神经元会传递少量信息。因此，任何单个神经元的瞬间放电活动单独拿出来，都既不能区分多个刺激，也不能维持任何行为。然而，当广泛分布的神经元集群一起工作时，便能获得精确的计算。

> 20世纪80年代，当时就职于约翰霍普金斯医学院的德裔美国神经生物学家阿坡斯托洛斯·乔治泊罗斯（Apostolos Georgopoulos）报告说，猕猴大脑初级运动皮层中的单个神经元会明显地被调谐到前臂运动的方向。乔治泊罗斯进一步发现，在作出各种动作之前，每一个皮层神经元都在显著放电，而且放电的大小与持续的时间各不相同。因此，通过一个神经元的活动不可能预测猴子前臂将要运动的方向。然而，当乔治泊罗斯将几百个神经元的活动结合在一起时，他便能准确地预测猴子前臂运动的方向以及运动的轨迹。

类似的分布系统似乎也被用于大鼠表征触觉刺激的三叉神经系统。通过将体现众多胡须感受野的大群神经元的活动结合在一起，我们能够提取出有关大鼠周围环境的准确而有意义的信息，就像大鼠的大脑做的那样。

但是，除了广泛调谐的神经元集群外，这种分布结构还含有更多内容。通过新的多点位记录方法，我可以对广泛分布在自由活动的大鼠的三叉神经系统中的神经元活动进行抽样。因此有一天，出于好奇，我决定观察当完全清醒的大鼠只是待在记录室里，它的胡须不接受任何机械性刺激时，这些神经回路会如何运作。一般来说，这是一个标定实验，是检验记录设置的一种方法，以便以后某天我对完全不动的大鼠实施技术要求较高的胡须刺激。

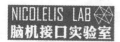

## "标定实验"

开始记录后的几分钟，我意识到自己正在倾听的神经元信号与常规标定实验中被动的大脑参与完全不同。大鼠的大脑肯定在参与什么事情。当大鼠停止在记录室中溜达，而是待在原地不动时，非常有节奏的声音从实验室的扬声器中传了出来。在密切关注大鼠"专注静止不动"的状态后，我将神经元放大器的信号转换到了其他皮层神经元、丘脑神经元以及脑干神经元。在整个三叉神经系统中，我所记录的大多数神经元正在以某种频率放电。**事实上，除了三叉神经节和三叉神经脑干复合体中的一个神经核之外，三叉神经躯体感觉系统中的多数皮层及皮层下结构都表现出相同的、有节奏的放电模式。**

几秒钟后，大鼠完全无视我对神经元的"窃听"，同时灵巧地动了动面部两侧的长胡须。在每个运动周期中，胡须快速地向前移动，几十毫秒后，又恢复到它们最初的位置。这种胡须偏移的幅度非常小，与大鼠在行进中探查遇到的物体时的胡须大幅度偏移非常不同。然而这种小幅度胡须运动最显著的特征却是它们的频率：每秒大约 10 个周期。这与小幅度胡须运动之前的神经元振荡活动的频率是相同的。

这些不连续的小幅度胡须运动（我称之为胡须抽动）能够少量调节整个三叉神经系统中有节奏的神经元放电。只要大鼠保持不动，大脑振荡以及胡须抽动都会持续不断地进行（见图 5-9）。当大鼠最终决定探索记录室时，它的胡须运动幅度会显著增加，达到了 4~6 赫兹，频率是胡须抽动时的一半。

在收集了数小时的"标定数据"后，我用了几周的时间来钻研神经元记录。令我感到奇怪的是，频率功率为 7~12 赫兹、有节奏的神经元放电，总是开始于躯体感觉皮层的某个部分。在传遍大部分躯体感觉皮层后，这个过程大约需要 10~20 毫秒，有节奏放电的同步波开始出现在丘

脑腹后内侧核中。在那里，大多数丘脑皮层神经元几乎立即被征召参与
到有节奏的放电中。在另一个丘脑神经核以及脑干的三叉神经神经核中，
我们也能看到类似的振荡（见图5-9）。甚至在大鼠产生胡须抽动运动之
前，大脑皮层7~12赫兹的放电波似乎也侵入了它的大多数三叉神经系统。
放电波流动的方向与三叉神经系统上行的前馈通路正相反。

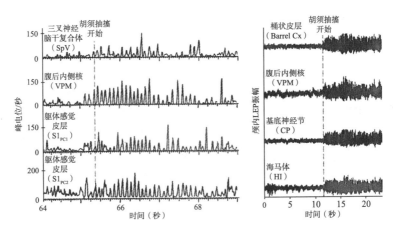

在左图中，同时获得的不同轨迹显示了振荡开始于躯体感觉皮层，传播到腹后内侧核。
在胡须抽动运动开始前，又传到三叉神经脑干复合体（SpV）的脊髓复合体。右图是类似的
图示说明。它表示桶状皮层（大鼠躯体感觉皮层［S1］的胡须区域）、腹后内侧核（VPM）、
基底神经节（CP）和海马体（HI）之间所体现出的节律与胡须抽动的关系。

**图5-9　大鼠三叉神经躯体感觉系统中7~14赫兹有节奏振荡示例**

在1995年《科学》杂志上发表的一篇论文中，查宾和我报告了这些发现。
我们提出，在大鼠的整个三叉神经系统中，存在着触觉信息动态的、分散的时
空表征。另外，我们认为，这种大规模、有节奏的神经元放电，能够代表大鼠
大脑产生的内部时间参考信号。它与多个空间上分散的神经结构的活动保持
同步，从而形成紧密结合的回路。这种时间信号能够使大鼠产生高度专注的状
态，这有助于它在下一轮主动探索开始之前，更好地辨别有节奏的胡须运动所
获取的触觉信息。

这是我第一次体会到大脑能够显示自己的观点。通过扬声器聆听着神经元
放电所产生的迷人而变化无穷的"交响乐"，我几乎在不经意间抵达了大脑研
究的未知领域。我急切地想对这个新领域做更多探索！

# 进一步证实

这些实验是我在哈内曼恩大学从事博士后研究时最后进行的一些实验。我依然不是很清楚老鼠怎么能逃过猫的追捕。1994 年秋天，我在杜克大学刚刚成立的神经生物学系建立了自己的实验室。在我来到杜克大学后不久，一位年轻的巴基斯坦裔美国研究生阿西夫·加赞法尔（Asif Ghazanfar）加入了我的研究团队。他刚刚从莫斯科的爱达荷大学取得了哲学与生物学的双学位。我们这个新组建的实验室的核心成员是巴西裔的我和巴基斯坦裔的加赞法尔，在系里，同事们开玩笑地说这是一个"不知从哪里来的实验室"。

## 人工神经网络

在接下来的两年里，我俩拼命工作，以检验我在哈内曼恩大学进行研究时冒出来的一些想法。例如加赞法尔证实，大鼠躯体感觉皮层的单个神经元同样展示出多胡须动态的感受野。其中，感受野的空间维度是刺激后时间的函数，会随着刺激后时间的改变而改变（见图 5-7C）。加赞法尔现在是普林斯顿大学的副教授，他又向前推进了一步，用定量的方式展现出：**有着巨大的、多胡须感受野的神经元群能够准确预测某个胡须刺激的位置，而且只需一次便能预测出来。**

> **人工神经网络**
> 由大量处理单元互联组成的非线性、自然适应信息处理系统。

在多根胡须单独接受刺激时，将许多皮层神经元的活动输入一系列模式识别计算算法中，即人工神经网络（ANNs）中，便能进行这样的预测。在这些实验中，加赞法尔"训练"ANNs 利用皮层神经元集群产生的时空放电模式，来正确区分单一胡须刺激的位置。当这种算法在"训练环境"中能够非常精确地进行区分后，他又引入了 ANNs 从未接触过的新数据库：**当将神经元集群的活动输入 ANNs 时，它准确地预测出了刺激的特性（例如哪根胡须发生了偏转）；而当把单个神经元的活动孤立地输入 ANNs 时，它无法作出准确预测。**

在那时，其他实验室采用各种实验方法所取得的数据，有力地支持了我们的电生理学发现。例如，以色列神经生理学家罗恩·弗罗斯特（Ron Frostig）在加州大学欧文分校采用被称为"内源光学成像"的大脑成像方法，测量了单一胡须偏转所引发的大鼠躯体感觉皮层的激活的传播情况。他还发现，一个小小的刺激会引发传遍多数躯体感觉皮层的复杂时空反应。另外，麻省理工学院的克里斯·摩尔（Chris Moore）、萨夏·尼尔森（Sacha Nelson）和莫瑞甘卡·苏尔（Mriganka Sur）以及布朗大学巴里·康纳实验室的躯体感觉皮层神经元的细胞内记录显示，单个皮层神经元，无论它属于哪个皮层层，都会接受来自很多胡须的传入信息。因此，每个神经元会受到很多单根胡须刺激所引发的突触电流的"轰炸"。就像我们的实验结果一样，这些神经元的感受野是多胡须的。

加赞法尔的研究进一步显示，腹后内侧核神经元以及躯体感觉皮层神经元也整合了多根胡须同时受到的机械性刺激。**阻碍躯体感觉皮层的神经元活动会对腹后内侧核神经元的多胡须触觉反应产生决定性影响。**几个月后，戴维·克鲁帕观察到，通过麻醉几根胡须来阻碍所谓的皮层丘脑通路，会降低腹后内侧核神经元可塑的重组能力，这些发现为异步会聚原则提供了证据。它们明确地展现出，产生于躯体感觉皮层、目标为丘脑腹后内侧核的前馈躯体感觉投射，有时在管理丘脑触觉信息流方面，发挥着重要作用。**基于这些结果，我们提出，众多上行、下行、本地及调节性传入的异步会聚，决定了躯体感觉皮层神经元以及腹后内侧核神经元动态的、多胡须的触觉反应。这些传入在神经元中会聚的时间各不相同。**

### 不同触觉反应与动物的行为状态

很多源于异步会聚原则的预测有待广泛的检验。例如，20世纪90年代后期在我的实验室里进行研究的研究生，目前就职于匹兹堡大学的埃里卡·范泽洛（Erika Fanselow），设计了一种很巧妙的方法。这种方法用以测量自由活动的大鼠在不同的行为条件下，它们的躯体感觉皮层神经元以及腹后内侧核神经元，对类似的触觉刺激会作出怎样的回应。眶下神经（ION）是三叉神经的分支，它们支配着面部胡须。范泽洛在眶下神经周围植入了微小的"翻边"电极，在对眶下神经发出精确的电脉冲序列的同时，记录神经元群被诱发的反应。之后，她用这套设备测量了大鼠在日常生活中典型条件以及常规行为条件下的神经元反应。

当大鼠活动胡须时，它们的皮层神经元、丘脑神经元对触觉刺激的反应，与它们静止不动时的反应有很大的不同。皮层神经元、丘脑神经元没有表现出典型的兴奋性反应，也没有随后出现的深度、长时间的抑制。对于一个电脉冲，这些神经元的反应更加持久，没有出现兴奋后抑制，无论它们正在做什么样的胡须运动。这促使范泽洛向神经发出了两个电脉冲序列。她的发现令人震惊——当大鼠清醒、静止不动、没有做任何胡须运动时，它们的皮层神经元及丘脑神经元只会对第一个电脉冲作出回应，而第二个电脉冲被神经元的兴奋后抑制掩盖了。相反，当大鼠活动胡须时，皮层神经元及丘脑神经元则会对两个电脉冲都作出很好的回应。它们甚至能对间隔只有25毫秒的脉冲作出回应。显而易见，舞动胡须能够让皮层和丘脑忠实地表征一系列的触觉刺激，与当大鼠只是醒着、没有任何运动时情况却大不相同。

范泽洛的研究结果清楚地显示，不同的触觉反应取决于动物的行为状态。当然，她的被试并没有参与有意义的触觉任务。因此便产生了一个问题：当大鼠需要用它的胡须完成有意义、高要求的任务，比如用胡须判断不同的小洞直径时，它的躯体感觉系统会如何反应？

## 主动刺激与被动刺激

当戴维·克鲁帕在设计一个适当的实验任务，以解答这个问题时，研究团队中的另一个成员，目前在约翰霍普金斯医学院任副教授的马歇尔·舒勒（Marshall Shuler）发现，第Ⅳ层桶外部的绝大部分躯体感觉皮层神经元，会对位于面部两侧的胡须刺激作出回应。这种两侧反应最早是在被轻微麻醉的动物身上观察到的。几年后，我实验室的博士后，现任卫斯理学院副教授的迈克·威斯特（Mike Wiest）再一次做了舒勒对清醒大鼠进行的实验。他证实了舒勒的发现：老鼠通过整合两侧胡须所产生的触觉刺激来判断小洞的直径大小。

在那时，克鲁帕已经找到了训练大鼠的方法，让它完成后来爱莎所精通的任务。这让我们能够探究，躯体感觉皮层神经核以及丘脑神经核中的触觉反应，是否会根据大鼠是被动地接受多胡须刺激，或是在能够获得奖励的触觉分辨任务中主动使用胡须，而发生变化。为了避免大鼠主动触碰小孔，有可能会使胡须受到不同刺激，克鲁帕创建了一个很巧妙的设备。在这个设备中，构成小孔的两根小棒能够向清醒但静止不动的大鼠移动。这样，小棒的边缘会碰到大鼠的胡须。这与大鼠冲进盒子，自己去触碰小棒的结果是一样的。唯一的不同是，在主动任务中，大鼠必须用它的胡须分辨小孔的直径，作出特定的行为，从而获得奖赏。

实验显示，如果大鼠的胡须接受的是被动刺激，无论是多胡须刺激器产生的刺激，还是向它的面部整个移动小孔，躯体感觉皮层神经元和腹后内侧核神经元都会产生持续时间较短的兴奋性反应，且几乎观察不到纯粹的抑制性反应。然而，当大鼠主动用它的胡须去判断小孔的直径，以换取奖赏时，相当大比例的躯体感觉皮层神经元和腹后内侧核神经元，表现出了强烈的、长时间的兴奋性反应（见图 5-10）。而且，大多数皮层神经元会表现出长时间的抑制性反应，这在被麻醉或者清醒但静止不动的大鼠身上从来没有看到过。

最后，克鲁帕将大鼠完成这种行为任务时神经元群所产生的时空放电模式输入了 ANNs。这使他能够展示多达 50 个皮层神经元的联合活动。这些活动要么是长时间的兴奋性触觉反应，要么是抑制性触觉反应。这样做可以一次性地准确预测出大鼠是否能将较大的小孔直径与较小的小孔直径区分开来。

利用同样的小孔评估任务，詹妮娜·庞迪、迈克·威斯特和埃里克·汤姆森（Eric Thomson）发现，在大鼠接受训练期间，第 II / III 层和第 V / VI 层出现了一些先期神经元放电。甚至在大鼠不再用胡须接触小棒之后，躯体感觉皮层神经元以及腹后内侧核神经元依然表现出表征触觉刺激特性的神经放电模式，持续时间达数百毫秒，只是腹后内侧核神经元的放电程度会稍弱。事实上，这种持久的活动会一直维持到大鼠得到奖励时。躯体感觉皮层神经元群的时空活动甚至为动物对奖赏的预期提供了可靠的预测信息，无论它是否能成功地分辨小孔的直径。

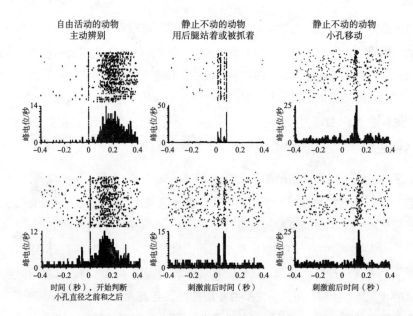

事件前后直方图描绘了大鼠初级躯体感觉皮层的一个皮层神经元在三种不同行为条件下的放电反应模式。这三种条件分别是：自由活动的动物主动进行触觉辨别（左图）、清醒但静止不动（中间）以及静止不动并进行被动的辨别（右图）。注意，在不同的行为背景下，神经元有着怎样完全不同的反应模式。对于每一幅直方图，X轴表示刺激后时间；0表示开始对胡须进行机械刺激；Y轴代表用每秒的峰电位表示的放电反应。

**图 5-10　事件前后直方图**

经过长达 10 年的实验，我在杜克大学的研究团队终于快搞明白为什么机灵的杰瑞鼠总会逃开倒霉的汤姆猫了。尽管在实验中收集了这么多证据，但我们还不能使专用线路模型的主要反对者认为，大脑不是被动的信息解码者，而是充满活力、分散的现实塑造者。这种现实由大量反馈神经通路，本地的、调节的以及前馈的神经通路构成，它们魔法般地变出了一个广大而复杂的有机时空网格。对我们来说，大鼠的躯体感觉系统是大脑功能新范式的象征。在这个新范式中，不断变化、不断适应的积极的大脑随时准备表达自己对周遭世界的观点和期望。甚至，在真实世界的信息通过感觉通道进入其中央结构之前就已经开始表达了。然而，在这个专门研究"大鼠桶状皮层"的小集团之外，几乎没有人认为我们的数据对神圣的神经生理学规则发出了惊人的挑战。

为了证明我们的观点，我们决定向 1982 年的惊悚片《火狐》（*Firefox*）中的克林特·伊斯特伍德（Clint Eastwood）学习。在电影中，他利用一个头盔设法从苏联偷到了一架飞机。那个头盔能让他用俄语思考，而且不用动手就能驾驶飞机。查宾和我在吃饭时想，或许我们也可以将大脑与一台机器连在一起，让机器服从大脑自发的动作意愿。

当在学术圈交流自己的想法时，同行的支持是科学家所能得到的最好的滋补剂。可以肯定的是，那天晚上我们当即就得到了这种支持。坐在旁边桌的一位卡车司机听到了我们的谈话，他马上对我们竖起大拇指，并说道："真是个不错的主意！"

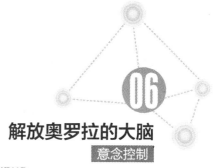

# 解放奥罗拉的大脑

BEYOND BOUNDARIES The new neuroscience of connecting brains with machines—and how it will change our lives

## 奥罗拉，第一位人类受训者

舒服地坐在她最喜欢的实验椅上，慢慢啜饮了几口果汁，看起来彻底放松了。在过去的几周里，她登上了事业的巅峰，并让周围的每一个人都知道这一点。没有心神不定，没有妄自菲薄。那天晚上，与许多夜晚一样，她满怀信心，志在必得，准备在世界科学领域中留下不可磨灭的印记。

尽管被委托给了朋友，但我们仍有合作，因为最重要的是，我们爱奥罗拉非同一般的伪装。她已经克服了失望、困难以及在某些情况下赤裸裸的不公正，她很愿意让你了解这些。就像之前其他的先驱一样，她带着对冒险与发现的热爱，经受住了这些考验。今晚，她将达到自己科学事业的最高峰。

确实，奥罗拉以一种神秘且奇怪的方式，成了我们中的一员。她是一位坚决献身于研究的合作研究者，这项研究超出了我们对大脑理解的极限。她是团队中的一个成员，召集这个团队的目的是展示几个月前还看似不可能的事情。任何参与过有些残酷的学术研究的人都会认为，她的成就绝对是惊人之举。这毫无疑问。

一个没有得到证明的中年工作者，她在之前的尝试中屡屡失败，可谓人生不如意。奥罗拉不得不在事业上进行抢跑。通过艰苦、严谨、枯燥的实验室工作，她证明了自己的科学精神。人生没有免费午餐，也没有喘息之机，更不会因为她可爱就可以搭上顺风车。

奥罗拉绝对成了实验室里的"黄金女孩"。很多男性伙伴似乎对她享有的VIP 地位相当嫉妒。但生活对奥罗拉来说并非一帆风顺。在最初的培训结束时，她的辛苦并没有带来多少回报。她没有可以沾沾自喜的科学论文，也没有可以发表的好数据。委婉点说，她的贡献简直让人难以启齿，她的资助记录几乎为零。在科学领域，这种情况并不少见，尤其令她沮丧的是，她被拒绝在享有盛誉的联邦研究机构中从事全职工作——这家研究机构位于华盛顿特区的郊区。根据这家机构所使用的专有名词，她被称为"被弃用者"。在这家机构的报告中，他们说奥罗拉固执得不可救药、过于野心勃勃、过于有创意。

公平地说，她不是一个容易应对的受训者。一些经验丰富的科学家曾尝试引导她完成某些需要研究的任务。但他们很快意识到，奥罗拉对什么值得予以关注持有很高的标准。不知什么原因，几乎每一位资深科学家提供给她的科学项目都被认为完全不适合。如果她觉得你的主意不怎样，便不会为之工作。

奥罗拉的问题是，她有点孤芳自赏。她已经等待得太久了。奥罗拉的学习速度较慢，她的表现落在了同伴的后面，经常要艰难地从自己的错误中恢复过来。当她还在苦苦奋斗时，很多同伴（多为男性）已经位居"最佳表现者"之列了。他们似乎有点瞧不起她，一些人甚至背着她打赌说，她永远也做不到。但是，奥罗拉的意志非常坚强，以至于让人觉得她在藐视权威。她有时真的很恼人，脸上从来没有半点懊悔之意，也不会有良心上的自责。出于绝望，同一实验室的人有时会乞求她按照要求来做，其他人则会因为徒劳无益而哭得像孩子一样。对于哭泣的同事她没有露出丝毫的怜悯。这就是奥罗拉的传奇。

奥罗拉的毅力与坚持终于有了回报。卑微的起点让她当下的成功显得更加甜蜜。她从高高的椅子上望下去，黑色的眼眸中流露出倨傲之色，那眼神好像能洞察一切。她似乎在喃喃自语，喝着新鲜的橙汁，也许应该小睡一会儿。她无视所有人，对懦弱或传统的行为神经学家毫无敬意，她有着自由的灵魂。

奥罗拉要行动了。一旦进入实验室，她便会释放出纯粹、大量的肾上腺素。她要把所有时间都用来完成每一个测试、每一个游戏，而且速度超快。忘掉那些重复的动眼神经任务吧，它们简直复杂或无聊到了荒谬的程度。她想做新鲜刺激、充满风险的实验。正如后来的事件所证明的那样，即使像奥罗拉这样的"被弃用者"，只要给她提供适当的机会、适当的环境，便能期待她为科学作出巨大的贡献。

　　一天，我和一位好友在电话中聊天，他碰巧在一家著名的联邦研究机构工作。我无意中提到自己正在为一个新项目寻找合作者。他立刻非常热情地把奥罗拉推荐给我。我心想，他真是个好人。不过他并没有详细描述奥罗拉在他实验室里的工作业绩。

　　我必须承认，与奥罗拉的初次见面既不顺利，也不愉快。她表现得非常自负。我们之间根本谈不上有什么同志情谊。事实上，第一次见面给我留下的印象是，虽然按理说她应该是一位合适的工作者，但我不想将我的做事方式强加给她。她审视的目光暗示我，我们有可能成为同事，甚至朋友，只要我让她做她自己。

　　我做到了。

进入实验室的头几个月里，她讨厌与博士后、技术员、研究生甚至清洁工做朋友。任何想跟她聊聊心理学以及行为训练现代技术的人，都注定会被她嘲弄。她不愿放弃长期秉持的信念，除非回报巨大,而且非常甜蜜。就像我们后来发现的，奥罗拉对橙汁很上瘾。如果在她旁边放一罐橙汁，她便会做你要求的任何事情。

之后，非常出乎意料的事情发生了。那是 2001 年秋天的一个夜晚，不知为什么，奥罗拉认为值得关注我们，并可以与我们合作。她甚至开始模仿研究生的似笑非笑。当然，她依然敏感易怒。在她大发脾气时，曾试图抓伤一位同事。幸运的是，她没有得逞。一些人对此深感震惊，不过老实说，多数人知道，如果你干扰奥罗拉，特别是当她吃午饭的时候，那么你就是自找麻烦。

我对她进行了一次严肃的训诫，她对此似乎心不在焉，我告诉她这种行为是不能容忍的。后来这样的事情再也没有发生，至少没有在我们眼前发生。你看，奥罗拉也会有畏缩的时候。几个月后，奥罗拉令人吃惊地成了最佳表现者，在我要求她完成的任何任务上都是最佳。她完全成了我们团队的一员！

## 意想不到的噩耗

来自巴西的意想不到的消息，让我对完成这个研究计划的动力陡增。我的导师艾瑞尔博士被诊断出患有可怕的神经疾病——肌萎缩性侧索硬化症（ALS）[①]，他可能只有 4 年的生命了。

对于我们大多数人来说，不太能想象出无法控制自己的身体运动或某块肌肉的可怕状况。无情的疾病最终会使病人失去对最顽抗的肌肉组织的控制，那就是负责呼吸的肌肉。这便是 ALS 患者的命运。通过纽约扬基队的传奇棒球运动员卢·格里克（Lou Gehrig），大众才开始对这种疾病的破坏性有所了解。

只有人生才能上演如此不可思议的讽刺剧，艾瑞尔博士的职业开端便是研究诊断 ALS 的新方法。20 世纪 50 年代末，他在纽约一所大学做博士后，并成为最早观察 ALS 病人开始出现周围神经传导速度不断减慢的神经生理学家之一。这就意味着，随着过程的减慢，电脉冲通过神经传导并激活肌肉所需的时间越来越长。40 年后，这位圣保罗大学医学院心理学系的荣誉退休教授，平静地通知我，他已被确诊患上了 ALS，而所使用的各种现代检测技术正是他年轻时完善的。

在生命的最后几年，艾瑞尔博士满怀兴趣地跟进着我们在杜克大学做的实验。他之所以感兴趣，并不是因为他有可能从中受益。作为一位经验丰富、颇有成就的神经生理学家，他深知要从我们的发现中受益需要很长的时间，而他没有那么多时间。然而他想的是对未来病人的可能性，以及这些实验对神经学领域将产生的影响。

## 脑机接口的设想

在我认识奥罗拉之前的几年，约翰·查宾和我决定建造一个实时平台，它能够展示中枢神经系统真正的功能单元是神经元群而不是单个神经元。由于我们过去主要研究的是老鼠的躯体感觉系统，因此一些神经生理学的同行公开提出

---

① 俗称渐冻人症，ALS 患者像被冰雪冻住一样，丧失行动能力。——编者注

质疑，认为我们所提出神经编码方式，即分布编码，在动物保持有意义的行为（比如四处活动或识别环境中的物体）时，是否依然有效。毕竟老鼠不会反驳训练它们的科学家，因此我们必须要想办法证明，当它们的胡须发生偏转，电活动的时空波传遍它们的大脑皮层时，我们的啮齿类被试会有怎样的触觉体验。

事实上，一些怀疑者提出，当论及真实的老鼠行为时，我们在三叉神经通路的皮层与皮层下中继站

> **响应阈值**
>
> 大脑会随意设定很高的活动阈限，以此来判断某种神经元反应对引发知觉体验是有效的。

中发现的单个神经元的感受野和躯体位置图，是没有什么意义的。他们说，从知觉的观点看，老鼠通过少量皮层神经元最强烈的触觉反应来决定胡须刺激传递的是什么类型的触觉信息。在这个被称为"响应阈值"的过程中，大脑会随意设定很高的活动阈限，以此来判断某种神经元反应对引发知觉体验是有效的。在老鼠的三叉神经系统中，其阈限是这样设定的：只有主要胡须受到刺激所引发的高强度、短延迟的反应才会被大脑纳入考虑，由此建立外部世界的触觉图像。因此，躯体感觉系统在解释触觉信息时，大脑会为了方便处理神经元感受野及位置图中较小的、长延迟的反应而过滤掉。

用这种方法来消除我们的发现所带来的恼人麻烦，真是又快又彻底。

尽管他们找到了这种巧妙的方法来对付我们"招惹麻烦的"数据，但同行们有点拿不准，大脑实际上是如何确定阈限水平的，以及神经元网络是如何知道所谓的有效动作电位与应该被过滤掉的动作电位之间的差别的。我们问，为什么如此丰富复杂的神经元动态应该被视为头号问题，应该从皮层中迅速消除掉（也从我们的理论中消除掉）？同行们提出，响应阈值发生在老鼠的躯体感觉系统中，由此本质上从触觉反应及躯体位置图中消除了时间维度，即第四个维度。哺乳动物动态的大脑似乎是极不受欢迎的"麻烦事"，因为它无法进入他们有关触觉如何产生的模型。

在同行们看来，引发触觉知觉的只是静态的空间关系。在他们的模型中，触觉只发源于皮肤的上皮组织，之后通过平行的前馈专用线路（这些线路多多

少少是完全分隔开的），再通过一堆扭曲的地形图，一路来到躯体感觉皮层的第Ⅳ层。在这里，它们发展为神经元之间的电交互模式，由此产生了周围触觉刺激的空间特性。这些神经学家仍遵从着 20 世纪 50 年代弗农·蒙卡斯尔在其研究中建立起来的教义：触觉来自空间秩序，而非时间混乱。因此，如果你用手指划过凸起的字母 A，皮层神经元便会在你的头脑中精确地再造 A 的空间组织。根据这种观点，时间在大脑重新表征外部世界的过程中，没有任何作用。

为了证明与此完全对立的理论更接近现实，查宾和我已经证明，神经元群作为神经元回路的一部分，能够编码足够多的信息，并利用动态的时空活动模式，使某个动作行为得以保持。当自由活动的动物完成某项动作任务时，我们便不再能直接观察到并量化单个神经元的生理特性了。尽管这是一种经典的操作方法，几乎所有的皮层生理学家，包括那些捍卫运动皮层群体编码方案的关联性的生理学家，都在使用它，但我们不得不创造一种新方法。为了说服同行，我们必须在运动皮层生理学领域中引入新的实验范式，为此我们想出了脑机接口的想法（见图 6-1）。

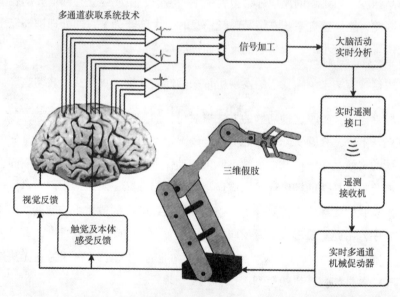

这张系统工程图描绘的是脑机接口的一般形式。多电极阵列以及微芯片被用于记录大规模的脑活动。然后使用信号加工技术将原始的脑活动转化为数字命令。这些数字命令作用于机械手臂，重新形成大脑产生的自主运动意愿。来自机械促动器的视觉、触觉及本体感受反馈被传输回被试的大脑。

**图 6-1　脑机接口雏形**

在最初的构想中，我们打算使用多点位、多电极、长期记录的方法，这样便可以在单一动物被试上同时抽取尽可能多的皮层神经元的活动样本。长时间的植入可以让我们获得几周甚至几个月的单个神经元的活动记录。时间长短取决于实验采用的是什么动物。我们需要做的就是，当实验动物学会在控制良好的行为任务中，完成清楚、容易量化的四肢运动时，记录广泛分布在前额叶和顶叶的多个皮层区中的神经元集群。

另外，我们不是测量这些神经元中每一个的生理特性，而是想出了一起测量的方法。在每一次实验期间，对皮层神经元产生的单一动作电位进行放电和过滤之后，我们的多通道记录系统便开始向微机传输这些神经元信号。微机会接收到连续的神经元数据流，并会尽可能接近实时传输。一系列简单的数学算法能够最优化地整合神经元活动的时空模式，这样便可以从所有神经元集群的活动中提取出运动控制程序的类型。被试的大脑通常用这些运动控制程序来产生四肢与手的动作，从而完成特定的任务。尽管单是猴子大脑的初级动作皮层就包含几千万神经元，但由于技术的局限，我们一次只能从一个皮层区域抽取大约 100 个神经元的活动样本。这意味着，驱动我们第一个脑机接口的信号只相当于运动皮层所有神经元集群的 0.000 001%。

为了让动物对脑机接口的操作能保持一致，神经元活动被转化为数字控制信号的速度必须非常快，在我们的实验里，也就是不能超过 200~300 毫秒。这么狭窄的时间窗口并非偶然。我们想要在人工装置上再次产生肢体运动，一定会受到动物典型反应时的严格限制。对于老鼠和猴子来说，它们的大脑大约用 200~300 毫秒的时间来产生运动计划并使四肢相应地活动起来。有趣的是，我们后来发现，如果脑机接口运作的时间比 200~300 毫秒长很多，那么被试动物很快会变得不愿合作，在很多情况下，它们会放弃实验。假设数学模型的连续输出具有关键运动参数的足够信息，从而产生四肢的运动，那么我们预测，全面功能的脑机接口能够将这些数字的脑信号传递给机械装置，比如假肢手臂，让它每一寸的金属、塑料和线路实现机器的终极梦想：变成有生命、有感觉、有目的的血肉之躯，能够忠实地履行它的新主人——动物大脑的意愿。

BMI 洞察 | BEYOND BOUNDARIES

对于我们的脑机接口来说，它的任务不仅仅是让四肢运动。为了让它的生物主人了解它忠诚的表现，假肢需要时刻将感觉信号传回大脑。在当时，准确地向老鼠或猴子的大脑模拟假肢的触觉反馈存在技术上的困难，因此我们选择只向大脑传送视觉反馈信息，其中包括动物视野中的机械手臂或者手臂运动的结果。这样，每当机械手臂在动物大脑信号的命令下运动的时候，被试能够通过视觉信息直接评估脑机接口运作的效果。

**我们所面对的挑战非常巨大。首先，我们必须通过长期植入的电极来获取足够好的神经元。**既然不可能记录初级运动皮层中的所有神经元集群，那么我们就不得不依赖相对较小的神经元抽样来证明我们的观点，即大脑真正的功能单位是神经元集群，而不是单个神经元。**其次，神经元记录必须持续足够长的时间，以使动物学会并掌握我们用来检验脑机接口运行状况的动作任务。再次，没有一种足够稳健的计算算法，能够让我们实时地从原始大脑活动中提取各种运动命令**；或者它足够高效，能够在价格比较低廉的戴尔工作站上运行，那是当时我们唯一买得起的硬件。**最后，没有人知道动物在看到假肢完成了它们被训练用自己的真胳膊真腿完成的任务时，会有怎样的反应。**

令人奇怪的是，尽管评审人员反对我们的提议，但美国国立卫生研究院还是资助了这个具有独创性的脑机接口实验。通过这份研究协议，我们的种子基金有了着落。

## 用意念喝水

1997 年，我们终于能够通过实验首次测量大鼠操作真正的脑机接口时的表现了。我们的脑机接口设计包含一个完整的闭环控制设备，这意味着脑机接口利用大脑产生的信号来控制人工装置的一维运动，同时可以让大鼠通过收集视野中的信息，不断获悉装置的运作情况。

### 实验1：大鼠靠意念喝水

查宾和他的团队用了几周的时间来训练 6 只大鼠，这是一个乏味而缓慢的过程，需要付出神经生理学家的全部耐心。首先，大鼠必须学会用前爪按一根小棒，而不是用它比较喜欢用的毛茸茸的屁股。当大鼠学会如何作出按小棒的前爪动作后，它们还必须学会在较长的时间里重复做这个动作——每次记录时要保持几分钟，目的是为我们提供足够多的数据，然后通过计算机传入脑机接口。

在这套方案中，大鼠按动的小棒与一个金属杠杆相连，杠杆上安装了一个小杯子。如果大鼠前爪的按动足够灵巧，那么杠杆会移动，使得杯子正好位于滴水的管子下面。将杯子保持在这个位置大约 1 秒钟，大鼠便能利用杠杆收集到一口冰爽可口的水。慢慢释放前爪压在小棒上的力量，大鼠便能让杠杆把杯子带到它嘴边，这样它就能享用甘美的水滴了。当大鼠掌握了这个简单的动作任务后，我们便会把微传线阵列植入它的初级运动皮层，为脑机接口获取神经元的电活动。我们的下一个目标是让大鼠重复喝到水的整个操作，但现在控制杠杆的是脑机接口，而不是大鼠的前爪。为了达到这个目的，大鼠必须用它的大脑活动来控制杠杆的运动，让杠杆把水送到它嘴边。

此时我们进入了一个只能被称为"迷离境界"的神经生理学领域。在这里，重要的问题悬而未决：大鼠能够明白只通过思考、不用抖动胡须就能得到水吗？

经过几周的术后恢复，查宾的大鼠重返实验设备前，整装待发。这么多天来，这是第一次测试脑机接口。我们仔细查看每一个植入阵列的数据。令我们欣喜的是，在大鼠执行按小棒任务时，在每个动物皮层中，我们都能识别出多达 46 个运动皮层神经元的放电。通过监控大鼠用前肢按小棒时这些神经元同时产生的活动，我们很快意识到，它们的活动属于"前运动活动"，即在产生身体运动前的200~300毫秒，运动皮层所做的准备活动。这意味着我们能够记录高质量的大脑活动，以推动脑机接口运转。

当大鼠"命令"它的前肢按小棒的时候，查宾便会把微传线阵列所抽取的运动皮层神经元的动作电位记录下来。一个平行的电阻阵列被安装在积分电路板上，这样便可以权衡每个神经元的贡献。鉴于当时计算机的加工能力有限，这一过程在每次记录时都是人工完成的。之后这些被加权的贡献被汇总起来，形成一个连续的模拟"运动控制信号"输出。这些输出能够产生源于大脑的信号，由此预测大鼠自发的前爪运动。将这些运动信号输送给杠杆控制器，我们便能够移动金属杠杆，实时地再造大鼠大脑想要进行的自发运动。

大鼠渐渐能够在使用前爪控制杠杆和使用大脑控制杠杆之间进行转换了，在它们表现出这种能力的几天后，查宾决定跟这些动物朋友开个玩笑。他把小棒与杠杆的连接断开了。这样老鼠按小棒的时候，杠杆就不再动了。大鼠非常沮丧，它们反复按动小棒，但毫无结果。之后一件意想不到的事情发生了。

当查宾打开脑机接口，让大鼠可以将大脑的活动传输给杠杆时，大鼠的反应就像任何陷入困境的人突然有了一线希望一样，它们努力找方法移动杠杆，但不是用前爪按动小棒，而是只靠思考。

一开始，由于大多数这样的运动都是小心翼翼的，因此大鼠无法获得奖励的水滴。然而，它们的一些尝试成功了！大鼠越能够通过这种最不可能的送水系统喝到水，它便越发意识到，自己可以只通过大脑的活动让杠杆再次动起来。尽管没有一只大鼠知道这是怎么回事，但它们正在产生与使用前爪控制杠杆系统相类似的神经元放电活动的时空模式。与脑机接口设备互动了几分钟后，大多数大鼠不再使用前爪按压小棒了。通过试错过程，动物发现，如果它们只是看着小棒，想象前爪按压小棒的动作，便能喝到想喝的水。当然，取得成功的4只大鼠成了第一批每次都可以通过这套实验设备获得水喝的大鼠。

## 用意念操控机械臂

奥罗拉的科学成就有很多要归功于一只名叫贝拉的枭猴。贝拉比奥罗拉早了三年将灵长类动物领入了大脑驱动技术的时代。

## 实验2：枭猴用意念操控机械臂

像奥罗拉一样，贝拉也是个电子游戏迷。在几个月的时间里，贝拉掌握了一个游戏。在游戏中，当看到面前的显示屏上出现一系列水平的闪光时，它就会用右手抓住操纵杆。在训练期间，它很快发现，当屏幕上突然闪过光线时，按照光线的方向向左或向右拉动操纵杆，电磁阀就会打开，一口果汁会落入它的嘴里。与其他枭猴相比，贝拉更喜欢玩这个游戏，似乎它是一个果汁迷。

在贝拉玩这个游戏的时候，它会戴一顶帽子，这顶帽子通过一层光滑的外科黏固剂（这种外科黏固剂通常被用来修补病人受损的头盖骨）被粘在了它的头顶上。在帽子下面有4个塑料连接器，每一个连接器都从包裹着"塑料王"的金属微传线矩形阵列中接收信号。这些微传线阵列被植入贝拉前额叶及顶叶不同区域下几毫米的位置。选择植入的皮层区域是我们已知的与灵长类视觉－运动相关的区域。灵长类利用这些区域将视觉线索，比如闪光，转化为移动操纵杆所需的手部运动。有几个微传线阵列被植入了贝拉大脑的初级运动皮层以及其他运动皮层区域。这些阵列收集到的信号的总和构成了贝拉手臂和手运动所需的详细运动程序的小规模抽样。贝拉的大脑为应对电子游戏－果汁的挑战，构想出了手臂和手部肌肉应该完成的动作，详细的运动程序可以让贝拉作出这些动作。当它思考该如何玩这个游戏的时候，被植入的微传线优先窥探到了传遍它大脑皮层的电风暴，一个个电火花锻造出了抽象思维。

为了保证记录清晰，每根钝头的金属微传线都被小心地放入贝拉大脑中充满液体、含有少量盐分的细胞外空间里。这些被精心放置的裸露的传感器，就像充满敬意、享有特权的告解神甫，专注地聆听着神经元发出的喃喃低语。

在贝拉的大脑中，每当微传线旁边的皮层神经元产生一个动作电位时，一小股电流便会流过细胞外空间，并被微传线的末梢侦查到。来自所有微传线的电荷会被传入与微传线阵列顶端的一个连接器相连的微芯片。我们将这种微芯片称为神经元芯片，它包含着放大、过滤神经元所产生的微小电信号的电子器件。

从每一个神经元芯片上会导出一小束电线。它们从贝拉的帽子出来，进入隔音室旁边的电子柜中。贝拉就在隔音室里玩游戏。电子柜与主微机相连，主微机负责将贝拉的思想转化为数字信号流。这些数字信号流遵照贝拉大脑产生的自发运动意愿，控制着两个机械手臂的动作。

但是，如何能实现将原始的大脑活动转化为数字运动信号呢？尽管在早些时候，很多人认为这是一个最难克服的障碍，但事实证明，问题的答案比人们认为的更简单。我清楚地记得有一天，在我的实验室做博士后研究的瑞典神经生理学家约翰·威斯伯格（Johan Wessberg）走进我的办公室，平静但很有信心地告诉我，他已经知道如何执行脑机接口的实时算法了。他大胆创新的见解无疑为脑机接口开辟了道路。在玩味我没日没夜收集的神经元数据的过程中，他产生了这种想法。

---

**BMI 洞察** BEYOND BOUNDARIES

威斯伯格发现，如果使用一种相对简单的算法，也就是统计学家所说的多元线性回归、工程师所说的维纳滤波器，来线性地汇总皮层神经元同时产生的电活动，他便能准确地预测贝拉手的位置。这个算法能够识别出权衡每个神经元电活动贡献大小的最佳方法，然后汇总这些加权贡献，产生连续的运动输出信号。这些信号被用于在机械装置上重新构建贝拉手腕的运动轨迹（见图 6-2）。这比查宾的人工计算大大前进了一步。

---

**第一个难题是，为了只凭借猴子大脑的活动来进行预测，威斯伯格必须想办法能够很好地评估猴子前臂的运动。**我们的被试是枭猴，它的前臂非常纤细。要想获取精确的运动测量，对技术类型的要求就会有严格的限制。他通过采用一种被称为塑型带（shape-tape）的装置，克服了这个障碍。这是一种扁平、狭窄、很有弹性的塑料带，其中含有光纤传感器，它与枭猴前臂粗细的尺寸很匹

配。把塑型带沿着猴子的前臂和手腕固定好后，带中内置的光纤传感器便能探查到胳膊的运动。每当枭猴作出某个动作时，与前臂捆在一起、具有弹性的带子便会相应地弯折。通过不断记录带子的弯折情况，威斯伯格便能重新构建贝拉在完成动作任务过程中胳膊的轨迹。

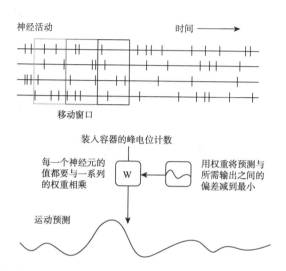

这种方式被用来预测运动参数，并只根据大脑的活动来控制人造工具。

**图 6-2 将原始的神经元活动转化为数字命令的一般算法**

**在解决了第一个大难题后，**威斯伯格开始加紧研究将皮层神经元集群的动态活动整合起来的最佳计算方法。一开始，他思考的是灵长类的大脑如何通过计算来解决问题并作出肌肉运动，并直觉地认为，我们必须能够处理肌肉运动前几百毫秒时产生的自发运动命令的信号。一旦大脑产生了运动计划，那么皮层的锥体神经元就会通过它又长又粗的轴突，将命令传递到脊髓中的神经元池。锥体神经元的轴突包裹在髓鞘中，因此它传导电活动的速度非常快。在接收到来自皮层的"电轰炸"后，脊髓内神经元最终会为执行运动而做好准备。

生物体产生自发运动的高效策略激励了威斯伯格，他创造了一种算法来模拟从思想到运动的转化。为了预测贝拉移动前臂时，手腕的连续轨迹，威斯伯格分析了我们所记录的 100 个皮层神经元中每一个所产生的电活动，他在运动开始前的整整 1 秒就开始分析了。然后他把这 1 秒钟分割成连续的 10 份，每份包含 100 毫秒，他把每一份称作"时间容器"，然后计算每个皮层神经元在每个时间容器中所产生的动作电位的数目。在完成这些任务后，他便拥有了每个被记录的神经元在这 10 个时间容器中的临时数据库。每一个时间容器都包含在贝拉的前臂开始运动前的特定时刻，神经元所产生的峰电位数量。在贝拉移动前臂的几分钟里，威斯伯格记录了前臂的位置，并在每次运动开始时适时地回顾他的神经元数据库。他算法中的这一环节件称为"数据分箱"（data binning）。

之后，时间箱被组合成两个大型数据集合，也就是时间序列：其中一个序列包含贝拉的前臂在三维空间中随时间改变的轨迹，另一个序列包含贝拉的前臂在到达某个位置前的 1 秒时所产生的"分箱"的皮层电活动。这些数据集合被用来测量皮层神经元放电与贝拉前臂轨迹之间的线性相关性。

线性相关显示出了统计上的显著性。在接收了时间序列数据后，维纳滤波器返回了大量的最佳回归系数。其中每一个系数都与描述某个神经元放电活动的 10 个时间箱中的一个有关。每一个系数的值直接反映了过去神经元放电的时间箱在预测贝拉前臂未来位置上的相关性。与之相反，如果系数非常小，接近于 0，那么时间箱中所包含的放电活动便没有预测力，会被从计算中剔除。如果回归系数是正值，那么神经元在过去某一时刻所产生的放电率便直接与胳膊未来位置的变化相关。如果回归系数是负值，那么放电率与贝拉前臂的位置反向相关。在使用了大量的回归系数后，我们就能够推导出描述抽样神经元集群的放电与贝拉前臂运动之间相关水平的多元线性方程。然后我们可以改进算法，使它能够将神经元样本随时间改变的活动转化为随时间改变的动作轨迹。而且，经过长时间的算法改进，系数值变得越来越稳定，它们似乎达到了最优的水平。为此，在某种程度上，维纳滤波器能够人工再造这种通常由脊髓完成的复杂的神经生理学任务（见图 6-3）。

不过威斯伯格并没有就此停手。为了找到这种新计算技术的极限，他决定研究运行这一算法的多个版本（利用相同的神经元池的时空数据），看是否能同时产生多种运动行为的预测，比如预测在三维空间中随时间改变的手腕、肘部及肩部的位置。尽管困难重重，但他成功了。唯一需要注意的是，对于每一个需要预测的运动参数,维纳滤波器必须产生一套不同的回归系数。尽管如此,这仍是一个惊人的发现。只是利用不同的加权线性总和,将皮层活动的模式以稍微不同的方式混合在一起,威斯伯格便能产生出同时的、多样的运动信号。毫无疑问,贝拉的大脑皮层能够进行多任务处理。

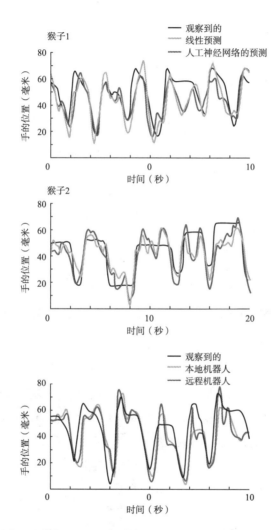

这些图形显示的是实时预测、来自贝拉和卡门大脑的活动,以及它们在再造两只枭猴手的位置方面做得如何。最下方的图显示的是,同样的运动预测可以被同时用来控制位于杜克大学动物身边的机器人手臂,以及远在麻省理工学院的机器人手臂。

**图6-3 贝拉的前臂会怎么动?**

下一个问题是，这种线性计算方法是否能命令机械手臂作出像贝拉手臂能作出的那种灵巧的动作。为了找到这个问题的答案，我们必须将威斯伯格1 000个时间箱的最佳回归系数用于这个算法。首先，要把每个时间箱与它相应的回归系数相乘，这些回归系数在改进算法的阶段已经被计算过了。当进行了所有必要的计算后，这个算法会将结果加总，再加上一个固定不变的常量，最终形成特定运动的预测值。对于后来的每一个时间段，这一操作会被不断重复。如果算法能跟上数据的变化，那么实验室里的主计算机就会把源自贝拉大脑的运动控制信号传递到两台计算机上，一台位于杜克大学实验室旁边的房间，另一台位于坎布里奇的麻省理工学院。每台计算机负责向有很多关节的机械手臂发送数字命令。就像查宾用大鼠做的实验一样，我们需要将贝拉的神经元活动在200~300毫秒内转化为机械手臂的命令（200~300毫秒是从大脑皮层中出现运动信号到四肢开始运动的自然时间延迟。）

经过数月的艰苦工作，终于到了展示的时候。当威斯伯格打开实验设备和随机闪动的灯光时，贝拉立即开始前后移动它的操纵杆。在接下来的30分钟里，主计算机忙碌地计算着初步的线性回归系数，直到算法的子程序显示已经获得了一套最优的系数。这套系数几乎不再改变，我们准备好打开脑机接口了。

那30分钟显得如此漫长。我们有一阵神经紧张、六神无主，好在没有意外发生。贝拉继续玩它的游戏，果汁不断滴入它的嘴里。房间里只有最深沉的寂静。

在没有任何征兆的情况下，位于杜克大学的机械手臂的金属关节和橡胶肌腱动了起来。在主计算机的屏幕上，我们看到两条同时绘制出来的明亮线条。红色线条追踪的是贝拉玩游戏时，它自己手臂的运动。之后深蓝色的线条开始描绘机械手臂的运动轨迹，它好像在努力跟上灵长类对手的步伐。在最初的几秒钟里，两条线之间有着相当大的距离，这说明脑机接口的预测不是非常准确。之后，它们开始汇聚，直到两条线几乎重合在一起。

我把注意力转向电话，麻省理工学院的同事正在等我打给他们。

"它在动吗？"我问，很奇怪为什么对方没有像我一样兴奋。

"没有动。它像死了一样，一动不动，要多死有多死。"

"怎么会这样？我们这边动得很好。"

"在这儿，什么也没发生。那条胳膊纹丝不动，甚至连抽动或弯曲都没有。"

尽管我试图保持冷静，但能感觉到屋子里的每一个人都在听我与麻省理工学院那边的对话，紧张与不安的气氛越来越浓。我转向电话，从以往的经验中搜寻着解释："我不知道出了什么问题。它应该能动。你们检查传输线了吗？"

"检查了，我们检查了所有东西。到目前为止，我已经仔细检查过三遍清单了。这让我想到了阿波罗 13 号。我觉得我们出问题了！"

那时，我只能想到最后一个主意："当这种事情在家里发生的时候，我们通常会检查电源开关是不是打开了。"

有那么一会儿，对方听起来好像不再注意我在说什么。沮丧感胜过了信念，他似乎开始自言自语："我已经重启了电脑，尝试了所有的方法，但……等一等。我忘记了一件事。我怎么能没有检查这个呢？！"

"什么？你忘记了什么？"现在轮到我按捺不住了。

"我忘了打开机械手臂的电源开关！"

电话那边响起了同时发出的大声尖叫，这说明麻省理工学院里的机械手臂终于动了。

在研究的这个阶段，威斯伯格的算法没能非常准确地模拟大脑神经回路执行的所有复杂任务。但是它足以产生连续的运动信号输出，从而再造贝拉的纤细前臂所做的优雅动作。

当麻省理工学院的同事开始接收贝拉大脑发出的运动控制信号时，第三条线出现在我们的屏幕上。那是麻省理工学院那边的机械手臂开始追踪贝拉的运动，它的轨迹虽然很简短，但却是神经学史上一次大胆的旅程。那个意义重大的时刻让我的思维停滞了，我唯一能够想到的是，伽利略在接受意大利宗教裁判的审判时，在辩护中他低声说道："但是它动了。"

## 马内实验破解人类大脑

到 2002 年的冬天，我们研究团队的装备已经为 MANE 项目做好了准备，也就是"所有神经生理学实验之母"（Mother of All Neurophysiological Experiments）。这个首字母缩略语并不是一个巧合，它让我想起了童年时的偶像曼诺尔·加林查（Manoel Garrincha）。他是 1958—1962 年巴西足球队的明星球员，在连续赢得世界杯的比赛中，他为世界上最受欢迎的运动设定了新的、卓越的评判标准。先天的骨骼严重畸形，造成他的膝盖和腿指向与弯曲的方向不同。加林查利用这种不寻常的结构，创造了过人的盘球技术——臀部完全扭转，身体作出假动作。他亲身示范教导队友如何在球赛中满场飞舞，创造出一种精湛的"足球芭蕾"，让足球成为脚的延伸。而所有巴西人都知道，加林查的绰号就是马内（Mané）。

马内实验从设计到执行，样样不能掉以轻心。几个含有许多新流程与零件的计算任务和工程组件，必须实时地、毫无瑕疵地运作，这样我们搜集的数据才能有用武之地。而且，就像许多史无前例的事情一样，我们很难预测这个实验会产生什么结果。此外，要是没有艾伦·鲁道夫（Alan Rudolph）深具远见的大力支持，我们永远没办法募得马内实验所需的经费。鲁道夫是成就卓著的科学家，当时是美国国防部高级研究计划署（DARPA）的一名计划主持人。

我们几个月间都在忙着安装大型硬件设施，设计新的电脑程序，修理电脑的各种小毛病，以及哄劝奥罗拉打游戏等七七八八的事情。就这样第一次测试的时间到了。

当准备开始实验时，我们的谈话不时会被奥罗拉的声音打断，催促我们动作快一点。没人能怪她没耐心。经过几个月紧张的训练，最近几次原本很有希望的实验，竟都半途而废了。与之前不同的是，那天晚上，电脑没有当机，而是急切地吞下了我们传输给它的大批数据。我们的电脑把实验控制室里一张巨大的实验台都铺满了。

　　奥罗拉像平常一样，安静地坐在她最喜欢的一张椅子上。椅子旁边是超炫的操纵杆、平面液晶显示器以及果汁供应机，她可以在实验过程中尽情地享用果汁。不远的地方有一台512通道的多神经元搜集处理器（MNAP），它是当时世界上同类机器中最大的。一切都已经准备妥当，就要开始记录奥罗拉的大脑活动了。在这次实验中，我们只会用到96个通道。团队的其他成员包括："过度"活跃的西班牙电子工程师荷塞·卡梅纳（Jose Carmena）[①]，他喜欢同时操作多台计算机，每一台上都有两个显示器；俄罗斯物理学家出身的神经科学家米哈伊尔·列别捷夫（Mikhail Lebedev），他在实验室里转来转去，很知道如何平稳顺当地解决问题。他们俩都是足球迷。值得一提的是，列别捷夫还有一项特别有用的技能：他之前曾经与奥罗拉共事过，对她的难缠深有感触。

　　控制室里，一切进展顺利。卡梅纳在各台电脑之间飞快地转来转去，测试它们的状态，我则继续通过一台台电视监视器，观察奥罗拉的"肢体语言"。这些监视器会从不同角度的摄影机中获取画面。

　　在控制室后面，我们放置了一只粗壮的工业机械手臂。机械手臂的运动自由性为7°，它的末端有两根像手指一样的附加装置，可以抓住简单的物品，并牢牢握住。机械手臂一动不动，它的人工肩膀和手肘微微伸展，手则是完全张开的。多漂亮的机器，简直像在恳求某人来操控它那缺乏生气的关节与马达，以产生一些有目的且协调的动作，完成一些有意义的事。

　　奥罗拉快乐地发出咕咕的声音，或者我应该说，她的大脑正准备要完成那些难以想象的事物。在先前的尝试里，奥罗拉从不羞于让我们知道，如果机械手臂失灵，过错绝不在她。然而，今晚她却毫无怨言地工作着。列别捷夫走进实验室，绕过奥罗拉椅子旁边堆着的电缆和设备，用俄语在她耳边低声说了些什么。他从不告诉我们他说了什么，但我们确信他的话激励了奥罗拉。奥罗拉一边专注地盯着眼前的电脑荧幕，一边向其中一台监视摄影机扮了个鬼脸。看得出来，她很自得其乐。不过她的眼神说明她快没有耐心了，想要马上开始实验。

---

① 如今，荷塞·卡梅纳已成为加州大学伯克利分校电子工程和神经科学的副教授，是脑机接口、神经义肢等研究领域的权威专家。2014年11月8日，卡梅纳在由腾讯主办的WE大会上做了主题为"让每个人的生活都是科幻大片"的演讲。——编者注

当列别捷夫把奥罗拉房间的门关上时，卡梅纳给出了启动信号，开始了马内实验。就在这一刻，成年累月的辛苦研究以及数以千计重度瘫痪者恢复部分运动能力的期待，深深地交织在了一起。

我们清楚地知道，这个实验的成败很大程度上取决于多神经元搜集处理器、电脑以及奥罗拉非常固执的大脑的工作情况。当她用左手轻柔地抓着操纵杆，用她有趣而迷人的自发运动意志玩着最喜欢的电脑游戏时，我们的注意力完全被电脑屏幕上那些快速闪动的矩阵吸引了。这些矩阵代表我们记录的96个神经元集群所产生的电活动。我在控制室里临时安装了一个扬声器，这样便能听到她大脑的"交响乐"了。那听起来就像热带温柔的夏夜里，在天空中交织的雷暴——既狂暴又美丽。我们迷失在令人沉思的敬畏中，就好像一个人无意中与大自然创造的奇迹相遇了。奥罗拉慷慨地与我们分享她的秘密与思想，我们被它牢牢吸引。

我们同时收集了来自奥罗拉大脑多个皮层区域的运动思维。在过去30年里，许多实验室进行的研究已经找出了前额叶及顶叶中相关的皮层区域。一个人如果想作出与奥罗拉的手臂及手部运动类似的动作，其神经运动计划便是由这些皮层区域产生的。

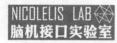

### 实验3-1：操控操纵杆以抓住目标

按照实验规则，奥罗拉应该使用这些精确的手臂及手部运动来操控操纵杆，控制电脑屏幕上光标的二维轨迹。通过移动光标，奥罗拉能够拦截并抓住目标物体—— 一个大大的实心圆。在每次实验开始时，实心圆会随机出现在屏幕的任何一个位置。奥罗拉已经学会用左臂和左手很熟练地玩这个游戏了，因为如果她在不到5秒钟内抓住了目标，就可以得到令她非常满意的奖励：一口她最爱的果汁。每当她抓住目标，电磁阀打开，向她嘴里送入果汁的同时，就会产生一种高频的声音。控制室中充满了这种声音（见图6-4）。

当奥罗拉开始玩游戏时，我们可以使用多神经元搜集处理器来记录电信号的时空模式。这些电信号来自奥罗拉大脑6个皮层区域中被取样的神经元集群。每个动作电位一般持续 1 毫秒，并被显示在控制室的电脑上。这使我们可以实时监控奥罗拉的大脑活动。当这些时空模式在我们面前展开时，我们热切地追踪着，并试图破解奥罗拉大脑的精确处理过程。大脑就像音乐大师一样，创作着神经元的交响乐。

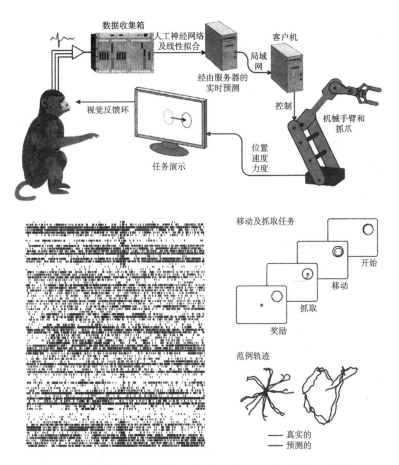

图最上面是一套实验设备。奥罗拉通过这套设备，只用大脑的活动来控制机械手臂的运动。图的左下角是奥罗拉 96 个皮层神经元的电活动样本。在 Y 轴上，每个垂直条代表某个皮层神经元所产生的动作电位。X 轴代表时间（10 秒钟）。右下角的图形表示的是奥罗拉执行的任务，以及根据脑活动作出的手臂运动预测的范例。

**图 6-4  奥罗拉失去了操纵杆，却让思维得到解放**

在监视器上，我们能够看到神经元集群所产生的大量放电波。正在酝酿中的电之海以及不可阻挡的电脉冲流，其中每一个单独的个体都没有什么意义。

但它们共同定义了巨大的大脑风暴，记录了她的生命史诗：每一个动作、每一种感觉、每一个梦想、每一段记忆、每一点悲伤，当然还有所有的欢乐，都使她成为如此独特的角色。正是决定人脑的一切使得我们人类的每一个成员，都既如此独特，又如此相似。我们正在见证思维流动的生命循环，从它诞生时迅速而不可预测的种子，到它波动扭曲的恣意蔓延，一路来到它痛苦的消失之所，也就是对我们来说依然神秘莫测的大脑皮层"地幔"的山峰与山谷。

我们在那里坐了几分钟，不可救药地爱上了奥罗拉思维的一小部分。现在我们终于可以证明，奥罗拉已经加入了我们的团队。通过分享她最宝贵的财产——她的思维，奥罗拉不仅展示了她对我们的友情，还为我们提供了一个无与伦比的利他主义的范例。她让我们去探索她的大脑，为未来数百万人的利益奉献了自己的存在。同样地，我们也需要投入工作，以确保这份庄严的贡献不会徒劳无益。

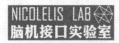

### 实验3-2：提取运动命令，预测运动轨迹

我们的第一个目标是，在奥罗拉玩游戏赢取果汁，她的运动控制信号正在"演奏"神经元"交响乐"时，抽取并记录参与其中的尽可能多的皮层神经元活动。之后，我们要让这些电信号在一系列简单的数学模型上运行，从中提取出奥罗拉移动手臂和手所需的运动命令。比如手腕、肘部和肩部不断改变的空间位置和速度，以及她用来握操纵杆把手的力度。这些命令也可以从奥罗拉神经元活动的线性组合中推导出来。鉴于所涉及的参数，这种计算非常简单。

实验开始后30分钟，出现了第一个好消息：通过96个神经元样本，我们能够准确地实时预测光标的移动。为了抓到电脑屏幕上出现的新目标，奥罗拉必须产生这些光标移动。换句话说就是，我们能够再造奥罗拉用来获得果汁奖励的动作类型。

然而这与接下来发生的事情简直不能比较。

奥罗拉大脑放电的声音充溢在控制室，我们慢慢意识到，神经元的放电频率在发生改变，即使是在她开始移动胳膊或手之前。在奥罗拉实际收缩胳膊肌肉之前很久——动作发生前的几百毫秒，我们便能知道她打算作出什么动作。我们所聆听的大脑信号包含了足够多的奥罗拉玩游戏时所需要的运动计划。

随着奥罗拉的动作变得越来越准确，她的表现逐渐得到改善，最后她每次都能抓到圆形目标了。奥罗拉玩游戏的水平提高的同时，我们的数学模型也在改进。到目前为止，它们正趋向最佳的表现。也就是说，只是利用源于大脑的信号作为输入，我们的模型便能够产生随时间变化的输出。这些输出能够在奥罗拉移动胳膊之前就惊人准确地预测出她的大脑打算让手移动的轨迹。

## NICOLELIS LAB　脑机接口实验室

### 实验3-3：用意念启动机械手臂

接下来，我们开始把这些模型的输出发送给控制室里的机械手臂。机械手臂迟疑了几秒钟，显然它也能感觉到那个期待的时刻。机械手臂终于开始动了，模拟奥罗拉左臂和左手的运动。现在，奥罗拉的运动思维不仅直接控制着她自己的手臂，还控制着机械手臂。就像她自己的手臂会轻松地遵从大脑的命令一样，机械手臂也遵从着这些命令。确实，她自发的运动意愿与机械手臂的动作之间并没有多大差异。如果说有差异的话，那就是机械手臂在实现主人意愿方面更快捷一点。

渐渐地，机械手臂的动作越来越准确，这让我们有机会看到奥罗拉的运动命令是多么强大。未经片刻的思考，列别捷夫就走进实验室，轻轻把操纵杆移到奥罗拉够不到的地方。在祝她好运之后，列别捷夫把奥罗拉独自留在实验室里，电脑屏幕上仍在播放游戏画面。接下来，卡梅纳转换了光标移动的控制，从原来奥罗拉的操纵杆转换到了机械手臂的手腕。机械手臂的手腕接受的是脑机接口的指令。意味着从现在开始，要想移动电脑光标，拦截并抓住目标，在游戏中获胜，然后取得奖励的果汁，奥罗拉只有一个选择：她将不再用自己的手臂或操纵杆来玩游戏，而是通过操作脑机接口来完成这项复杂的任务。

就像贝拉使用的脑机接口一样，脑机接口可以仅仅凭借思考来产生上肢的运动。奥罗拉必须想象她希望机械手臂用来拦截目标的动作。她的想法将引导机械手臂，而不是她自己的手臂，将光标移到屏幕上的某个点，以便能够抓住目标。当然那个圆形目标也是虚拟的，而不是在奥罗拉的眼前，因此她必须想象手臂触摸到了空间里的球。

我们没有训练奥罗拉应对这部分实验，她必须自己想出该如何操作脑机接口。事情发生了戏剧性的转变。一开始她很迷惑、很吃惊。在一番犹豫之后，她犯了几次错误。奥罗拉对事件的应对比之前一些被拒绝和不被信任的科学工作者的表现更好。她发出咕咕的声音，似乎在告诉我们，她知道怎么回事了。

奥罗拉将肌肉发达的长长的手臂放松下来，让它们垂在椅子旁边。她盯着屏幕，注意力集中在光标上，等待着新的圆形目标出现。我们回到控制室，开始看到并听到很多科学家告诉我们不可能的事：就像最初充满她大脑皮层的一阵大脑风暴一样，当奥罗拉的运动意愿被我们的数学模型实时解码时，数百个动作电位所产生的声音与闪光充满了整个房间。甚至在奥罗拉看到自己思维的结果之前，我们的脑机接口便将从她大脑中提取的运动命令传递给了机械手臂。当新目标出现在屏幕上时，机械手臂开始活动了，在控制室空荡荡的空间里寻找看不见、摸不着的目标。这些目标的位置只印刻在奥罗拉的眼睛和大脑中。再回头来看奥罗拉面前的屏幕，电脑光标目前正处在机械手腕的控制之下。只见它划过一个优美而目标明确的弧形轨迹，正中目标的中心。这是机械手臂抓住的第一个目标！之后它还抓住了很多目标，它似乎像人类一样兴致盎然，而它优雅的动作完全是由自发的大脑活动产生的。最后，奥罗拉的大脑被从生物身体的局限中解放了出来！

现在奥罗拉可以仅凭意念来玩电子游戏了，而不再需要使用自己的手臂。她的大脑活动摆脱了身体的束缚，穿过实验室的墙壁，承载着她自发意愿的每一点负荷。然而，更令人吃惊的事情正在发生：当奥罗拉的神经元直接控制机械手臂的运动时，她的大脑开始将机器同化到了她的神经元身体意象中——好像机械手臂是她自己身体的延伸。

奥罗拉在使用脑机接口上的成功体现了神经生理学的第三个原则——分布编码原则（the distributed coding principle）。

NICOLELIS
OPINION　　**原则3：分布编码原则**

大脑对任何类型的信息的加工都要征召分布广泛的神经元集群。

自从奥罗拉取得成功之后，这条原则得到了世界各地许多实验室的证实。这些实验测量的是大脑回路如何加工与知觉任务、运动任务以及认知任务相关的信息。从本质上看，通过对广泛分布在奥罗拉大脑各区域中的神经元集群进行抽样，我们能够以数学方式将她大脑神经元的可能性转化为确定的运动行为。

正如我们在第 5 章看到的，我们所设想的分布编码包含了对时空感受野以及大脑皮层地形图的动态理解。同样，皮层区域的局部功能专门化是一种可能性，它最初是由发育早期的大脑皮层构建方式决定的。也就是说，对于任何一种功能，它们都不会倾其所有地效忠。因此，分布在初级躯体感觉皮层的神经回路虽然很可能因为某个触觉刺激而放电，但它们对来自其他感觉形态的刺激产生放电的可能性也不为 0。另外，在特定的背景中，特别是在涉及身体限制发生改变的情况下，比如奥罗拉不能再用操纵杆控制游戏，神经元可能对最初被分配的刺激以外的刺激产生更强烈的放电反应。最初身体限制的任何改变（比如失明）、经验的更改（比如学习演奏钢琴）或者任务要求的提高，都会改变分布的形态，并在整个大脑皮层内进行功能的重新界定。我认为，分布处理的理念是整个神经皮层所采取的通用编码策略，无论在局部的子区域中还是整个大脑皮层中，它都是有效的。

神经生理学的这种分布编码方式使我们相信，只要我们能明确地证明，脑机接口能够在大脑活动的控制下让机械手臂动起来，那么影响深远的机会立即就会显现出来。我们提出，脑机接口技术会带来新一代神经义肢器官的发展，其目的是恢复数百万严重瘫痪病人的活动能力，其中包括侵害艾瑞尔博士身体的 ALS 所导致的瘫痪。除了为探索大脑回路的基本运作机制提供全新的工具之外，马内实验还实现了它的目标，那就是：使之成为可信的临床可能，并会被人们进一步研究。

回到控制室中，螺线管的高频噪音依然畅通无阻地迸发出来，因为奥罗拉赢得了许多果汁。从她欢快的表情可以看出，奥罗拉显然在品味每毫秒的胜利——她在意料之外的任务中所取得的胜利。欢呼和拥抱过后，我们平静地坐回控制室的椅子上。我能感觉到，当时奥罗拉闪亮而调皮的黑眼睛离开了电脑屏幕，正盯着我们看。透过摄像机，她调皮地向我们眨了眨眼睛。

显然只有我看到了那个眨眼。列别捷夫和卡梅纳立马反驳说，这种事情完全不可能发生。然而，那天晚上我们所完成的事情曾经也被认为是不可能的。因此，如果经过详细的分析，某一天我们的录像显示，奥罗拉确实试图在另一只猴子的把戏中取胜的话，我也不会感到惊讶。

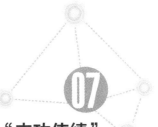

# 只靠思想来完成的"丰功伟绩"

BEYOND BOUNDARIES  The new neuroscience of connecting brains with machines-- and how it will change our lives

在 20 世纪 60 年代中期，少数科学报道显示，人类被试能够实现对某些肌肉纤维的自主控制。这些肌肉纤维受到脊髓腹侧角中单个 α 运动神经元的轴突的支配，并由此开始了生物反馈研究的时代。通过利用插入肌肉的电极所记录的活动的视觉或听觉反馈，参与研究的人们显示了对谢林顿的单个"运动单位"所具有的控制水平。他们利用监视器上的光脉冲或来自扬声器的声脉冲来传递这些视觉或听觉反馈。在这些生物反馈实验中，经过 15~30 分钟的训练，多数人类被试会变得非常熟练。进一步的训练能够使他们抑制原来使用的运动单位，而选择另一个运动单位进行自主控制。

与此同时，就职于密歇根大学的詹姆斯（Drs. James）和玛丽安·奥尔兹（Marianne Olds）发现，

> **生物反馈研究**
>
> 通过操控生理活动，改变有机体的体内环境，为治疗多种疾患提供新手段。

通过刺激被轻微麻醉的老鼠大脑中的奖赏–愉悦系统，他们能够人为地增加位于不同感觉与运动皮层区域中的单个神经元的放电率。在实验中，每当他们记录的单个神经元产生动作电位时，老鼠产生强烈愉悦感的大脑结构，比如与进食或交配相关的大脑结构，就会受到直接的外源性电刺激。相应地，每当被监控的皮层神经元放电时，老鼠会接收到某种与性高潮类似的生物反馈。奥尔兹发现，这种巧妙的强化循环能够显著提高神经元的放电率。

# 生物反馈研究

受到以上研究的启发，德裔美国神经生理学家艾伯哈德·菲尔兹（Eberhard Fetz）决定将生物反馈应用于他对灵长类动物进行的实验。在著名疼痛神经生理学家帕特里克·沃尔（Patrick Wall）手下工作了一段时间，并从麻省理工学院物理学系毕业后，菲尔兹加入了华盛顿大学的生理学及生物物理学系以及灵长类研究中心。当时他是一位很有前途的副教授，学会了用新方法来记录活动的猴子的单个神经元。另外，通过与生理学家、操作性条件作用专家费诺基奥（Dom V. Finocchio）的广泛合作，菲尔兹逐渐意识到，还存在研究皮层神经元生理特性的其他方法。

菲尔兹在华盛顿大学进行的早期研究之一被发表在 1969 年的《科学》杂志上。在这项研究中，他利用新技术研究了清醒猕猴的初级运动皮层中的单个神经元。**尽管一些科学家对他的新方法不屑一顾，但菲尔兹的实验为 30 年后脑机接口技术的诞生奠定了早期的基础。**

就像他那个时代所有一流的灵长类神经生理学家一样，菲尔兹的起点也是利用一个钨电极监控单一神经元产生的细胞外电活动，每天监控数小时。当那个神经元被记录完后，神经学家会用液压微驱动器将电极慢慢向运动皮层内部再深入几百微米。然而这种系列记录只是菲尔兹实验方法中比较正统的一面。在大胆无畏及独创精神的驱使下，菲尔兹决定将猴子得到奖励的数量与他所记录的单个皮层神经元的放电情况联系起来。这意味着，动物自己的大脑活动水平决定了它能获得多少奖励。奖励可能不像对愉悦中枢的刺激那样令人兴奋，但也不坏——香蕉口味的食丸。

菲尔兹的实验设计将操作性条件作用与生物反馈进行了结合。在把猴子大脑运动皮层中单个神经元隔离出来后，菲尔兹会记录它所产生的动作电位。每当动作电位超过特定电压阈值时，一个触发机制就会产生电压脉冲。一台简单的电压电阻积分器将这些电压脉冲整合到一起，菲尔兹把这种积分器称为"电活动积分器"。当积分器的总电压达到足够高的水平时，喂食器就会把食丸送到猴子嘴边。

这样，神经放电率与食物奖励之间就被建立起了直接的联系。

为了帮助被试获得香蕉口味的美食，菲尔兹会通过视觉及听觉反馈间接地告知被试，在某一时刻他所监控到的皮层神经元的放电水平。经过几次训练后，所有动物都学会了将密集的哒哒声或发光仪表的移动与美味食物即将到来联系在一起。菲尔兹吃惊地发现，灵长类动物能够像人一样，学会自主控制运动皮层单个神经元的放电。

在进一步的研究中，菲尔兹发现，猴子能够促使被监控的神经元持续放电100~800毫秒。正如他在《科学》杂志的那篇文章中所写的那样："有时会伴随着某种协同性动作，比如弯曲肘部或旋转手腕。"但是只是"有时"，菲尔兹在后面的文章中强调，经常出现的情况是，他所记录的运动皮层神经元的放电率提高了，但没有产生任何可以觉察到的肌肉收缩。更令人困惑的是，这个神经元肯定被某块肌肉收缩时会产生放电的其他神经元包围着。

**为了揭示在这种情况下到底发生了什么，20 世纪 70 年代早期，菲尔兹和费诺基奥决定提高积分器的电活动。**在这个升级版本中，他们装配了典型的灵长类动物实验椅，这样猴子的头就不能乱动了；它的左臂被半倾斜地嵌入胳膊形状的铸件中，这样猴子仍能够产生等距离的胳膊肌肉收缩（不改变肌肉的长度或连接肌肉的关节的角度）。铸件能够使猴子的肘部保持 90°，手腕和手指则完全伸展为 180°。几对像辫子一样编织在一起的不锈钢电极被插入猴子手臂的四块肌肉中，以能够记录连续的肌电图。

**然而，最重大的改变是积分器的运作方式。**现在，菲尔兹和费诺基奥给积分器输入的不只是单个神经元的电活动，还增加了与被记录的四块肌肉中每一块的电活动相应的电压脉冲。这样一来，每一个输入中的贡献，无论是单块肌肉的贡献，还是单个神经元的贡献，都能够被加权。这意味着，菲尔兹和费诺基奥能够改变某块肌肉（或神经元）的活动在决定积分器最终电压水平上的作用，以及什么样的电活动能让猴子获得食物奖励上的相关性。

在确定猴子能够应对这个经过改进的设备后，菲尔兹和费诺基奥开始探究当积分器的主要输入为单块肌肉、单个神经元、肌肉子群的电活动，甚至是肌肉与神经元电活动的不同组合时，会发生什么。持续接收视觉与听觉反馈线索的猴子，在一开始通常会尝试同时收缩所有的肌肉，以达到希望的高电压。它们理解了新的游戏规则，想努力智胜它们的灵长类"表亲"。为了引导被试的行为，菲尔兹和费诺基奥改变了反馈机制，用一串彩灯来表示收缩的是哪块肌肉。通过从积分器的电压总量中去掉其他肌肉的贡献，研究者便可以强化某块肌肉的收缩。猴子们很快明白，只有收缩被选中的肌肉，它们才能得到美味的奖励。

在猴子学习将它们的自发运动意愿限定在某块肌肉上时，菲尔兹和费诺基奥连续记录某一运动皮层神经元的活动。他们发现，猴子大脑初级运动皮层中的多数神经元，会对没有肌电图记录的对侧胳膊关节的被动运动产生放电。这意味着，来自身体周围的感觉信息影响着运动皮层的大多数神经元。

当菲尔兹和费诺基奥开始使用设备强化四块肌肉中每一块肌肉的等距离收缩时，他们注意到他们记录的皮层神经元表现出了一些意想不到的特性。例如，在多块肌肉收缩之前或之中，很多单个神经元似乎能够调整它们的放电率。的确，一些神经元会与四块肌肉产生共同激活，无论放电强度相同与否。就像大鼠胡须动态的感受野一样，菲尔兹和费诺基奥证明，在肌肉收缩之前，单个运动皮层神经元就产生了放电。而且，根据背景和所产生的运动类型，神经元放电与肌肉收缩的相关性会发生显著改变。由此，菲尔兹后来用"肌肉场"（muscle field）这一术语来定义被单个皮层神经元放电所共同激活的一组肌肉。**肌肉场的概念颠覆了平行专用线路理论（初级运动皮层的单个神经元是与特定的某块肌肉联系在一起的）。**

当菲尔兹和费诺基奥用电活动积分器提供的权重选择，试图切断单个神经元放电与单块肌肉之间的联系时，他们得出了令人震惊的结果。为了切断这种联系，他们只强化单个皮层神经元的高放电率，同时抑制积分器最终电压时的肌肉活动。仅仅几分钟后，猴子就能够选择性地只提高这个神经元的放电率，而不会同时产生肌肉场中的电活动（以及收缩动作），其中包括与特定的运动皮层神经元相关性最强的单块肌肉。通过选择性强化，菲尔兹和费诺基奥训练他们的猴子完全将皮层神经元的活动与周围肌肉的收缩脱离了关系。

然而，他们还是不满意这些证据。接下来，他们尝试相反的操作，即选择性地强化肌肉收缩，同时抑制单个神经元的放电。尽管这个实验选择的一对神经元与肌肉在放电上存在很强的相关性，尽管在那时，他们的被试已经累了，而且对香蕉口味的食丸已经完全满足了，但菲尔兹和费诺基奥报告称，抑制10%的神经元放电会伴随着肌肉活动300%的增强。虽然他们当时只监控了初级运动皮层中的一个神经元，因此无法描述初级运动皮层完整的动态活动，但他们已经有力地表明：让肉体与思想断开联系确实是有可能的。

通过一系列实验，菲尔兹和费诺基奥揭示了运动皮层神经元与肌肉活动之间可塑性很强的关系。的确，有时科学界确实会发生这样的巧合。在德国科学家希齐西和弗里施发现运动皮层的近100年后，一位由德裔美国生理学家领导的团队宣称，位于运动皮层中的单个神经元所产生的动作电位不一定会引起身体周围肌肉的收缩，或者说不一定会显著改变对多块肌肉施加的控制。毕竟，皮层功能不是那么局部化的，也不是预先定死的。即使在运动皮层中，也存在很多灵活性以及微调的空间。

在菲尔兹不断完善只通过思考来实现香蕉口味食丸的递送实验时，一些实验室开始研究在条件作用下的动物和人是否有可能增加大脑有节奏的神经元活动。通过利用与菲尔兹和费诺基奥对猴子采用的操作性条件作用类似的技术以及非侵入性的头皮脑电图，一些神经生理学家记录了视觉及感觉运动皮层的节奏，以此为被试提供他们大脑活动的生物反馈。当被试产生了符合要求的有节奏的脑电图活动时，他们得到的奖励包括悦耳的声音、闪烁的灯光，甚至令人愉悦的投影画面。

利用这种基本方法的变形，包括旧金山兰利·波特精神病研究所的乔·卡米亚（Joe Kamiya）在内的一些研究学者发现，人类被试不仅能够学会控制特定的运动单位，还能学会控制α节律的活动。α节律是8~13赫兹的振荡活动，通常当被试闭上眼睛，进入放松状态时，这种节律会出现在他们的视觉皮层中。与之类似，巴里·斯特曼（M. Barry Sterman）和他在加州大学洛杉矶分校解剖与神经学系的同事发现，当猫咪产生μ节律时，通过食物奖励或直接刺激大脑的愉悦中枢进行强化，猫咪便能够学会控制μ节律的产生。μ节律是一种 7~14 赫兹的振荡活动，当动物闲散或四肢都停止活动时，它们的感觉运动皮层中会出现这种节律。

后来情况变得几乎有些疯狂了，以至于一位名叫埃德蒙德·迪万（Edmond Dewan）的作家说，他越来越擅长控制自己的 α 节律活动，甚至能用他自己的脑电波给电脑发送摩尔斯电码信息。

**BMI 洞察 / BEYOND BOUNDARIES**

然而，无论是菲尔兹还是使用脑电图的其他研究人员，当时都不可能预测到，这些具有创新性的生物反馈研究以一种非常独特的方式，使科学界发生了分裂。与思维的基本功能单位是单个神经元还是神经元集群的学术纷争不同，这次分裂存在于像菲尔兹这样使用"侵入性"颅内记录方法的研究者，以及倾向于使用诸如头皮脑电图这样的"非侵入性"方法的研究者之间。这两大类方法固有的基本差异决定了如今侵入性脑机接口与非侵入性脑机接口探索者之间不可逾越的分歧。

第一个构想出生物反馈有朝一日会发展为脑机接口的人，不是生物反馈研究的先驱之一，而是美国国立卫生研究院的另一位皮层神经生理学家。在1980 年出版的《生物医学工程纪事》杂志（*Annals of Biomedical Engineering*）上的一篇文章中，爱德华·施密特（Edward Schmidt）提出了创造一个新领域的宣言。这个新领域的目的是开发能够恢复严重残障病人的活动能力的新一代义肢器官。

不幸的是，施密特的大胆构想立即碰了两个壁：一个是理论上的，另一个是实验方面的。就在几年后，阿坡斯托洛斯·乔治泊罗斯和他的同事明确地表示，根据运动皮层中单个神经元的放电，无法准确地预测出猴子想向哪个方向移动胳膊。为了准确预测灵长类手臂在空中随时间而改变的运动轨迹，就需要了解神经元集群的放电情况。要想把施密特的设想转变为临床上的现实，神经生理学家需要同时记录大量的细胞外活动。在 20 世纪 80 年代，即便有神经生理学家相信，在可预见的未来人类能够取得这种总体的神经记录，那也是凤毛麟角。等到查宾的老鼠以及在杜克大学我们的猴子开始操作施密特设想的那种机械装置时，已是将近 20 年后了。

## 严重残障病人的福音

从 1998 年开始，一系列科学突破为奥罗拉掌控机械手臂铺平了道路。那一年，

**闭锁综合征**

又称闭锁症候群。患者意识清醒，对语言的理解无障碍，但四肢全瘫，不能言语，常被误认为昏迷。

同时就职于埃默里大学的神经学家菲利普·肯尼迪（Philip Kennedy）和神经外科医生罗伊·巴凯（Roy Bakay）报告了一个病例。这个病人患有各种闭锁综合征。患有闭锁综合征的被试完全瘫痪了，只拥有完好的或能够发挥部分功能的中枢神经系统。他们可以用单个皮层神经元的活动来移动电脑光标。经过一些咨询后，病人同意尝试一种被称为锥形电极的实验设备。电极会被植入他的大脑皮层，用来记录神经元加工的活动。理论上讲，神经元加工活动会与电极的表面交织在一起。最初的报告并没有展示出太多原始数据，而且接下来对动物以及其他病人进行的实验也没有支持锥形电极的有效性。然而，很明显的是，将基础神经生理学技术和概念转化为临床应用的时代到来了。

确实，一年后，当德国图宾根大学心理研究所的尼尔斯·拜尔博默（Niels Birbaumer）在《自然》杂志上宣布，闭锁病人已经学会了用他们有节奏的脑电波活动来控制计算机辅助拼写系统时，人们的热情开始增加。使用这种早期的大脑-计算机交互系统，病人能够写信和写电子邮件了。在某些病例中，那是病人多年来第一次与所爱的人以及外部世界进行交流。

不久之后，约翰·查宾、他的学生以及我共同发表了我们的研究，展示老鼠能够学会用它们的大脑活动来直接控制机械杠杆。尽管老鼠很快学会了如何缓解口渴，但对我们来说显而易见的是，未来脑机接口技术研究的对象将是灵长类动物。

当我们一开始计划对贝拉以及她的枭猴朋友要做的实验时，我和约翰·威

斯伯格保守地想，让猴子学会根据视觉线索向左或向右移动操纵杆将是我们能取得的最大成就。在脑机接口的研究还处于不稳定的阶段，如果有人向我们以及其他少数试图进入这个新兴领域的神经学团队中的多数人保证，一些品种的猴子，更不要说机灵的枭猴了，将会在控制脑机接口设备的初次尝试中达到这么高的水平，那么我们一定会激动得不得了。贝拉在第一次与脑机接口接触时的杰出表现，让我们所有人都觉得，她能够应对更需要技巧的事情。

这种想法促使威斯伯格去检查新做好的机械手臂能否再现猴子在"真实"世界中作出的自由的手臂运动。对于出生在南美热带雨林田园诗般的树冠中而现在坐在北加州实验室大箱子里的枭猴来说，乍听起来像是一个相当大的挑战。然而，我和威斯伯格本能地相信，我们能够在实验中产生更自然，因此也是更易改变的手臂运动。

**NICOLELIS LAB**
**脑机接口实验室**

### 三维机械手臂运动

每天，当贝拉被带到带有果汁供给器的实验设备前时，我们都能看到她那么急切而好奇地奔向操纵杆。威斯伯格由此合理地认为，我们应该研究食物抓取这个现实世界的任务。在这项新任务中，我们的猴子将第一次专注地坐在椅子里，用几秒钟时间去面对一个不透明的有机玻璃屏障。突然，屏障抬了起来，出现了一个装着一堆美味多汁的水果的正方形托盘，这是贝拉最喜欢的大餐。水果被诱人地放在了托盘的一角。一看到水果，贝拉必须在屏障落下来之前用她的右臂去抓取食物，送进她早已垂涎欲滴的嘴里。如果一切像计划的那样顺利进行，猴子便正确地完成了一次任务，会得到很有吸引力的奖励。当这堆美味的水果被贝拉吃光时，她会准备好再次寻找味觉的愉悦，直到她完全满足。此时她会做每个聪明的灵长类动物在饱餐后通常都会做的事情，那就是睡个香甜的午觉。

正如在早期实验中所做的那样，我们想要证明，脑机接口能够将贝拉大脑中100个皮层神经元所产生的原始电活动转化为有意义的三维机械手臂的运动，这些运动与猴子够水果的运动很一致，而发生的事情正是如此。当贝拉把她的手臂伸向水果堆时，杜克大学以及麻省理工学院的机械手臂也会这样做。

在随机抽取的很小的神经元样本的基础上，多关节的机械手臂准确地模仿着贝拉的手臂。我们眼前的事情令人难以置信，机械手臂的轨迹与猴子手臂的运动具有 70% 的相似性。基于这些结果，准确性要到达 95%，所需要抽取的神经元样本比我们认为的更小。不过，问题是，需要多少？

## 需要多少神经元才可靠？

后来的神经生理学实验所获得的数据揭示了另一个重要发现。由于贝拉和另一

**神经元递减曲线**

测量某个脑机接口计算算法在预测给定运动参数上的准确性。

只枭猴卡门的多个大脑皮层区域被植入了多电极阵列，因此我们能够测量单个神经元以及所有大脑皮层，对实时预测脑机接口中手臂运动的贡献。为了量化这种关系，威斯伯格发明了另一种新的分析技术，神经元递减曲线（NDC，见图 7-1 ）。它能够测量某个脑机接口计算算法在预测给定运动参数上的准确性。这个给定运动参数被作为同时被记录的一些单个神经元的函数。当获得了"最大"表现时，随机从最初的样本中去掉一些神经元，重复相同的计算。这种随机去掉神经元的步骤会重复多次，直到整个集群被减到只剩最后一个神经元。图 7-2 显示的是成对神经元递减曲线。它们显示了当枭猴操作脑机接口时，位于两个不同大脑皮层中（初级运动皮层和后顶叶皮层）的神经元集群，对两个随时间变化的运动参数同时作出预测的贡献。这些图显示了对两个参数（手的位置和抓握力）的预测如何作为被记录神经元集群的大小的函数而发生的改变。

神经元递减曲线虽然很简单，但它使我们能够从所记录的神经元中获得很多有用的比较。在一开始，我们能够比较不同皮层区域中的神经元集群，在预测某个运动参数或整体行为上的准确性。我们还收获了量化的测量方法，可以用来测量不同大小的神经元集群的表现，以及同时被记录的所有神经元共同产生的效应，而不用考虑它们的解剖位置。另外，我们现在拥有了检测单个神经元平均贡献水平的方法，还有办法比较位于不同皮层区域中大小相近的神经元集群，在预测动物各种行为方面的功效，比如一维的手臂运动与三维的手臂运动。然而，没有任何事物是完美的。神经元递减曲线给研究预算紧张的科学家

的工作带来了很大的不方便，它需要相当大的计算能力（或很多耐心）。在那时，我们没有获得速度更快的计算机的资金，不得不依赖威斯伯格瑞典式的耐心与才智，计算并绘制出这些曲线。

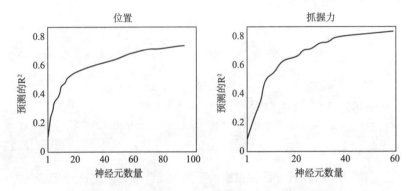

两条神经元递减曲线将神经元数量（X轴）与两个不同参数（手的位置和抓握力）实时预测的准确性关联起来。这些曲线的数据来自猴子初级运动皮层中相同的神经元样本。

**图 7-1　需要多少个神经元？**

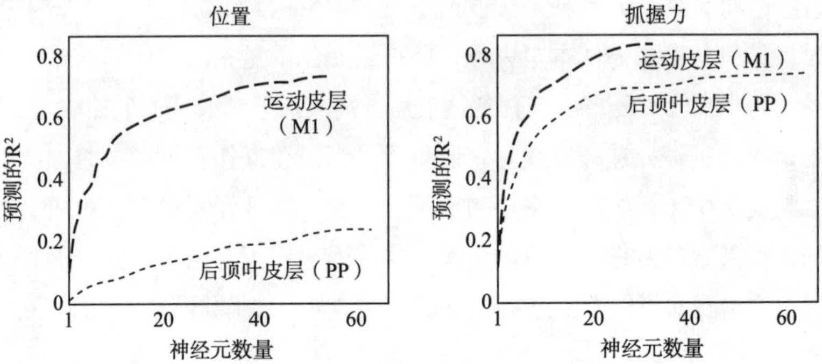

神经元递减曲线被用来比较同时被记录的初级运动皮层以及后顶叶皮层中的神经元集群，对两个参数（手的位置和抓握力）的预测的准确性。注意，在两个皮层区域中都能获得这个两个参数的信息。但是，对于手的位置来说，在神经元集群大小相等的情况下，初级运动皮层包含更多的信息。对于抓握力来说，在神经元集群大小相等的情况下，通过初级运动皮层和后顶叶皮层得出的预测准确性是相似的。

**图 7-2　在整个大脑中收集运动命令**

尽管我们的计算能力有限，但威斯伯格坚持不懈，并利用贝拉和卡门在尽可能多吃水果的努力中所产生的每一点数据，完成了第一幅神经元递减曲线图。这些图被发表在 2000 年的《自然》杂志上，由于它们揭示了一些非常有趣、令人振奋的发现，因此立即引起了神经学界的关注。首先，尽管不同皮层区域的神经元集群在预测手臂一维活动上表现出了明确的专门化程度，但相同运动行为的信息也可以同时从我们记录神经元活动的任何一个皮层场中获得。其次，当从最初被记录的神经元集群中随机地去掉一些单个神经元时，神经元递减曲线显示，这对预测特定行为的计算算法的整体表现几乎没什么影响。换句话说就是，尽管失去了一些单个的成分，但剩下的神经元集群仍能保持与最初的集群很接近的表现水平。

当我们继续一个接一个地去除神经元，集群的表现逐渐降低。这种现象一直持续到只剩下 10~20 个神经元，此时，神经元集群的表现迅速下滑。到只剩少量神经元的时候，其对行为的预测水平已经变得极其糟糕了。确实，如果只剩下一个神经元，那么脑机接口的算法便不再能产生对运动的可靠预测。

由于神经元递减曲线来自从原始神经元样本中不断随机去除神经元，因此这些最终的结果表明，我们在实验中记录的单个皮层神经元的电活动，能够提前几百毫秒准确预测出猴子打算作出什么类型的活动，哪怕这些神经元并不位于初级运动皮层中。为了产生有目的的手臂运动，或者在人造机器上再现这种运动，枭猴大脑依赖的是神经元集群的合作。这就形成了单个神经元不足（single neuron insufficiency）的神经生理学原则。

**NICOLELIS OPINION　原则4：单个神经元不足原则**

成为特定参数的单个神经元无论调谐得多好，它的放电率都不足以维持皮层所酝酿的某种功能或行为。由于多数单个神经元的贡献会时刻发生显著改变，因此它们缺乏统计上的可靠性。这意味着，脑机接口无法在长时间里仅仅基于单个神经元的放电率，就能保持始终如一的运作。而且，思维的基本功能单位也不会是单个神经元，而应该是神经元集群。

尽管贝拉和卡门的实验很令人兴奋，但它无法检验一个关键要素：灵长类动物对于实时获悉的反馈信号会有怎样的反应？而这些反馈信号会告诉它们，它们大脑活动所控制的机器人表现得如何。

到奥罗拉决定与我们合作的时候，我们的实验设备在很多方面都进行了升级，使这个问题得以解决。首先，我们的"制造魔术师"加里·里修在吉姆·梅洛伊的帮助下，高密度电极阵列得到了进一步的改进，监控电极的数量达到了512个，能够同时记录2 048个神经元。这样的技术能力使我们能够观察奥罗拉的大脑会如何适应学习新任务以及与脑机接口进行互动的要求。我们也改进了脑机接口，使它能够实时地提供有关机械手臂运转情况的信息。

在某种程度上，奥罗拉已经被训练过接收来自机械手臂的反馈了。例如，由于奥罗拉玩游戏用的操纵杆很容易移动，因此她已经利用屏幕上的视觉信息，学会了如何控制自己手的抓握以及手臂的运动，使光标形成理想的轨迹。由于她得到的奖励取决于她抓住随机出现在监视器上的圆形目标的速度，所以她还懂得了不浪费时间或精力的重要性，学会了在目标出现之前不做错误的或无益的猜测。她会控制自己的冲动，专注地坐在那里。

那天晚上，我们打开了脑机接口，移走了操纵杆，让奥罗拉自己找出玩新游戏的方法。在最初的几分钟里，她移动自己的手臂和手，好像在试着把手伸到屏幕里，去抓目标。当她不再移动手臂，开始像以前一样获得果汁奖励时，我们意识到她已经完成了从操纵杆到脑机接口控制的过渡。我们在不断监控奥罗拉手臂及背部肌肉所产生的肌电活动，因此能够精确地知道，奥罗拉的大脑活动与她的身体肌肉在什么时候脱离了关系。

就像在艾伯哈德·菲尔兹的实验中一样，视觉反馈和果汁奖励在奥罗拉的大脑与肌肉活动脱离关系的过程中，发挥了强有力的强化作用。然而，令人好奇的是，我们从来没有指示奥罗拉选择这种关系脱离。事实上，只要奥罗拉继续让光标穿过目标，她便能得到一口果汁奖励，无论她的肌肉保持静止还是进行收缩。不过，当她发现不用动手臂也能得到自己渴望的奖励时，她就主动克制了自己的身体运动，只靠思想来完成她的"丰功伟绩"。非人类的灵长类动物能够自发地选择让包含运动意愿的大脑活动与把这些意愿变为真实肌肉动作的转化过程脱开关系。确实，既然我们在肌电图上没有看到被监控的手臂肌肉的收缩，因此这说明投射到这些肌肉的脊髓中的运动神经元并没有被激活。不知怎么，奥罗拉几乎能够完全阻止大脑皮层产生的运动指示被"下载"到她的脊髓。

**NICOLELIS LAB**
**脑机接口实验室**

## 用意念应对更复杂的任务

经过几周之后，奥罗拉使用脑机接口进行大脑直接控制的行为日臻完善。在第二期训练结束时，她玩游戏的正确率以及喝到的果汁数量已经与之前用操纵杆玩游戏时一样了。另外，她能够减少使用脑机接口产生光标轨迹的时间，直到她的延迟与用操纵杆时相同。仅仅在250毫秒内，奥罗拉的大脑活动会被记录下来，按照新的路线被传送到中央电脑，并被输入到几个数学模型中。之后转化为能够被机器理解的数字运动命令，然后被传递到机械手臂，用来引导光标的轨迹。最后，在大多数情况下，胜利会让她品尝到胜利的滋味。

一旦奥罗拉掌握了这个她最喜欢的游戏，我们会训练她执行另外两个运动任务。第一个任务是，电脑屏幕上会显示两个直径不同的同心圆，其中一个在另一个里面。两个圆直径的差异决定了奥罗拉应该用多大的握力。通过调整抓握操纵杆把手力度的大小，奥罗拉学会了如何解决这个谜题。她比较容易地过渡到了只凭借思考来控制脑机接口产生恰当的抓握力，并再一次意识到，她根本不需要动手就能完成任务的要求。

在奥罗拉杰出实验才能的最终展示中，她学会了应对更复杂的任务。这个任务将她之前两个任务最费力的部分整合在了一起。就像在第一个任务中一样，奥罗拉必须引导电脑光标，拦截随机出现在电脑屏幕不同位置的圆形目标。不过在光标碰到目标时，目标的形态会变成两个同心圆。它们决定了为了抓住目标，奥罗拉必须产生多大的抓握力。现在，要想得到果汁奖励，奥罗拉不仅要让光标接触到目标，还必须使用适当力度的抓握，让光标"抓住它"。这花了奥罗拉一段时间，不过她最终学会了不动手臂，只靠纯粹的意念来完成这个更复杂的操作。

奥罗拉的惊人表现帮助我们得到了大量可以用神经元递减曲线来分析的神经生理学数据。在这种情况中，我们的模型实时预测的多个不同运动参数中的每一个，都可以通过计算得到一条神经元递减曲线。我们还考虑了在奥罗拉掌握了她的任务、学会使用脑机接口，将大脑与肌肉活动分离开的过程中，被记录的单个神经元所属的 6 个皮层区域中的每一个区域。

基于奥罗拉实验数据的神经元递减曲线进一步证实了我们在贝拉的实验中收集到的数据和结论。事实上，我们不需要对数据进行太深入的挖掘，就能证明奥罗拉手臂曲线的预测信息应该来源于神经元集群，而非源于被研究的 6 个皮层区域中的单个神经元。把对实验中每个运动参数的实时变化的预测准确性作为初始标准，我们观察到，尽管来自不用皮层区域的神经元样本，在预测每一个参数时表现出不同程度的专门化，但每个皮层区域的神经元同时至少携带着一些有意义的信息。以图 7-2 中的神经元递减曲线为例，这些曲线比较了每个被抽样的皮层区域需要有多少神经元，才能预测出手的位置和抓握力。运动皮层神经元的较小样本，比后顶叶皮层中相同大小的神经元集群，更能够准确地预测出手的位置。然而，当我们比较这两个皮层区域在实时预测抓握力上的贡献时，后顶叶皮层中的神经元样本所产生的预测，几乎和运动皮层中相同大小的神经元集群的预测一样准确。不仅与奥罗拉手臂轨迹相关的总体想法来自其前额叶和顶叶的大片区域，而且很多参与某个运动任务的皮层神经元，很可能在一些运动参数的计算中投入了它们的放电活动。

这一发现使我得出了有关相对性大脑的另一个原则——神经元多任务处理原则（neuronal multitasking principle）。

**NICOLELIS
OPINION** ── **原则5：神经元多任务处理原则**

单个皮层神经元及它们可能的放电能够同时参与多种功能的神经元集群。这意味着，单个神经元所产生的峰电位能够被不同的神经元集群用来编码多种功能参数和行为参数。因此，即使在某一时刻，单个神经元或许会更明显地与某个运动参数或感觉参数调谐，但它的快速放电会同时参与另一个神经元子集执行的不同参数的编码。神经元多任务处理原则预测，整个大脑皮层能够展示出跨形态的感觉反应，而单个神经元能够编码多种运动参数或者其他更高层的认知参数。

在奥罗拉的大脑中，没有表现出运动功能严格而准确的局部化迹象。相反，尽管大脑皮层的专门化很明显，但也是相对的，它与高度的功能共享是共存的。显然，也没有迹象表明，存在着祖母神经元。当所有皮层区域的神经元集群被减少到一个神经元时，任何单个神经元都无法对奥罗拉的运动行为产生有意义的预测。奥罗拉的运动行为能够驱使脑机接口连续工作，并在一次次的尝试中表现出很高的准确性。

这些实验得出的主要结论相当直接明了。那就是，在奥罗拉的大脑中，"颅相学之父"弗朗兹·加尔的后继者以及单一神经元的追随者，最终都败给了大自然，即依赖广泛分布的神经元集群来塑造动物的行为。神经元"民主"而不是单一神经元"独裁"，是奥罗拉大脑书写出来的口号。

## 第三类皮质神经元

接下来，我们要比较，当奥罗拉从用操纵杆和自己的手臂玩游戏，过渡到用大脑控制脑机接口的运作而手臂肌肉完全不产生收缩时，单个皮层神经元会如何反应。

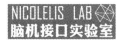

**谐振曲线**

为了实现这种比较，我们分析了谐振曲线。这些谐振曲线测量的是每个神经元的放电情况。我们分别测量了与奥罗拉手臂运动速度和方向相关的神经元放电，以及机械手臂在执行这些运动之前、之中和之后的神经元放电。图 7-3 描绘了三种这样的谐振曲线，其中每一个都建立在不同任务条件的数据基础上。这些任务分别是：操纵杆控制模式、大脑控制模式兼手臂运动，以及大脑控制模式兼机械手臂运动，奥罗拉自己的手臂完全不动。

基于最近 40 年的大量神经学研究文献，我们估计，大部分被记录神经元的放电模式在某种程度上与奥罗拉手臂和手的运动的某些方面相关。我们之后发现的情况也确实如此。皮层神经元以各种方式调节与这些运动相关的电活动。

单个神经元能够在预期这些运动即将开始时放电，并在执行运动过程中改变其放电率。在我们所抽样的每个皮层区域，都能看到频率不同的放电模式。

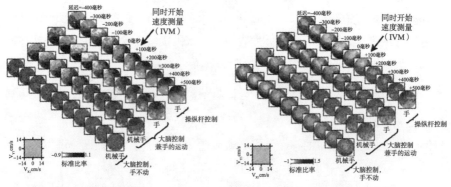

**A）只用手来调节**　　　　　　　　**B）用手和机械手进行调节**

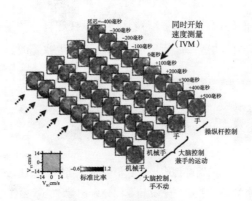

**C）改进后的机械手调节**

　　不同灰度的界面描绘的是一个运动皮层神经元的放电率。它被作为在不同延迟时间测量的两种手臂速度的函数。延迟时间从同时开始测量手臂的速度时（0毫秒）开始计算。速度 =0 位于每个圆的中心，最大速度（14厘米/秒）位于圆的周长上。放电模式是在不同操作模式（操纵杆控制、大脑控制兼手的运动，以及大脑控制、手不动）以及使用不同促动器（手或机械手的运动，见图例）时获得的。每一个圆还编码了神经元较倾向的方向。灰度的深浅表示放电率的大小（白色表示放电率最小，深灰色表示放电率最大）。图A：当动物只用自己的手，而不用机械手玩游戏时，一个邻近神经元展示出速度与方向的强烈调谐。图B：当动物用手或只用机械手玩游戏时，操纵杆和大脑都发出控制，单个运动皮层神经元展示出速度和方向都有调谐。图C：当猴子准备用大脑活动来移动机械手臂，而不是自己的手臂时，邻近的运动皮层神经元展示出增强的速度与方向（虚线箭头）的调谐。

**图 7-3　控制身体及机器的皮层神经元的微调**

对速度、方向调谐曲线的进一步分析揭示出了一些有趣的现象。**首先，我们发现了只有当奥罗拉用自己的手臂和手产生运动时，才会调节放电率的皮层神经元集群**（见图 7-3A）。这些神经元在奥罗拉手臂开始运动前，总是会展示出清晰且广泛的速度与方向的调谐。当运动随着时间而发展时，这些神经元的速度及方向调谐通常会发生显著改变。这些动态的改变再一次与 10 年前我们在大鼠胡须实验中记录的皮层神经元以及皮层下神经元触觉感受野的灵活性具有相似性。**其次，一旦奥罗拉停止了自己手臂的运动，这组皮层神经元就一起停止放电，不再产生动作电位的峰电位。**因此，这些神经元对机械手臂的运动没有表现出速度或方向的调谐，尽管这些运动实际上是处于奥罗拉大脑的控制之下的（见图 7-3A）。

不过，这种神经元放电伴随猴子手臂的运动而发生高度特定的共同改变，只是我们在奥罗拉皮层电活动中看到的模式之一。其他一些数量可观的皮层神经元子集，对生物手臂和机械手臂的运动都会产生速度及方向的调谐，即使当奥罗拉操纵着脑机接口、完全不收缩肌肉时也是如此（见图 7-3B）。当奥罗拉从移动自己的手臂过渡到只用大脑控制机械手臂时，速度和方向的调谐有时会发生改变。然而在很多时候，单个皮层神经元的速度及方向调谐，在两种条件下是相同的，或者说非常相似。显然，奥罗拉的一些神经元能够在她手臂完全不动的情况下放电，就像菲尔兹在猴子身上观察到的那样。另外，我们的实验显示，当奥罗拉只用大脑控制机械手臂的运动时，这些皮层神经元还能够保持它们最初的调谐特点。

在对奥罗拉进行的所有实验中，后来这个观察结果本应该成为最相关的发现，但事实证明，第三类皮层神经元的发现很快令它黯然失色。

**BMI 洞察** BEYOND BOUNDARIES

　　第三类皮层神经元与我作为神经生理学家所听到过的或想象到的事情都相去甚远。当奥罗拉移动自己的手臂或手时，这个皮层神经元子集根本不放电。这意味着，当奥罗拉用她的手控制操纵杆的时候，它们没有表现出任何速度或方向的调谐。

然而，当奥罗拉开始只用大脑活动来驱动脑机接口、控制机械手臂时，这些神经元开始疯狂放电，很快为机械手臂运动的速度和方向获得了极佳的调谐（见图 7-3C 中的虚线箭头）。令人好奇的是，我们能够在整个皮层中看到这类神经元，甚至包括运动皮层。它们位于只在奥罗拉移动自己手臂时才放电的神经元的旁边。到目前为止，灵长类的初级运动皮层中就存在着这些规则与结构。从本质上说，我们对这个观察结果的解释是，奥罗拉大脑皮层神经元中的一小部分，静静地坐在她的感觉运动皮层中，直到它们能够完全内化一个工具。在这种情况中，这个工具就是机械手臂，它被内化为大脑内部身体模拟的一部分。

对于致力于发展脑机接口的神经学家来说，奥罗拉的实验结果听起来就像贝多芬第九交响曲的最后乐章——纯粹的希望与欢欣。我们如此乐观的原因很简单。如果奥罗拉能够将大脑产生运动活动与身体肌肉的收缩脱离开关系，那么脊髓遭受严重损伤或患有周围神经退行性疾病的瘫痪病人，如果大脑其余部分没有受到影响，他们便很有可能学会用他们的大脑皮层来控制神经义肢器官的运动，从而完全恢复身体的活动性。

尽管当时没有什么人注意到，奥罗拉在这些经典实验中的勇敢尝试创造了观点、梦想以及目标的会聚。而之前它们曾潜行在被主流神经学所忽视的、边缘的走廊里长达近 200 年。在完全接纳托马斯·杨的分布编码观点后，卡尔·拉什利和唐纳德·赫布的区域等位性以及细胞集群的概念，约翰·里利对同时看到或听到尽可能多的神经元放电的着迷，艾伯哈德·菲尔兹对反馈的使用，爱德华·施密特对神经义肢器官的梦想以及奥罗拉的实验都显示：有关自我的模型是有可能被重新定义的。

在众所周知的科学接力赛中，转过最后一个弯的希望似乎只有"一臂之遥"。

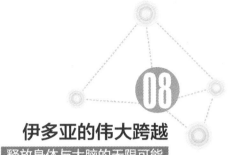

## 伊多亚的伟大跨越
释放身体与大脑的无限可能

BEYOND BOUNDARIES　The new neuroscience of connecting brains with machines--
and how it will change our lives

　　几十年来，将大脑和机器融合在一起似乎是一个可望而不可即的梦想，最多也就是科学幻想作品的素材。然而，随着我们发表了对贝拉和奥罗拉的研究成果，脑机接口越过门槛，进入了现实科学的大厅。《科学美国人》（*Scientific American*）和《麻省理工科技评论》都强调了脑机接口技术研究的进展。2001年《自然》杂志特刊评价了科学与技术当前的发展水平，认为它们有可能影响社会的未来。在为这期特刊所写的文章中，我第一次展示了描绘闭环脑机接口构成要素的系统工程图表，以及将这样一个设备转变成神经义肢的必要步骤。随着我们得到的关注不断增多，世界各地的神经学实验室开始将他们的研究和资源转向了脑机接口领域。

## 侵入性疗法与非侵入性疗法

　　有关脑机接口的争论主要是关于采用哪种方法更好的讨论：是应该采用非侵入性的方法（比如头皮脑电图），还是应该采用在大脑中长期植入微电极阵列这种侵入性方法。正如我们在贝拉和奥罗拉的实验中看到的，这种方法创造了脑机接口，能够有效地利用自发的大脑活动来控制机械手臂。

　　那些使用基于脑电图的脑机接口的神经学家主张，由于不需要侵入大脑组织就可以获得脑电图信号，因此它提供了临床风险与临床收益之间的最佳平衡。非侵入性方法的支持者总是会指出尼尔斯·拜尔博默（Niels Birbaumer）的成功。他通过基于脑电图的大脑计算机界面的第一次临床应用，使得"闭锁"病人与外部世界进行了交流。几年后，有几个研究团队，包括我的好朋友，柏林科技大学计算机科学家克劳斯·缪勒（Klaus Muller）所领导的团队，扩展了拜尔博默的大脑计算机界面的概念，并拓展了其应用。在新的应用中，健康的被试可以利用他们的脑电波活动来玩电子游戏。最近，严重瘫痪的病人可以利用基于脑电图的大脑计算机界面来操纵轮椅。

---

**BMI 洞察** BEYOND BOUNDARIES

虽然有这些非常有益的应用，但基于脑电图的脑机接口仍存在局限性。由于脑电波是数万个皮层神经元突触活动以及放电活动的平均效果，因此，输入脑机接口的信号缺少假肢器官所需的空间分辨率，从而无法模仿天然四肢的功能。从本质上说，脑电波信号只携带了很少的神经元信息，因此，基于这些信号的脑机接口处理的信息量较小。当两大阵营意识到，可以从侵入性以及非侵入性的技术中找出最好的方法来建立脑机接口时，他们的争论终于停止了。另外，对于脊髓受到损伤的病人来说，在未来的某一天，脑机接口会与其他革命性的疗法（比如干细胞疗法）相结合，使病人身体的可动性完全得到恢复。

---

2002 年末，我在杜克大学的实验室获得了人类进行外科手术时的初步数据，它体现了脑机接口技术在临床应用上的可行性。为尽可能地注重实效，我们征募了杜克大学医学院神经外科医生丹尼斯·特纳（Dennis Turner），以及在他手下工作的两名住院医生德拉甘·迪米特洛夫（Dragan Dimitrov）和帕拉格·帕蒂尔（Parag Patil）。我们的技术开发人员加里·里修和神经外科团队合作，试图比较经济地对现有微电极进行改造，其目的是在对患有帕金森病的病人进行标准的外科手术时，能够检验脑机接口的概念。帕金森病是一种退行性疾病，病人富含多巴胺神经递质的神经元会渐渐死去，而多巴胺是一种至关重要的化学物质，运动系统利用它来发起并产生流畅的自主运动。

手术包括在大脑深处植入一个刺激器，它是和心脏起搏器差不多大的电极，其作用是阻断导致震颤、僵硬、行走困难以及其他帕金森病症状的不正常神经信号。由于激励器不能阻止多巴胺能神经元的变形，因此深部脑刺激（DBS）并不能治愈帕金森病。对于那些对多巴胺替代疗法不再有反应的病人来说，这是目前最有效的一种治疗方法。

在正常情况下，特纳和他的团队会打开颅骨和脑膜以接触到大脑，此时病人的意识是清醒的。这可能是因为，直接对大脑组织做手术不会产生任何痛感，大脑组织中没有疼痛感受器或伤害感受器。（因此，虽然大脑不断发出身体疼痛的信号，但它从来感受不到自己的痛苦。）接下来，特纳会确定大脑深处一个非常小的点，并在这个点长期植入一个电极。通过对这个点进行持续的电刺激，一些最严重的运动症状会减轻。

最关键的步骤是在病人的大脑中准确地放入刺激器。在手术中，除了问病人刺激电极时的效果如何之外，在用探针刺入大脑的过程中，特纳会不断监控遇到的神经元的电活动，以此来引导刺激器的放置。在这个过程中通常会使用典型的单微电极技术，在电极的尖端慢慢深入皮层时，一个（甚至多个）神经元的活动会被记录下来。如果在第一次穿入大脑中时，特纳找不到可用的点，那么电极必须被抽出来，再进行一次。在病人确认刺激抑制了他们的震颤以及其他帕金森病的症状之前，通常会进行多次大脑穿刺。

加里·里修帮助特纳和他的同事改进了这一传统做法。他改造了现有的探针，神经外科研究证明这种探针能够同时记录更多的点。事实上，在探针停留的每一个大脑深度上，特纳现在不只能监控一个点，而是监控 32 个点。里修把 32 根微传线捆在一根记录探针上，探针可以随着一根导管一起进入大脑深处，这样便可以同时记录 32 个点了。微传线束立即减少了完成手术所需的时间。目前，大多数神经外科医生只要穿刺一次，就能找到可用的点了。

在展示了加里·里修的微传线创新在临床上的明确益处后，我们得到了杜克伦理审查委员会的批准。同样重要的是，还得到了 11 位病人的许可，在给帕金森病人植入深部脑刺激器的过程中，来检验我们对奥罗拉使用过的简单版本的脑机接口。由于现在手术的速度比以前更快了，因此我们用来探索设备功效的时间很有限。

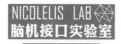

## 对帕金森病人初步检验脑机接口

我们决定在病人手术前一天，训练他们玩一种非常简单的电脑游戏。在这个游戏中，病人用一只手挤压一个橡皮球，他可以通过改变抓握球的力量来让电脑光标沿着一条轨迹向前或向后移动。游戏目标是让光标击中轨迹上某个位置上突然出现的长方形目标。每个病人只用几分钟就学会了这个游戏。

在手术过程中，当记录脑活动的、带有 32 根微传线的探针慢慢深入大脑时，病人被要求玩 5 分钟这个游戏。与奥罗拉的实验不同，在这个手术期间的记录中，我们最多只能同时监控 50 个神经元。另外，在深部脑刺激过程中，患有严重帕金森病的病人很快就会感到疲劳，因此我们试图将他们的疲劳降到最低，仅收集证明脑机接口能否只通过病人的大脑活动来预测光标轨迹所必需的数据。这意味着我们只能记录每个病人 10 分钟的数据——5 分钟用来训练脑机接口，5 分钟用来检验它。

尽管记录窗口这么小，但结果依然令人惊讶。当将人类的大脑活动输送到最初用于奥罗拉及其猴子朋友的脑机接口算法时，这个算法仍然很有效。约翰·威斯伯格的数学模型也能够预测人类手部的简单动作。更重要的是，当用于脑机接口的神经元数量从 50 个降到 32 个时，它们对手部运动预测的准确性陡然下降，甚至降到了无效的程度。我们的研究确实记录了皮层下运动结构的活动，比如丘脑和丘脑底核，但这并不表示，初级运动皮层中非常小的神经元样本，会与这些结构中的神经元表现得非常不同。

当我们在奥罗拉的实验中取得成功后，解释脑机接口能够将大脑从身体的局限中解放出来具有什么意义，就变得至关重要了，而方法之一是在临床上寻找脑机接口的应用。

在我们可以安全而有信心地转向临床工作之前，杜克大学的实验团队需要进一步探索动物实验。2006 年的秋天，我们在未知领域迈出了最初的几步。在此我要感谢研究生南森·菲茨西蒙斯（Nathan Fitzsimmons）的杰出工作，他还为本书提供了插图。通过利用与记录大脑活动相同的微传线阵列，我们了解到，直接的皮层微刺激能够向枭猴的大脑发送反馈信息。然而，在我们能够确信这个结果之前，仍需要在操作闭环的脑机接口时，对猕猴采取这种方法。由于这些困难的实验需要广泛的行为训练以及一系列控制研究，因此我们决定和另一个项目一起推进。那个项目的基础便是我们从贝拉和奥罗拉的实验中得到的基本观察结果。

从奥罗拉的实验中我们已经知道，脑机接口技术的应用可以使被试同时改变涉及灵长类运动行为的三个物理参数的正常值。这三个物理参数是：时间、空间和力度。通过直接控制远离身体的机械手臂的运动，奥罗拉显著增加了她自发运动意愿的空间范围。由于机械手臂通常能产生比自己的手臂更大的力量，因此奥罗拉能够增加自己的运动思维所产生的力量。最后，通过直接控制手臂脑机接口，相对于移动自己的手臂，奥罗拉能够更快地移动机械手臂，因此改变了时间。

## 猕猴两足行走训练

到 2007 年初，实验室的工作人员聚在一起时讨论的主要问题有两个。第一个问题是：脑机接口能否产生更多的上肢运动？换句话说就是，脑机接口能否作为恢复各种运动行为的平台？第二个问题是：当被试操作脑机接口时，我们能够把时间、空间和力度扩展到多远？

就像科学界所有求索一样，我们寻找的答案不会在精心安排的、有序的环境中呈现出来。而这种环境是系统神经生理学实验室典型的环境。我们苦苦寻觅的顿悟在某次激烈的足球比赛中降临到了我身上。一个星期天的下午，当我在圣保罗一个体育馆沮丧地看着我最喜爱的帕尔梅拉斯队的球员错过一个又一个轻松得分的机会时，绝望的人群反复对他们喊着最糟糕的绰号——木头腿。这突然让我想到了脑机接口研究的新方向。回到宾馆的房间，在简单地庆祝了帕尔梅拉斯队微乎其微的胜利后，我脑中唯一想着的事情是，我们是否有可能让猕猴学会操作为了让距离遥远的机器人再现两足行走而设计的脑机接口，而这个脑机接口只以皮层神经元的活动作为驱动信号。

## 中枢模式发生器

不需要传感器反馈就能产生节律模式输出的神经网络。

　　2006 年和 2007 年的大多数时候，我都在瑞士洛桑技术学院休假。我的一位博士后研究员安德鲁·塔特（Andrew Tate）曾训练老鼠在跑步机上行走，并试图测量与行走相关的大脑皮层及皮层下运动结构所同时产生的神经元电活动模式。一般来说，对行走的神经元机制感兴趣的神经生理学家会将研究的重点主要放在皮层下的神经元池。这些区域会表现出某种有节奏的放电，即所谓的中枢模式发生器（central pattern generator），它与产生四肢行走的步态循环有关。大多数这类研究是用猫来做实验，并发现了脊髓与脑干中的中枢模式发生器。脊髓中存在着中枢模式发生器似乎解释了为什么将猫的脊髓与它的大脑其余部分断开后，它依然能保持四肢行走的步态模式。把被切断脊髓的猫放到正在动着的跑步机上，它依然能跟着行走。而在灵长类的进化中，大多数中枢模式发生器已经移到了大脑里，这就是为什么脊髓受伤或病变会导致受损部位以下的肌肉组织瘫痪。即使身体其余部分被悬吊起来，存在这类损伤的病人也无法跟上跑步机的步速。

　　由于聚焦于皮层下中枢模式发生器是长期以来的传统，而且对自由行走的动物进行长期的大脑皮层记录很困难，因此运动皮层在控制非人类灵长类的步态循环中所具有的潜在作用，一直被视为棘手的科学挑战。然而，让我们吃惊的是，安德鲁·塔特的老鼠研究显示，当动物以正常速度在跑步机上行走时，位于初级运动皮层和初级躯体感觉皮层的神经元确实会调节它们的放电率。

　　这一发现激励我们冒险投资建立一个全新的实验设备，它可以让我们检验产生行走的脑机接口。不过，首先我们要证实猕猴在跑步机上能够两足行走。接下来，我们还必须能够在猴子行走时同时记录几百个皮层神经元的电活动。据我们所知，没有研究显示猕猴能够完成这样的行为特技，也没有哪项研究曾长期记录过自由行走的猴子的大脑皮层活动。

幸运的是，从一种最不寻常的资源中，我们得到了第一个问题的答案。我的长期合作者，灵长类实验室负责人米莎·列别捷夫（Misha Lebedev），在20世纪早期的报道中看到俄罗斯马戏团如何训练猕猴"在舞台上用两条腿走路"——秘密在于，给猴子的上部躯体提供足够的支持，这样它能比较安心地用下肢站立并行走。

我们将这个不可能的任务交给了我们的技术奇才加里·里修。他已经习惯了我们的各种荒谬要求，没用很长时间，他便想出了该如何建立"行走的猴子"的设备。

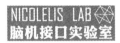

### 让猴子独立行走

这些设备中包括液压跑步机，它与支撑猴子上部身体的有机玻璃被装配在一起，而有机玻璃能够让猴子按照跑步机设定的方向、速度和坡度平稳地行走（见图8-1）。由于使用的是液压机械，而不是电动机，所以加里·里修可以很好地消除主要的潜在噪音源，避免影响神经元记录。跑步机被放在一个被屏蔽的隔音房间里，这进一步确保了猴子在漫步时不会被任何事物分散注意力。

里修还设计了一个非常巧妙的范围系统，保证我们的一些记录硬件都位于被试的头部以上。这样，很多连接微传线阵列与前置放大器的线缆就不会被行走的猴子搅和到一起了。为了让猴子能够从通过脑机接口进行控制的机器上获得反馈，里修安装了一个投影系统，以能够在跑步机前面的墙上播放视频。在跑步机上漫步的猴子直直地看着前面，它会看到脑机接口控制的远处的机械设备所产生的运动。

当新设备一准备好，我们便选择了一只猴子来检验这一设备。就像它的前任奥罗拉一样，伊多亚在与其他猕猴的相处中，表现出了"很有冲劲儿"的天性。尽管从没见过这个奇怪的设备，但它并没有被这个设备吓到。仅仅经过几周的训练，伊多亚就成了专业的两足行走者。到训练期结束时，伊多亚学会了如何变换向前和向后行走的方向，以及当跑步机的速度改变时，如何加快或减慢行走的速度。只要在走对几步后发给它水果奖励，它就能每天走 1 个小时或者更长时间。

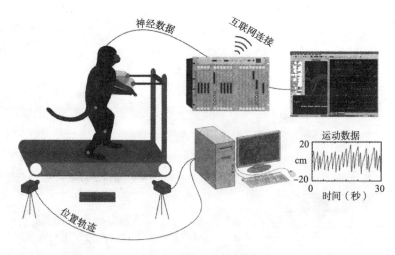

图 8-1　再现行走的脑机接口

在这个阶段，我们在伊多亚大脑的一些皮层区域中植入了几个微传线阵列。手术过了几天后，它再次开始行走。现在的不同之处在于，我们的植入物正在产生数百个神经元的记录，它们清晰地显示出伊多亚行走时，这些神经元放电率的调整情况。这些最初的记录显示，初级躯体感觉皮层和初级运动皮层中的单个神经元会在每一个步态循环开始前放电。当把它们汇聚成集群，并输入我们的上肢脑机接口所采用的线性多元模型，这些神经元集群就会产生对伊多亚走路姿态非常准确的实时预测。要通过灵长类的原始大脑活动产生真正的行走模式，我们面临着下一个重大的瓶颈：哪种人造行走设备能够实时利用我们从灵长类大脑中记录下来的驱动信号？这是一个难题。为了确保每个人都能理解我们实验的含义，我们需要展示某种人形机器人的行走。

## 第一个由灵长类大脑控制的人形机器人

事实上，几年前我遇到过很合适的人形机器人。这个机器人被放在戈登·程（Gordon Cheng）的实验室里。戈登·程是日本东京国际电气通信基础技术研究所（ATR）人形机器人及计算神经学部门的创始人。2005 年，在参观名为 CB-1 机器人时，我认识了戈登·程以及研究所所长川户三雄（Mitsuo

Kawato）。当时这个机器人仍在制造中。

CB-1 机器人是由程设计、美国萨克斯公司（Sarcos）制造的。尽管由液压系统提供动力，但 CB-1 机器人看起来很像人，有两条胳膊、两条腿。这个机器人将主要被用来研究再现真实的、类似人类动作行为的可能性，其中也包括行走。利用同一个机器人家族中的前代产品，川户三雄已经实现了高度协调、精确瞄准目标的手臂及手的运动，这是一个了不起的成就。被编程后，它们甚至能打乒乓球，完成几个日本传统民间舞蹈中的慢慢拖曳的舞步。我确信，自己已经为猴子的大脑找到了合适的机器人专家以及合适的机器人。因此一天我给戈登·程打电话，提议此事。我甚至没有在项目申请书中提起此事，因为担心它会遭到审查小组的取笑。

我试探着开始说："我发现我们的一只猴子伊多亚能够在跑步机上双脚行走。从它皮层区域中记录到的神经元集群的活动能够预测它的步态循环。这意味着我们建立了一个脑机接口，从理论上讲，它能够使伊多亚的大脑活动实时驱动你的 CB-1 机器人，使它成为第一个在灵长类大脑的控制下行走的人形机器人。"这是比较容易的部分。

"我们仍需要找到方法将大脑数据快速传到日本，这样机器人的行走就能像伊多亚的腿对大脑的回应那样迅速了。正如你所知，将大脑信号从美国传到日本，以及将视觉反馈从日本传回美国的时间延迟必须不超过动物的反应时。"而这是比较困难的部分。正如在奥罗拉的实验中看到的，我们只有几百毫秒的时间。如果比这个时间更长，机器和大脑便无法做到同步，脑机接口便会失去作用。

"让我们来做吧，我喜欢这个主意。相信我，我能让美国达勒姆和东京之间的信号传输时间少于 250 毫秒。"对方回答道。

"你确定吗？"

"是的，我们明天早上开始吧。"这就是我为什么非常喜欢戈登·程的原因，他总是愿意承担不可思议的任务。

在我告诉杜克大学的团队这个好消息之前，为了达到 250 毫秒的目标，戈登·程已经在忙着从严重的互联网"交通拥堵"中"杀"出一条路了。在接下来的几个月里，除了实验室的项目之外，他每天晚上还会为这个问题而工作。

数据传输速度并不是摆在我们这个跨大洲的团队面前的唯一障碍。例如，一位聪明的工程学本科生伊恩·裴肯（Ian Peikon），几乎单枪匹马地设计并实施了一个连续测量伊多亚腿关节三维空间位置的全新系统。裴肯的运动记录系统包括在跑步机上方的天花板上安装几台摄像机。每台摄像机会测量伊多亚右臀、膝部及脚踝部的荧光涂层所反射的光。这种方法能够获得伊多亚在跑步机上行走时，有关腿部关节的位置、速度以及加速度的精确信息流。然后，我们让戈登·程在他的项目清单中增加了一个机器人界面。这个界面利用的是来自大脑的数据，而这些数据将被用来预测运动数据。

裴肯的运动数据以及伊多亚几百个皮层神经元电活动的同时记录，被输入了相同的计算算法中。这些算法就是我们在贝拉和奥罗拉的实验中采用的算法。当伊多亚在跑步机上以恒定的速度行走时，我们分析它的大脑活动并发现，在那些看似相同的步伐发生之前，神经元集群会产生各种不同的微粒时空放电模式，它们测量值的时间分辨率只有几百毫秒。如果我们将这些少量神经元时间间隔大致为 100 毫秒的电活动整合起来，那么，皮层活动模式的变化性就会显著降低。这表明，250 毫秒的间隔能够被成功地应用于脑机接口。

它还暗示了一些更深奥的事情。在某个特定时刻，针对任何特定的问题，都有数十亿的神经元可能参与解决方案的产生，因此每当大脑想产生一个运动行为的时候，它都可以召集不同的、数目足够多的神经元组合。的确，我认为，在我们的一生中，无论我们重复一个相同的动作多少次，携带这种自发运动意愿的微粒时空神经元模式，永远都不会完全相同。这一发现与卡尔·拉什利以及唐纳德·赫布提出的观点类似，它被概括为神经简并原则（neural degeneracy principle）。这一术语是诺贝尔获奖者杰拉尔德·埃德尔曼（Gerald Edelman）提出的，他将观察到的这种简并策略或冗余与基因编码进行了比较。

NICOLELIS
OPINION　**原则6：神经简并原则**

> 某一特定的大脑结果，无论是运动行为、知觉体验，甚至是复杂行为，比如唱歌或解方程，都可以由种类繁多的、不同的神经元时空活动模式产生。

在与基因的类比中，信使 RNA 分子中被称为密码子的不同的核苷酸三联体，能够召集某种氨基酸，连接成核糖体中的多肽链。核糖体是细胞内的一种颗粒，蛋白质就在这里合成。注意，在基因编码中不存在模棱两可，因为某个密码子对需要哪种氨基酸从来没有犹疑。然而，在大脑中，对于编码以目标为导向的任何行为，都可能存在着多种神经元解决方案。

2007 年夏天，我们发现，将伊多亚在跑步机上以固定或变化的速度行走时所产生的大脑活动输送给并行的 21 个线性数学模型，能够产生必要的连续运动命令流。这些命令流能够让 CB-1 机器人像猴子那样行走（见图 8-2）。那年的夏末，戈登·程终于证明自己能够战胜 250 毫秒的挑战了。他在我们两个实验室之间建立了特殊的互联网连接，这是技术发明的杰作，它绕过杜克大学和 ATR 研究所的防火墙，使用种种策略克服了世界各地的服务器及交换机造成的延迟。这些服务器和交换机会在两个学校之间传送数据，并同时记录双方向数据传输的效率。

通常的实验过程是：收集数据、在某些专业科学期刊上发表论文、向公众揭示这一发现，整个过程大约需要两年。不过我们觉得值得为了伊多亚与 CB-1 机器人之间的思维连接，而把这个过程精简一下。于是我们决定让评审系统加速一点，在实验时邀请了《纽约时报》的记者坐在达勒姆和东京实验室的外围。实验结果能够得到广泛传播的益处，远远大于实验不成功或惹恼比较传统的同侪的风险。如果我们能展示 CB-1 机器人在伊多亚大脑的控制下行走着，那么这将有助于支持"脑机接口的建造是科学所能及之事"的观点。也许在 10 年之内，它能够让患有严重神经疾患的病人再一次开始行走。

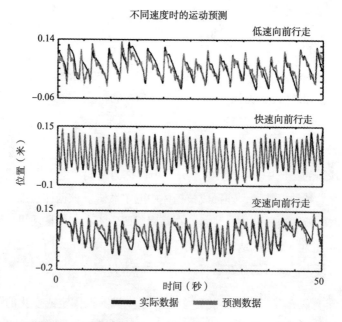

不同速度时的运动预测

对不同类型的两足行走的运动预测，源自合并后的原始大脑活动。不同的行走类型包括低速向前行走（上图）、快速向前行走（中图）以及变速向前行走（下图）。黑色的轨迹代表伊多亚真实的腿的位置，而灰色的轨迹代表对这一运动参数的实时预测，预测值来自伊多亚的大脑活动。

**图 8-2　对不同速度时的运动预测**

# "月球行走实验"

　　2008 年 1 月的一天早上，我们决定进行我所说的"小小的月球行走"。已经准备好作出这一伟大跳跃的伊多亚，被送进了实验室。实验室里放着它非常熟悉的"行走的猴子"设备。它也许已经注意到了，今天这些实验装备明显比它平时行走时显得更庄严。就像大多数重大的技术尝试一样，杜克大学的团队查看着我们的实验清单，准备倒计时。房间里人们的担忧程度可以从我们的研究生检查计算机的次数中体现出来。这些计算机负责传递和接收来自伊多亚的大脑以及东京实验室的数据。大家的担忧甚至还体现在，有人问我是否确定为伊多亚准备了足够的葡萄干和麦圈，那是它喜欢的食物奖励。

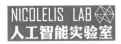

## "月球行走实验"1：伊多亚的脚步

摄影师每时每刻都在记录着实验。伊多亚被轻轻地放在了跑步机上。在允许它自由行走之前，我们把塑料连接器连在了前置放大器上。塑料连接器上有我们数月前植入伊多亚大脑的微传线阵列。在投影屏幕上，伊多亚可以看到 CB-1 机器人人形双腿的清晰彩色图像。这些图像被放大了好几倍，以便占据伊多亚的整个视野。

当光线变暗时，伊多亚臀部、膝盖和脚踝上的荧光涂层开始发出绿光。这些条件似乎激励着伊多亚开始行动，它知道到了玩它最喜欢的游戏的时候了，如果玩得好，便可以得到很多葡萄干和麦圈。带着对奖励的渴望，伊多亚丝毫没有犹豫，跟随着跑步机和缓而恒定的速度急切地开始了行走。

房间天花板各处的摄像机立即捕捉到了荧光标记反射的光，并将每个视频框架传递给计算机，计算机计算出了伊多亚移动的双腿的三维空间位置。与此同时，伊多亚数百个皮层神经元所产生的数千个自发大脑活动的微小火花，立即点亮了控制室里一台大型计算机的监视器。当我们观察这个运动思维的样本时，我们的计算机不断处理着将伊多亚大脑活动与它腿部的运动参数进行匹配的线性数学模型。再来看看东京，戈登·程已经将 CB-1 机器人放到了跑步机上。机器人的背部被悬吊起来，在首次实验中，它只能在空中行走（见图 8-3 ）。

像平常一样，数学模型的校准过程持续了几分钟，最后线性回归系数开始聚合并稳定了下来。当确定了最佳回归系数后，我们将注意力转向了另一台计算机的屏幕。在那里，伊多亚的大脑活动似乎已经在很好地预测着它的行走运动了。屏幕上的两条线—— 一条红、一条白，越靠越近，直到它们几乎完全重合——是时候给东京发送预测信息了。

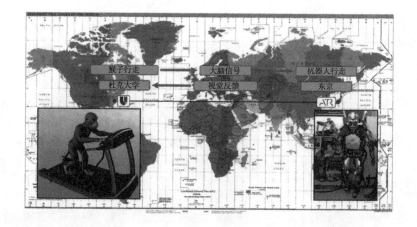

该图是对实验的图解。这个实验让美国东海岸的猴子能够用自己的大脑活动控制日本东京人
形机器人 CB-1 的腿部运动；同时在北卡罗来纳的达勒姆接收来自机器人行走的视觉反馈。

**图 8-3　伊多亚和 CB-1 机器人跨越地球的伟大跳跃**

**NICOLELIS LAB**
**脑机接口实验室** | **"月球行走实验" 2：机器人的步伐**

　　几秒钟后，戈登·程打开了他那端负责将脑机接口的信号传给 CB-1
机器人的控制系统。伊多亚对周围人的紧张情绪毫不在意，它继续保持
着自己的步态。突然之间，投射在墙壁上的视频框架似乎得到了一种近
乎人类的目标感。体重 5.5 千克、身高 0.8 米的猕猴，用它的大脑电活动
控制着地球另一端、体重 91 千克、身高 1.5 米的人形机器人走出了像灵
长类一样的婴儿步态。我们只能用"机器人迈出的一小步，灵长类迈出
的一大步"来描述这一切。

　　奥罗拉肯定会为伊多亚感到骄傲。毕竟在那几步行走中，伊多亚将
脑机接口的空间和力量范围拓展到了理论能够想象出来的最大值，而当
时这还没有得到证实。

　　不过这还不是全部。戈登·程很快通过电话提醒我，我们还需要测
量从达勒姆传递大脑信号到东京，以及从东京将视觉图像传回达勒姆的
全部时间延迟。"230 毫秒，"他报告说，"我告诉过你，我们能做到 250
毫秒以下！"在经过数月辛苦的工作后，戈登·程无法掩饰他的兴奋。

172

与菲茨西蒙斯、加里·里修、裴肯以及其他团队成员一起，他努力建立起了灵长类大脑与机器人双腿之间直接而双向的功能连接。这使得机器人双腿完成任务的时间比伊多亚大脑电活动触发它自己腿部肌肉收缩的时间还短几十毫秒。有这么多值得庆祝的事情，我们决定再冒一个险。

"看我的信号，把跑步机关掉。"

随着跑步机慢了下来，并最后停住，伊多亚采取了典型的一动不动的姿势。达勒姆实验室里所有人的眼睛都盯着显示CB-1机器人的监视器。伊多亚似乎也饶有兴致地继续看着眼前的投影图像。

也许它想证明什么。我们在监视器里唯一能够看到的是，CB-1机器人遵从着伊多亚大脑产生的连续指示，继续在空中迈出了有节奏的步伐。

再来看达勒姆，什么都没有发生——至少从运动角度来看是这样。我们所有人，包括伊多亚，都静静地呆立着，充满敬畏地欣赏着屏幕上远在日本的机器人的脚步。它的每一步都是由几百毫秒前生命的原始电呼吸精心打造出来的。这些电呼吸就像神圣的天赋，它们来自一个欢快的灵长类大脑，而现在这个大脑得到了解放。

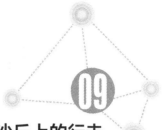

# 在地球客厅中感受火星红色沙丘上的行走

征服宇宙

BEYOND BOUNDARIES The new neuroscience of connecting brains with machines--
and how it will change our lives

## 人类与人造工具

从几百万年前开始，当最初的原始人类穿越东非和东非峡谷时，一些人类祖先的大脑经历了一系列形态上以及生理上的变化，导致出现了许多动物王国中从未有过的心理过程与行为。除了其他变化之外，这个复杂大脑的重塑还包括大量前额叶、顶叶以及许多平行交互的神经通路的特异性生长。这些神经通路将各个区域连接起来，并将它们与各种各样的皮层下结构连在一起。额顶回路在进化上的巨大扩展产生了一系列独特的神经生理适应，新的知觉、运动及认知行为能力使这种适应达到了极致。这些新的能力便是我们常常用来定义人性的独特属性。

产生和理解口头语言的能力，在这次大脑构造量子飞跃般的进化中，发生了突飞猛进。由于很多有趣的学术文章和书籍曾写过语言这个主题以及它在人类后续进化中的作用，因此，我将重点探讨其他两个同时突然出现的适应。它们进入了灵长类大脑的认知工具箱，在人类的进化中同样具有决定性的作用。**第一个便是使人类成为地球上最优秀的工具制造者的能力**。在坦桑尼亚奥杜瓦伊峡谷（Olduvai Gorge）发现的许多人工制品，与早期原始人类的化石非常接近。杰出古生物学家路易斯·李奇（Louis Leakey）把他发掘出来的物种命名为"巧手人"。制造工具所需的思维能力是人类最令人吃惊的进化谜题之一。

**第二个也许是更具革命性的行为适应，它来自神经学界不太关注的额顶回**

路的迅速成长。这种特性不仅使人类成为地球进化史上终极的工具制造者，也使人类获得了将人造工具完美地融合到人的自我感中的能力，并把人造工具作为了大脑产生的身体仿真模型的真实扩展。尽管这听起来不像幻肢或"灵魂出窍"的体验那样难以置信，但一些精神物理学、成像及神经生理学的实验证据已经在人类以及非人类灵长类的身上，模拟了融合工具的现象。在本章，我们将回顾这个令人震惊的神经生理学证据。不过首先我想通过一个故事来说明人类与人造工具已经建立起的意义深远的关系。最初人造工具存在于我们的构想中，它仅仅像是一个梦。很快，构想转变成了有形的机械工具、电子工具以及最近的计算机和虚拟工具。在过去的 600 万年里，人类大脑所创造出来的工具，帮助我们将所及范围扩展到了我们想象力的极限。工具帮助我们完成了许多事情，还使我们陆生的身体征服了赋予我们基本生命元素的太空。

## 桑托斯 - 杜蒙开创控制飞行时代

20 世纪开始的几个月，在巴黎人每天的例行事务中，年轻的外籍科学家检验自己最新发明的愿望几乎不会引起人们的特别关注。毕竟那时的巴黎是世界先进科学的中心，是世界著名物理学家、数学家、工程师及发明家的家园。1889 年，古斯塔夫·埃菲尔（Gustave Eiffel）建立起了世界最高的人造建筑物，这是法国工程能力以及独创性的典型代表。在 1901 年 10 月 19 日那个有风的周六午后，熙熙攘攘的参观者在洁净的林荫大道上以及修剪过的花园里悠闲地漫步着，而历史为他们准备了一份令人无法忘怀的礼物。

那是一个寒冷的秋日，身材矮小但穿着讲究的巴西人杜蒙（Alberto Santos-Dumont）做了一件在今天的科学界看来依然很离谱的事情。他在大白天当众做了一个大胆的实验，这样整个巴黎都能够证明，在实现童年梦想的尝试中，他是成功了还是失败了。杜蒙把过去 4 年中最好的时光，以及少量但很有意义的个人财产都花在这件事情上了。而且，有几次他差点丧命。幸运的是，杜蒙的父亲是世界上最富有的咖啡农场主之一，所以尽管生命是有限的，但钱不是问题。他不必花费宝贵的时间去试图说服满腹狐疑的同辈或资助机构，让他们相信，对于那个时代的最大困惑——飞行，他的革命性解决方案非常有价值。

在刚刚落成的亚历山大三世桥上闲逛的人，碰巧见证了一个怪异飞行物令人震惊的一幕。这个飞行物似乎从布洛涅森林的方向过来，正在向埃菲尔铁塔靠近。巴黎人停住了脚步，追踪着飞行物的轨迹。这些惊奇不已的目击者可以向他们的后代骄傲地吹嘘，当那个巴西咖啡农场主的儿子驾驶飞艇飞过天空的时候，他们就在现场。那飞艇就像一只满怀目标、独自高飞的鸟，迎着风，按照自己的意愿操控着身体。那天下午，杜蒙单枪匹马地开创了控制飞行的时代。当时他按照设想驾驶飞艇，完成了环绕埃菲尔铁塔一圈的飞行，然后返回起飞地点。

正如"第6号"（NO.6）这个平凡的名字所暗示的，杜蒙所驾驶的飞艇是他与巴黎机械师艾尔伯特·查宾（Albert Chapin）合作实验的第6个飞行器。作为同类中最先进的飞行器，"第6号"创下了数不清的飞行创新。

> 在杜蒙之前，人类只是乘坐过热气球离开过地球表面。这些气球不能控制方向，因此飞行员只能按照风的意愿飞行，通过释放压舱物或气体来控制气球的上升和下降。而且，飞行员从来无法控制气球的飞行轨迹或它的着陆地点，他们只能听凭大自然的支配。

> 杜蒙显然知道，可控制的飞行将如何改变人类的生活。对他来说，这样的征服需要付出很多努力，甚至值得为此牺牲生命。因为这可以将人类从"地球牢狱"中解放出来，为自由探索遥远的宇宙边界提供方法。杜蒙是一位自学成才的工程师，他在父亲的农场里学会了设计、改进和即兴制作机器。他想建造他的偶像、19世纪作家儒勒·凡尔纳（Jules Verne）梦想有朝一日能将人类带到月球的飞船。

在制作了一系列试制样品后，杜蒙发明出一个单人驾驶的飞艇。飞艇在形状、设计、建造材料、操控技术及仪器仪表方面，包含了各种各样的技术进步。在实验之初，他的目标就是要创造一个飞行员能够随意驾驶和操控的机器，就像他乘坐最早生产出来的汽车在法国旅行时一样。杜蒙灵机一动，决定改装汽车发动机，并给它加上一个长长的螺旋桨。事实上，为了实现飞艇所需的输出功率，杜蒙让机械师把两个汽车发动机连在一起，这让他的朋友查宾很惊恐。

幸好他还知道要把发动机的排气管向下弯折，这样发动机排出的热烟和火星就远离了装满可燃氢气的飞艇。

为了让小小的汽车发动机能够驱动飞艇，杜蒙必须想办法减轻飞艇的重量。他身高只有 1.65 米，而且很瘦，是驾驶他想建造的更小更轻的飞艇的最合适人选。杜蒙选择用重量很轻、特别结实的日本丝绸来做气袋。他选择用竹竿和松木来建造飞艇的框架。接下来，为了改进机器的航空动力，他没有采用气球气袋所采用的经典的球形，而是制作了一个雪茄似的长气袋，这样可以减小空气阻力。

然后，杜蒙努力想办法实现可以随心所欲地控制飞艇的方向，这是其他飞行员从来没有做过的事情。经过许多次的修补和测试，他建成了两个自认为能实现这一目标的飞行导航设备。第一个是一个大大的、可以移动的三角形（后一个是六角形）方向舵，也是由日本丝绸制成的，被安装在轻型的框架上。这个框架连着飞艇龙骨的尾部，有时直接连在气袋上。杜蒙通过操控方向舵来控制飞艇的水平运动，这要求他不停地拉一个绳索系统。后来，他将自行车把手用作了控制方向的设备。

接下来，杜蒙转向了飞艇垂直平衡的问题。正如保罗·霍夫曼（Paul Hoffman）在他的精彩报道《疯狂的翅膀》（Wings of Madness）中所描述的那样，这个系统反映了杜蒙在寻找方法解决问题方面异乎寻常的能力。这个问题曾让一代飞行家束手无策。根据霍夫曼的描述，当时杜蒙意识到自己需要找方法"抬高或放低飞艇的鼻子，让它倾斜起来，发动机才能驱动气球上升或下降"。因此，他设计了一个"可以轻易改变飞艇重心的压重物系统。那就是两袋压舱物，一袋在前面，一袋在后面，从气球的气囊上悬吊下来"。杜蒙可以通过将一两个压重物拉进驾驶篮中，来改变飞艇的重心。霍夫曼解释说："如果前面的压重物被拉了进来，飞艇的鼻子就会向上翘；如果后面的压重物被拉进来，鼻子就会向下指。"

像以往一样，杜蒙愿意挑战极限，包括他自己的人身安全。在一个样品中，他甚至把气球传统的驾驶篮改成了自行车座和车架，安装在 10 米长的竹竿上。远远地看去，人们会觉得他就像骑在棍子上的女巫，一个错综复杂的绳网把棍子固定在气袋上。杜蒙对此还不够满意，他后来决定采用钢琴弦来悬吊竹竿，而不再用绳子。他还加固了飞艇的龙骨，这大大降低了飞艇的重量以及它在空气中的阻力。

这时，杜蒙的飞行器已经非常复杂了，其中包括很多绳子、车把，甚至包括控制不同飞行方式的自行车脚踏板。他的飞行器是一个非正统的大杂烩：有雪茄形状的气袋、竹子的龙骨、纵横交错的钢琴弦、两个汽油发动机、三角形的丝绸方向舵以及一个可变的压舱物系统。难怪他在这个设计大杂烩中表演的空中特技会那么吸引眼球。到 20 世纪初时，他已经成了世界上最著名的人物之一。尽管他免费发送飞艇的设计图，但媒体和巴黎人只是将其视为他的科学实验记录。事实上，杜蒙从来不相信专利，相反，他说他的发明属于整个人类。

杜蒙从来不羞于在公众面前炫耀他的最新发明。他经常在巴黎上空试验他的飞行器样品，且总会穿上他新熨过的西装，紧紧地扎着领带，还要戴上他最喜欢的巴拿马礼帽。杜蒙非常想用证据来让批评者相信，他的飞艇能够在他的控制下飞行，而且必然会将人们从保持了几百万年的纯粹的陆生习惯中解放出来。

## 控制飞行启动技术变革

当石油大亨亨利·多伊奇（Henri Deutsch de la Meurthe）向如他一样的飞行爱好者发起挑战时，杜蒙那有可能实现人为控制飞行的使命才突然得到了大发展。1900 年 4 月，在巴黎飞行俱乐部的一次会议上，多伊奇宣布，他将自掏腰包，为第一个能够在 30 分钟内，只使用飞艇上的资源，从圣克鲁（Saint-Cloud）公园起飞，不接触地面，环绕埃菲尔铁塔飞行并返回起飞地点的飞艇，奖励 10 万法郎。正如霍夫曼估计的那样，要赢得这一首个官方的飞行国际大奖，飞艇在这段往返的航程中，必须达到每小时 22.5~24 千米的速度。这对唯一有可能获奖的竞争者杜蒙来说，也是一个需要克服的障碍。

尽管很多人相信多伊奇的初衷是自己赢得大奖，但杜蒙相信他自己已经胜券在握了。事实上，在宣布这个大奖之前，巴黎飞行俱乐部已经批准他在圣克鲁飞行场外建立所需的基础设施。他给自己配备了宽敞的车间，在这里可以给飞艇的部件上润滑油，而且还建立了氢气工厂，生产气球中的气体。他还建起了一个大型的航空站和世界上第一个气球棚。气球棚有可移动的大门，当然这也是杜蒙的发明。这一切让杜蒙比其他竞争者拥有了更多的优势。现在他可以存放充了气的气球，而不必再在每次试飞前花时间给气球充气了。

在接下来的18个月里，杜蒙在全市各处飞行，做实验，直到他最终完成了"第6号"的设计。在几次可怕的事故中，他死里逃生。第一次事故发生在7月，当时他的飞艇从天上坠落下来，掉进了埃德蒙·德·洛希尔庄园的花园里。幸运的是，大树阻止了气球的坠落，不过这也是很危险的。一个月后他遭遇了严重得多的危险：飞行器在撞上了多卡德罗酒店的一侧之后，他发现自己简直就是命悬一线！

即使与死神的擦肩而过也不能阻止这个小个子巴西人前进的脚步。让他与大奖有可能失之交臂的只是一些细节。大多数巴黎人相信，杜蒙的勇敢无畏已经让他赢得了大奖。因此，10月19日的下午，当飞行俱乐部评审委员会被召集起来评判杜蒙环绕埃菲尔铁塔的飞行尝试时，唯一悬而未决的问题是他是否能在30分钟或更短的时间内完成飞行。巴黎的风是不可预测的，这是试飞时让杜蒙很头疼的问题。然而不管条件如何，他的飞行器必须在速度、航空动力以及控制方向的能力上大大优于最低要求。当然，他必须在这次飞行中生还。而撞到多卡德罗酒店的外墙之后，这成了一个不确定的预期。

在一次失败的尝试之后，杜蒙历史性的独自飞行的准确开始时间是下午2点42分。"第6号"从圣克鲁公园起飞，径直飞向埃菲尔铁塔。当飞艇开始出现在城市上空时，巴黎各个阶层的人们，在没有任何典礼的情况下，都放下了手头的事情，确保能在比较有利的位置来观看无畏飞行者的尝试。身体与情绪的急迫形成了"行人、马车、汽车以及骑车人竞相奔往战神广场的热切狂流"。

根据霍夫曼对那个历史性时刻的重现，当时他是法国第24团军乐队的成员，正在香榭丽舍大道上，"为到访的希腊国王以及其他500位达官显贵演奏乐曲"。他听到人群在齐声高喊"杜蒙、杜蒙"。大家不约而同地认为，见证历史比服从命令、避免受到军事法庭的处罚更重要。他们毫不犹豫地放下手中的乐器，加入了奔跑的人群。大约5 000人在杜蒙开始绕行埃菲尔铁塔的避雷针前，抵达了多卡德罗花园。杜蒙距离避雷针只有 36 米，这是一个不安全的距离。除了当"第 6 号"穿越塞纳河的时候，因为风流遇到点小麻烦外，整个飞行几乎是完美的。他甚至在环绕飞行中创下了新的速度记录——8 分钟 45 秒。当时他没有手表来控制自己的时间，只能靠人群的欢呼声来判断自己的进展以及是否能够及时完成飞行。几个月后，他的朋友路易斯·卡地亚（Louis Cartier）为他设计了一款非常小的腕表，因此解决了这个问题。当他完成绕塔飞行，并开始返回圣克鲁公园时，街道上的人群向空中抛起了自己的帽子，并与身边的人拥抱在一起（见图 9-1）。人类开始了征服天空的最后冲刺。

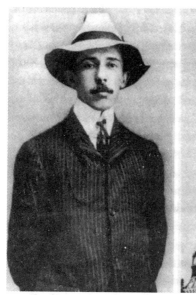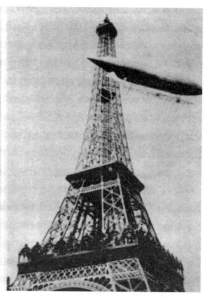

左图为桑托斯 - 杜蒙，右图记录了 1901 年 10 月 19 日杜蒙环绕埃菲尔铁塔飞行时的历史性瞬间。

**图 9-1　杜蒙和他的飞行器**

尽管下面是情绪高涨的人群，但杜蒙发现返航也远非无足轻重。强劲的顶头风让飞艇的速度大大降低，三台发动机接连停止了运转。杜蒙冷静地在半空中修理着每一台发动机，同时还要控制飞艇的方向。"第 6 号"失去了宝贵的时间。当开始接近机场时，他决定向地面做最后一次俯冲。飞行的最后时刻是令人兴奋的。霍夫曼的描述是：

官方计时员记录的时间是 29 分 15 秒。杜蒙又花了 1 分钟 25 秒让飞艇掉头，返回起点。在那里，他的技工抓住导绳，把飞艇收了回来。当驾驶篮降得足够低，人们能够在一片欢呼声中听到他的声音时，他把身体探出篮子的一边，大声喊道："我赢得大奖了吗？"

几百名观众异口同声地回答："是的，你赢了！"并涌向飞艇。他沐浴在花瓣的海洋中，花瓣像五彩纸屑一样在空中旋转。德欧伯爵夫人（Comtesse d'Eu，巴西前女皇，后来被流放到巴黎）双膝跪地，双手伸向天空，感谢上帝庇佑她的国民。伯爵夫人的陪伴者，约翰·洛克菲勒（John D. Rockefeller）的妻子，像女学生一样尖声欢呼。一个陌生人送给杜蒙一只小白兔，另一个陌生人则递给他一杯冒着热气的巴西咖啡。

不过，飞行俱乐部委员会还不能马上认可杜蒙的胜利。因为就在一个月前，获奖规则发生了一个很小但关键的改变：只有当地面的技工抓住飞艇的导绳时，计时员才能停止计时，而不能在飞艇越过出发线时就停表。杜蒙声称他曾故意越过那条线，以蔑视这种公然让任务变得更加困难的企图。

最后，在 11 月 4 日，飞行俱乐部委员会将多伊奇的奖金发给了杜蒙。一得到奖金，杜蒙便把其中的一半捐给了巴黎的穷人，3 万法郎捐给了他的技工，2 万法郎捐给了他最热情的支持者，数学家埃马纽埃尔·艾梅（Emmanuel Aime）。在之后的日子里，杜蒙成了英雄，成了新世纪具有代表性的冒险家，并预见到了随之而来的世界新秩序。新秩序将带来什么，没有人知道。但是至少有一件事是肯定的：20 世纪将产生一种机器，它可以让人们在自己的控制下按照自己的意愿飞行。因为有了电报和电话技术，这个有新闻价值的事件在几小时内传遍了世界各地。

在接下来的几周内，新闻报道中满是有关杜蒙的成就。几乎可以肯定，这些新闻传到了北卡罗来纳州基蒂霍克（Kitty Hawk）这个与世隔绝的天堂。在那里，1901 年的秋天，来自艾奥瓦代顿（Dayton）的两个兄弟，因为又一个飞行实验季节的到来而返回了那里。与往年不同，他们之前的尝试局限于某种类型的风筝。而在 1901 年的那个季节里，奥维尔·莱特（Orville Wright）和威尔帕·莱特（Wilbur Wright）将他们的全部时间用在了试飞一种靠风力掌控的滑翔机上。在那年秋天，莱特兄弟始终没有实现可控制的飞行，接下来的两年也没有。1903 年 11 月 17 日，莱特兄弟从北卡罗来纳海滩上的沙丘顶端开始试飞他们比空气重的飞机"飞行者 1 号"（Flyer Ⅰ）。

在我看来，莱特兄弟无疑应该因为发明第一架比空气重的飞机而受到赞扬。但是，如果我们的问题是谁第一个发明了能由飞行员的大脑自主控制的飞行器，而不再是风那不可预测的情绪的被动奴隶，那么这份荣耀无疑应该属于巴西人。杜蒙选择比空气轻的飞艇来进行展示，反映了他追随早期飞行家的倾向，这些飞行家中包括费迪南·冯·齐柏林伯爵（Count Ferdinand von Zeppelin）。齐柏林伯爵在 1901 年夏天比杜蒙更早制造出了飞艇，但却没有想出控制它的方法。

**不用说，杜蒙、莱特兄弟以及其他许多人进行的开创性实验，启动了技术变革。在这场变革中，全球范围内的交通、探测、通信、商业以及真正的社会、文化整合，在规模上有了大幅度的增加。**不幸的是，战争与犯罪的能力也发展到了前所未有的程度。人们把飞机变成了杀人机器，而杜蒙正是这种转变的上百万受害者之一。他对这种变化深感苦恼，1932 年 7 月 23 日，在得知巴西政府用飞机镇压了圣保罗的平民起义后，他选择了自杀。

在杜蒙环绕埃菲尔铁塔飞行后不到 70 年，当尼尔·阿姆斯特朗在月球行走时，人类进化又达到了一个新巅峰。那天正是杜蒙 97 岁的诞辰。几年后，巴西人民收到了一份更好的礼物：国际天文学联合会决定将位于广阔的月球海洋（被称为雨海 [Mare Imbrium]）东部边缘的亚平宁山脉（Montes Apenninus）用杜蒙的名字来命名。

## 身体图式与工具同化

**杜蒙的飞行器用生动而具体的方式，展示了人类大脑的本质属性。也就是，人类通过设计、制造和使用工具，扩展了与周围世界接触及互动的范围。**杜蒙和其他飞行家没有意识到的是，就在他们坐进飞行器，开始探索天空的冒险之旅时，大脑的"身体图式"对工具进行同化的理念正开始在神经学先驱们的头脑中形成。

1911年，英国神经学家亨利·海德和戈登·霍姆斯最早提出了这种理念。海德和霍姆斯观察发现，感觉运动系统中不同皮层层受损的病人会出现不正常的触觉。在英国皇家医师学会（RCP）展示其研究成果时，他们提出身体图式有助于解释病人所报告的奇怪知觉，以及正常人所体验到的丰富多彩的触觉。"我们已经建立起了自己的状态模式，它会不断发生改变，"他们写道，"每一个新姿势或动作都被记录在具有可塑性的图式中。皮层活动会将每一组新颖的感觉都纳入于图式的关系之中。"海德和霍姆斯将这个过程比作"计程车计价器如何将已经走的距离转化成钱数"。从本质上看，身体图式是大脑自己对触觉信息产生的观点。

**身体图式**

大脑对触觉信息所主动产生的观点，是一种表示我的身体在世界上存在的方式。

海德和霍姆斯通过检视一些病例来验证他们的假设。在这些病例中，病人包含原始身体图式的皮层部分受到了大面积的损伤。那些多年患有幻肢症的病人，在失去身体图式后，幻肢感便消失了。

如果这对他们的读者和听众来说，还不够震惊，海德和霍姆斯还预测，如果大脑能够保持已经不存在的肢体的图式的话，那么它一定会接受这个身体的骗局。否则该如何解释人类不仅能够熟练使用工具，还能通过工具进行感知，甚至不用其他感觉方式：

> 正是由于这些图式的存在，我们才拥有将超过自身极限和有关姿势、动作及位置的认识，投射到手中工具之上的能力。没有这种能力，我们无法用棍子去摸索，也无法使用勺子，除非我们的眼睛始终盯着盘子。任何参与身体有意识的活动的事物，都会被加入自我的模式中，成为这些图式的一部分。女性们本能的力量也许能扩展到她们帽子上的羽毛。

各种记录文献并没有显示，海德和霍姆斯对维多利亚时期女性流行服饰的不请自来的评价是否受欢迎。不过，他们以同样大胆的语气对论文进行了总结。他们提出，躯体感觉皮层是"过往印象的仓库"。在"仓库"之外，通过在比意识水平更低的水平上，产生了有关现实的简图。他们认为，我们所有上升至意识的感觉，"都与过去发生的事情存在着联系"。事实上，海德和霍姆斯并不仅提出现实产生于以身体为中心的皮层模式之外，还直接暗示，这种模拟肉体的模式的构成要素是大脑改变身体空间构造的先天能力。其方式是将工具同化到肉体的体验之中。

## 工具改变身体意向

从我第一次读到他们的论文时起，就一直很欣赏海德和霍姆斯展示观点的大胆风格。我当然不是第一个有这种感觉的科学工作者。正如我们在第 3 章中看到的，几十年后，海德和霍姆斯的身体图式再次出现在神经学的文献中，即罗纳德·梅尔扎克提出的"神经矩阵"理论。这些理论都反对纯粹的知觉理念，也就是有关动物身体的神经表征只是由单向前馈信息定义的观点，即认为从周围神经系统上行到躯体感觉皮层的信息。他们的理论都认为，额顶叶皮层神经元构成的广泛网络在定义属于身体的熟悉体验中发挥着核心作用。然而，这些对局部论者提出的挑战，在 20 世纪都没有得到很大的发展。

这些理论缺乏支持的一个很重要的原因在于缺乏有效的实验数据。事实上，海德和霍姆斯的临床病例中，并没有能够支持他们假设的直接证据。

另外，正如安吉洛（Angelo Maravita）和入来笃史（Atsushi Iriki）在他们对工具融合的研究中所指出的，海德和霍姆斯关于身体图式的独到观念，只是基于大脑一系列本体感受信号的无意识整合。因此，他们将大脑的模拟仅局限于身体内部所产生的信息，这给未来的神经学家留下了一个难题：我们如何解释动作电位的丰富性？这些动作电位似乎产生于前额叶以及顶叶的大量皮层神经元。前额叶和顶叶具有将躯体感觉信号、视觉信号以及本体感受信号整合起来的多模式感受野。

向前迈出第一步的人是罗纳德·梅尔扎克，这一步甚至在能够记录活动的灵长类的单个神经元之前。当时他将触觉信号和运动活动纳入了他的神经矩阵。就像安吉洛和入来笃史所指出的，随着越来越复杂的记录技术的出现，有关多模式感受野的证据也越来越多。这为检验多模式模式本身开辟了道路。在这种模式中，"多个额顶叶网络，根据信息与不同身体部位完成某个动作的功能相关性，来整合来自身体不连续区域以及外部空间的信息"。

最后，感觉神经生理学家几乎别无选择，只能承认，研究处于深度麻醉状态的动物的知觉能力是毫无意义的。由于大脑在表征身体以及身体与周围空间的关系时，需要将同时产生的视觉、躯体感觉、本体感受及运动信号混合在一起，因此，新的研究坚持认为，应该对清醒的、活动的动物进行研究，最好能涉及有意义的任务。一旦所有的相关信息都与过去经历的记忆进行了混合，被试的大脑便能够对不确定的未来作出最好的预测。人类大脑在现实生活中就是这样做的。只有在这些条件下，大脑神经回路才能产生定义自我的有意识体验（通常被称为"身体意象"）的时空活动模式类型。

> **身体意象**
>
> 个体对自己身体的认知和评价，并随个体年龄的增长而显示不同的特点。同时，身体意象也受社会文化的支配和某位重要人物的评价的影响。

直到 20 世纪 90 年代末，神经学家才得到了证明在被试的日常行为中引入一个工具能够改变身体意象的证据。这个具有创新性的研究是由东京医科齿科大学的入来笃史及其同事在 1996 年实施的。在研究中，他们训练日本猕猴使用耙子去够手够不到的食丸（见图 9-2）。尽管在实验室外生活时，猕猴不知道如何使用工具，但经过几周的训练后，这些猴子变得非常擅长使用耙子抓取美食了。经过这个最初的阶段后，当猴子使用它们新学到的技能时，入来笃史和他的同事系统地记录了顶叶皮层中单个神经元的活动。研究团队从一开始就发现，某些顶叶皮层神经元显示出了躯体感觉感受野以及对应的视觉感受野。躯体感觉感受野位于猴子手中的某个位置，而视觉感受野则以手周围的外部空间为中心。用科学术语来说，这些神经元被称为"双模式神经元"，因为它们一般能对两个不同感觉形态的刺激产生反应。紧挨着身体的额外个人空间通常被称为"近体空间"（peri-personal space）。因此，入来笃史和他的同事最先确定了表征猴子手的近体空间中产生的视觉刺激的双模式神经元。

令入来笃史他们感到吃惊的是，当猴子把手移动到空间中一个新位置的时候，皮层神经元的躯体感

> **双模式神经元**
>
> 对两个不同感觉形态的刺激产生反应，已在灵长类中得到很好研究。这些神经元对手的触摸以及距离同一只手几厘米的事物的视觉都很敏感。

觉感受野仍集中在相同的皮肤区域，而视觉感受野则转而表征了不同的近体空间，即围绕动物手的近体空间。神经元的视觉感受野已经同时并适当地更新了手的位置。无论动物把手放在哪里，皮层神经元总会校准躯体感觉及视觉的感受野。很明显，动物手的位置是用来定义神经元生理特性的参考点。

就其本身而言，这已经是一个很惊人的神经生理学发现了。然而，入来笃史的研究团队接下来的发现更令人钦佩。猴子用了 5 分钟的时间成功地用耙子够到食丸后，相同的双模式皮层神经元的视觉感受野突然扩大了，除了动物手周围的空间外，还包括了整个工具周围的近体空间。另外，这种视觉感受野的显著扩大只有当猴子主动使用耙子（在这个例子中，就是用耙子够食物）时才会发生。如果动物只是握着耙子，而没有主动使用，神经元的视觉感受野并不会改变（见图 9-2）。

在这些研究中，入来笃史还描述了第二类双模式顶叶皮层神经元，其躯体感觉感受野位于猴子的肩膀处。在操作工具前，这些神经元的视觉感受野包括动物胳膊移动时所能涉及的整个三维近体空间。然而，在开始用耙子够食丸的几分钟后，相同神经元的视觉感受野扩大了，包括动物胳膊和耙子运动时有可能涉及的整个三维近体空间。正如入来笃史及其同事得出的结论，他们的数据有力地证明了猴子的大脑正在把耙子同化为它胳膊的延伸部分。这种同化是非常准确的。当入来笃史测量使用耙子对其他一组双模式皮层神经元（其触觉感受野位于猴子的手指）的影响时，他没有观察到相应的视觉感受野的改变。看来，猴子必须使用需要更明确的手指运动的工具，相应的视觉感受野才会发生改变。据我所知，还没有人记录过演奏小提琴或钢琴的猴子的大脑，以此来验证这个假设。不过，这样的预测是合理的。

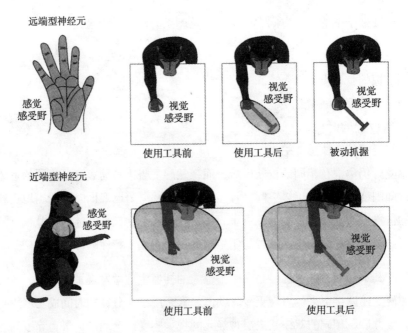

从图中可以看出，当动物使用简单工具完成任务时，顶叶皮层神经元的视觉感受野会扩大。在上排图中，具有触觉感受野和视觉感受野的单个神经元发生了改变，将动物用来获取食物奖励的工具也纳入了它的视觉感受野。注意，当动物只是抓着工具，而没有用它来完成任务时，视觉感受野仍然只是以动物的手为中心。在下排图中，具有以肩膀为中心的触觉感受野以及较大视觉感受野的另一个神经元，当动物在三维空间中使用工具时，也同样出现了视觉感受野的扩展。注意，视觉感受野的扩展部分包含了工具能够到的整个空间。

**图 9-2　入来笃史和同事所做实验的总结**

　　入来笃史的团队不断在灵长类大脑同化工具的神经生理学相关事物的研究中揭示出里程碑式的发现。例如，2001 年他们发现，当他们让猕猴操控物体，并用不透明的屏障挡住它的眼睛，不让它直接看到自己的手，而是让它看到视频监视器上的手的投影图像时，双模式皮层神经元的视觉感受野也会扩大。利用这套实验设计，入来笃史发现，皮层神经元的视觉感受野是以动物手的投影图像以及图像的近体空间为中心的。当把一个虚拟工具放进虚拟手中时，正如预期的那样，这些双模式神经元的视觉感受野扩大了，它们将工具包含了进来。当改变虚拟手的大小、位置和形态时，那些神经元的视觉感受野同样发生了改变。入来笃史能够让神经元表征猴子的手以及以任何方式握着的任何工具，而这些工具是入来笃史在监视器上虚拟构建出来的，可以有任何形状或形式。

虽然这些发现令人震惊，但仍有一个重要的问题还未得到解答。**问题是，这种视觉感受野的扩大是为了适应反复使用工具，还是为了适应有效地使用工具？这是死记硬背的行为与熟练灵巧的行为之间的根本区别。**在后一种情况下，感受野的扩展是学会恰当使用工具的必要步骤。尽管人来笃史团队已经清楚地展示出，顶叶皮层神经元会改变它们的视觉感受野以吸收工具及工具周围的空间，但他们的单个神经元记录只是从动物学会如何使用耙子之后开始的。因此，他们无法明确发生改变的时间，究竟是在猴子接受训练的阶段，还是在猴子学会了用耙子够食丸的时候。另外，由于人来笃史没有选择性地中断这类双模式神经元的活动，因此他无法证明视觉感受野的扩大与熟练操作工具之间的因果关系。因此，人们还可以反驳说，视觉感受野的扩大只是使用工具的结果，而与是否熟练无关。

## 大脑与行为的因果关系

公平地说，在观察到的大脑活动模式与某种行为的产生之间建立因果关系，是神经生理学家所面临的最困难的挑战。然而，我们在人来笃史的论文发表几年后发表的有关奥罗拉脑机接口的数据，对这个没有答案的问题却有了一些解答。

**NICOLELIS LAB**
**脑机接口实验室**

### 大脑活动模式与行为间的因果关系

正如我们在第 7 章中看到的，单个皮层神经元的速度与方向调谐形式揭示出两类有趣的神经元。在奥罗拉的每一个皮层区域中都能发现这些神经元。其中一类神经元，在奥罗拉用自己的手臂或用机器手臂玩游戏时，都表现出了速度与方向调谐的特性。然而，另一类神经元只在奥罗拉用思维控制机械手臂的运动时，才展示出明显的速度与方向的调谐。这种表现出清晰而强烈的速度及方向调谐的神经元放电，发生在机械手臂开始运动前的几百毫秒。这就是为什么脑机接口能够让奥罗拉用光标拦截到目标，并获得美味的果汁作为奖励。确实，如果没有这两类皮层神经元，我们的脑机接口就无法工作了。当奥罗拉不再用自己的胳膊作出动作时，我们所记录的其他皮层神经元也开始停止活动。有趣的是，当我们关掉脑机接口，奥罗拉再次用自己的手臂玩游戏时，在机械手臂发生运动前就开始放电的神经元，此时却一起停止了放电。与入来笃史的实验不同，我们的记录是从奥罗拉接受训练、使用脑机接口之初就开始了。

当奥罗拉从移动自己的手臂过渡到只通过思考来操控机械手臂时，我们同时记录的 96 个皮层神经元，在连续 100 毫秒的时间容器中，放电的共同变化增大到原来的 3~6 倍。这意味着，这些随机抽样的神经元对机械手臂的直接操控，与这些神经元类似放电的不同且广泛的时间模式存在相关关系。更有趣的是，这种效应不只局限于相邻神经元。相反，它扩展到了相距很远的皮层神经元群组，就好像通过降低它们独自放电时间的变化性，这些神经元能够产生密切相关，但在空间上又相互分离的回路。这些回路分享类似的任务。然而，当脑机接口再一次被关闭，奥罗拉再一次使用自己的手臂时，神经元放电的协方差结构也随之突然停止，被记录的神经元样本又回归到最初分离的模式。这种用时间来"黏合"空间的方式，看起来像是大脑的小花招，以使分散的神经元集群，在作出基本的探索行为时能够产生短暂的互动。

尽管一些神经生理学家会认为，将入来笃史的实验室和我的实验室的发现结合起来，也没有形成能够证明皮层神经元放电模式以及感受野的改变决定了猴子能成为熟练的工具使用者的决定性证据。当然，我们的研究指向了这个方向。其他一些对人类被试进行的实验，为我们提供了额外的支持。

帕多瓦大学的卢西亚·里吉欧（Lucia Riggio）及其同事已经证明，人类能够同样很好地区分触觉刺激，无论这种刺激是施加到手指皮肤表面上，还是施加到长工具的末端。在另一项由米兰大学实施的研究中，安吉洛和他的团队观察发现，视觉干扰物（比如闪烁的灯光）会干扰其他感觉信号的接收。在他们的研究中，这种感觉信号就是触觉刺激，无论被试用自己的手还是用长工具来感受刺激。而由露西拉·卡蒂纳利（Lucilla Cardinali）领导的美国国家卫生和医学研究所（INSERM）与法国里昂的克劳德·伯纳德大学的研究团队报告称，使用机械抓取器来完成简单的任务，能够显著改变随后的徒手活动的运动学特征。研究显示，在使用工具之后，人们会对自己胳膊的长度产生错误的认识。当对他们的肘部与中指同时予以触碰时，所感知的肘部与中指之间的距离比使用工具前更大。这表明使用工具让被试觉得自己的胳膊变长了。当罗杰·费德勒用他常用的网球拍与劲敌拉斐尔·纳达尔激战一小时后，你能想象他的胳膊长度吗？

工具能够成为我们内在的、以大脑为基础的自我表征的进一步支持证据，来自一系列临床病例，其中涉及一些大脑皮层遭受大面积损伤的病人。都灵大学的安娜·贝尔蒂（Anna Berti）和博洛尼亚大学的弗朗西斯卡·福拉西狄（Francesca Frassinetti）在报告中称，一次严重的中风后，病人大脑右半球的大脑皮层受到了很大的损伤。她出现了半侧忽视综合征，即忽视左边的身体以及左边的世界。她会无视一个单词最左边的字母，以及一句话最左边的单词。在大脑皮层损伤发生一个月后进行的细致检查中，神经病学医生发现病人的半侧忽视发生了变化。当一个物体被放在距离她左侧身体以外 0.5 米的地方，病人无法感知到物体的存在。然而，如果同一个物体被放得更远些，比如大约 1 米的地方，病人突然却能感觉它的存在了。半侧忽视被限定在距离她身体很近的空间范围内。

为了进一步描述半侧忽视综合征的特点，研究团队对病人进行了直线等分任务的测试。

在这项任务中，研究人员在纸上画一条直线，贴在白板上，把白板放在病人面前不同的空间位置上，然后让病人用她的右手食指来指出这条直线的中点。一般来说，当直线被放在患有左侧忽视症状病人的左边时，他们对直线的等分会表现出向右的偏差。不过，在他们的测试中，贝尔蒂和福拉西狄引入了两种新方法。在病人平均分割直线时，除了用食指以外，对于近处的线，她可以用激光笔；对于离身体较远的线，她既可以用激光笔，也可以用一根一米长的棍子。正如预测的那样，当细细的黑线被放在靠近左侧的外围空间中时，病人无法正确判定直线的中点，无论是用手指还是激光笔，她会把中点确定在很靠右的位置。然而，当直线被放在远离左侧的外围空间中时，病人能够准确无误地用激光笔平均地切分直线（就像她用自己的手指进行等分时一样）。然而，在用一米长的棍子时，病人又犯了偏右的错误。

贝尔蒂和福拉西狄认为，后一个错误之所以会发生，是因为通过使用和同化长棍，病人的大脑以某种方式将远处的左侧空间转化为了近处的左侧空间，在这个区域里，病人的空间忽视会完全显露出来。

## 工具同化的惊人影响

到目前为止，我所描述的所有神经生理学、精神物理学以及临床上的发现，构成了浩瀚科学文献中的一个小小样本。它非常确定地证明了海德和霍姆斯有关工具被同化到大脑的身体模式中的独创性假设。

**BMI 洞察** BEYOND BOUNDARIES

尽管很多动物，从昆虫到哺乳动物，都表现出某种使用天然工具或人造工具的能力（达尔文将这种现象称为"延伸的表现型"[extended phenotype]），但几百万年的进化赋予了人类中枢神经系统以及超越其他所有物种的能力。通过将抓、伸够以及操控人造工具等灵巧的多模式感觉运动能力与皮层算法相结合，并动态地表征不断活动的身体周围的外围空间，人类大脑产生了最具适应性、最复杂的模式，这就是我们所知的自我感。

这个相对的、源于大脑的模式所产生的影响是惊人的。大脑的创造性、运动的灵巧性以及对外围空间、人造工具无穷无尽的同化混合在一起，产生了爆炸性的催化作用。在过去几百万年里，人类逐渐走上了一条非同寻常的进化之路。这种基于大脑的模拟，不仅使我们发展出能够扩展个人与团体所及范围的新技术，扩大了我们的栖息地，改善了我们生产粮食的方法，避免疾病夺去我们的生命，使我们对自然灾害更有承受力，它还确保了无论未来的技术如何发展，都将不断地、主动地被同化到子孙后代的自我感中。对某些人来说，这听起来有些怪异，但在用了过去 20 年的时间来回顾 100 年的神经生理学研究的发现后，我认为这只是描述大脑如何产生我们不断改变的存在感的一种最吝啬的方式。事实上，我可以更进一步。因为大脑在运用复杂工具并将其伪装成人类肉体的延伸方面，具有不可超越、举重若轻的力量。人类大脑处理着唯一能让基因摆脱定义人类进化未来的重大责任的生物算法。

要检验我的理论主张是否正确，需要进行大量的实验，并可能伴随很多年的争论。但是，已有证据的影响力就像远处的灯塔一样，正指着这个方向。例如，我们已经看到了支持人类的自我感不只局限于最外层上皮细胞这一理念的证据。相反，人类的自我感似乎包含了衣服、手表、戒指、袜子、领带、手套、鞋、助听器、补牙填充料、假肢、起搏器、眼镜、隐形眼镜、假指甲、假发、假牙、义眼、项链、耳环、手镯、体环、植入的硅胶以及附加在我们身体上或身体内的其他事物。另外，人类的自我感还可能包括所有我们经常或不经常使用、直接或远距离使用的工具，只要这些工具的运动在某种程度上与人类某个身体部分的运动是相关的。对于大多数人来说，在人生过程中，他们的自我感已经在不知不觉中被扩展，其中包括他们主动使用的技术工具，比如汽车、自行车、摩托车或拐杖、铅笔、钢笔、叉子、刀子、勺子、搅拌器、网球拍、加尔夫球杆、篮球、棒球手套、足球、螺丝刀、锤子、操纵杆、鼠标，甚至包括电视遥控器、手机，无论它们听起来多么离谱。

对于一小部分拥有专业能力的人，他们的自我感可能扩大到了乐器、医疗设备，或者交通工具。这就是为什么杜蒙用气球、飞艇或飞机进行的冒险能够告诉我们很多有关工具同化的信息。

杜蒙在自己的文章及口头描述中曾说，当在巴黎上空飞行时，他不断用手拉动多根控制着飞艇各个部件的绳子，并马上会感到飞艇发生了转向，他开始觉得飞艇的运动好像就是他自己的运动。这与以前作为乘客，坐在气球篮子里的飞行感受很不一样。杜蒙觉得与自己的飞行器纠缠在一起，以至于在 1908 年，当他设计 Demoiselle（这是当时最可靠的、单人驾驶的比空气重的飞机）的结构图时，一定要想办法让不同的身体部位能够直接参与飞艇的各种控制。这样，他只要向前、向后或向侧面移动身体，就能够操控他的飞机了。根据今天我们已有的知识，人们可以推断出，杜蒙开始体验到数百万个相互联系的人类神经元与飞行器之间的前馈 / 反馈闭环控制。在这个过程中，他的大脑将整个飞机合并到了他瘦小身体的意象中。杜蒙所体验到的触觉的精细水平，很可能能与方程式赛车手艾尔顿·塞纳（Ayrton Senna）和尼尔森·皮奎特（Nelson Piquet）所拥有的触觉相匹敌。他们说，在以每小时 240 千米的速度疾驶时，他们甚至能觉察出赛道沥青表面的细微改变。类似的过程也可以解释为什么球王贝利在运球、过人或射门前，很少直视运动着的足球。因为所有伟大足球运动员的大脑已经认为，足球只不过是他们脚的延伸部分（见图 9-3）。

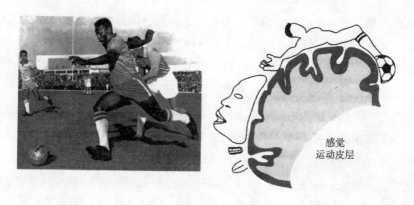

感觉
运动皮层

左图，20 世纪 60 年代的球王贝利正在运用他独具个人特色的射球策略。右图，根据本书的理论，贝利的感觉运动皮层有可能是什么样子，足球被并入了大脑皮层对脚的表征中。

### 图 9-3　大脑对足球的"同化"

这些杰出的工具使用者，将他们的工具并入了大脑所产生的身体意象之中。因此，就像杜蒙驾驶着"第 6 号"或 Demoiselle 号，以及贝利在 1 363 场比赛中争夺足球一样，每个人的大脑都会将新使用的工具纳入他们的身体图式中，并实时调整他们的自我感以及相关的感觉感受野。这个过程体现了另一个神经生理学的原则——可塑性原则（plasticity principle）。

### 原则7：可塑性原则

皮层神经元所创造的有关世界的表征并非固定不变的，而是不稳定的。在人的一生中，根据新经验、新的自我模式、外部世界的新刺激以及新同化工具等的不同，这一表征会不断调整自己。

可塑性原则包括皮层重组的所有机制。这些机制使动物拥有了学会新任务的能力，其中包括将人造工具纳入自我的内在模式中作为身体的扩展。正因为如此，它成为脑机接口之所以能够发挥作用的主要原因之一，因为大脑分不清真实的手和虚拟的手。在这一点上，我不得不承认，到目前为止，我对大脑所纳入的工具的研究并不完全满意。尽管实验证据还不足够，但我坚信，大脑具有完美主义的倾向，并试图找到自我的终极解决方案，因此它也会将生活在我们周围的其他生物作为我们真实的一部分，吸收进来，这是我所说的精细神经模拟。如果我们将它的最终产品用更口语化、更大众化的方式来表达的话，那就是"爱"，我们对这种模拟便会有更好的理解。

想一想"爱"以及它更强烈的化身"激情"，如何在我们心中升腾。我们会一见钟情，倾诉绵绵情话，而母亲会把孩子温柔地抱在怀中。每一种爱的行为都会涉及经典的感觉通道（视觉、听觉和触觉）。伴随着敏感的化学感觉、嗅觉和味觉，也会产生大量的荷尔蒙。大脑不断接收这些情境下的多模式信号流，并努力将信号流融入已有的现实模式以及它的自我感中，就像面对游戏操纵杆或脑机接口的前馈和反馈信息时，大脑会作出的反应一样。大脑中已有的现实模式与自我感是建立在以往经验的基础上的。在这种定义相对性大脑的方法中，某个人的自我感中一定包含着父母、配偶和孩子，在较低的程度上，还会包含亲戚、朋友，也许还有更次要一些的熟人，甚至我们的宠物也会占有一席之地。

对人类以及其他灵长类动物社会行为的研究显示了一些间接的线索，为这种大脑将其他生物体纳入其内在意象的牵强观点提供了最初的支持。拿北美洲草原田鼠的行为为例。当年轻的田鼠遇到它真正喜欢的伴侣时，大脑会释放出大量的多巴胺，这是一种调节强烈愉悦感的物质。在首次充满激情的会面后，草原田鼠一般会与伴侣建立起非常牢固的社会关系，这种关系通常会持续一生。尽管雌性田鼠和雄性田鼠偶尔会与其他个体发生越轨的性行为，但它们与生活在一起的特定伴侣保持着很牢固的联系。进一步的研究显示，当田鼠夫妇进行直接的社会交往时，它们会产生高水平的催产素（女性在给宝宝哺乳的时候也会产生这种化学物质）。催产素一旦被释放出来，便会与位于大脑边缘区域的某种受体连在一起，促使多巴胺的释放。因此，一对非常熟悉的田鼠夫妻有可能感受到非常愉悦、持久的回报感，而在它们与临时性伴侣的短暂交往中不会产生这种感觉。有趣的是，如果阻断刚刚产仔的雌鼠的催产素受体，那么它就无法与自己新出生的后代建立起社会联系。如果阻断草原田鼠夫妻的催产素接收，那么它们之间的关系就会破裂，生活就只剩下一夜情。

研究人员对处于热恋阶段的年轻男女进行了大脑成像研究。结果显示，被试大脑中富含多巴胺的区域出现了类似的激活现象。另外，目前我们已经知道，当人们与自己所爱的人（比如配偶或孩子）拥抱时，甚至当我们与挚友见面时，便会释放催产素。当人们爱抚宠物或享受按摩时，他们所感受到的愉悦也许也有催产素的作用。催产素及其他一些荷尔蒙通过一系列正强化的、快乐的反应，在调节社会联系方面发挥着重要作用。快乐的反应最初是由身体接触行为，比如拉手、亲吻、拥抱和做爱或者由与渴望对象的邂逅所触发。然后，大脑释放荷尔蒙和化学物质，产生强烈的愉悦感，最终建立起持久的联系。大脑的模拟现实会滋养这种联系，直到它被整合为定义自我感的模式的一部分。

**BMI 洞察 BEYOND BOUNDARIES**

在我看来，实现身体同化与可塑性的知觉–化学转换机制，能够定义使大脑扩展其神经模式的事件的因果链。这听起来也许有些怪异，但这表明，我们的自我感中也包含社会网络的生动表征。它就像身体的真正混合物，大量的接触、拥抱、亲吻与爱抚，积极而动态地将它保持在我们的神经空间中。我们甚至可以用神经生理学的术语来解释为什么失恋或爱人的离世会那么令人痛苦。从根本上说，我认为之所以会出现这种令人难以自拔的痛苦，是因为对于大脑来说，这种损失确实代表永远失去了自我不可分割的一部分。

　　然而，对其他生物的同化就是自我感能够扩展到的最远界限了吗？虽然这听起来有些可疑，但我相信这个问题的答案是否定的。脑机接口以及用于远程操作（对与操作者相距很远，甚至位于不同空间的各种机械工具、电子工具以及虚拟工具进行操作）的新技术的出现都证明，人类大脑独特的同化工具的能力有可能将自我的极限扩展到人类从未涉足过的领域。

　　我脑中思考的事情远远超出了奥罗拉对几米之外的机械手臂的同化，或者伊多亚对位于地球另一端的机器人双腿的同化。我在想，自我感是否能够扩展到一个在几年、几十年甚至几百年前被送到另一个星球上的机械设备，感受那个陌生星球的表面？至少从理论上看，这种无法想象的尖端科技有可能在一两代人后实现。真到了那一天，我们的后代肯定会无法理解，为什么之前省会在地球上的世世代代的人类会认为，坐在地球客厅的沙发上，想象在火星红色沙丘上漫步、感受冰冷的沙子被踩在脚下的感觉，会是非常惊人的举动。

# BEYOND BOUNDARIES

| 第三部分 |

## 信息输入：反馈信号如何作用于大脑

THE NEW NEUROSCIENCE

OF CONNECTING BRAINS

WITH MACHINES—

AND HOW IT WILL CHANGE

OUR LIVES

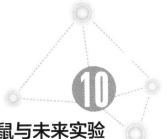

# 第六感磁老鼠与未来实验

## 思维塑造与脑联网

BEYOND BOUNDARIES  The new neuroscience of connecting brains with machines—and how it will change our lives

## 脑联网的畅想

"之前有人试过吗？讲这样一个故事能通过同行评审吗？"国际长途电话的背景噪音让对方的声音变得模糊不清，但我能觉察到对方礼貌的犹疑，因为我刚刚提出了一个非传统的观念。那天晚上，我一夜没睡，忙着勾勒出几个月来我反复思索的一个实验设计。现在我面临着真正的抗争：让别人相信我的方法有效。

这不会是一次容易的推销。

"你真想建立一个脑对脑的界面？将两个活着的动物的大脑连着一起？真令人难以置信。"尽管对方看起来有些警觉，但他没有准备马上转移话题（比如谈足球）。这对我来说，是一个好迹象。就像过去30年里我多次做的那样，我拿我童年时的好友鲁伊兹·巴卡拉（Luiz Antonio Baccala）来试水。然而这次我选择这样做并不只是出于安全的习惯。巴卡拉是一位杰出的电气工程师，拥有宾夕法尼亚大学的博士学位，能够把复杂的科学理论剖析得清楚透彻。

"我会把我设想出来的图纸传真给你。"我答道，现在我的朋友知道我不是在开玩笑了。画画对我来说是一个考验，不过我知道这是传递想法的最快捷的方式。

"没问题，把图纸发过来吧。我一有时间就会告诉你我的想法。这周我可能会有时间，不过也可能没有。我会看看我能做点什么。"到电话结束时，巴卡拉都没有转移话题，我想他是感兴趣的。

历史上，也曾有人粗略地考虑过把两个人的思维连接在一起。例如，诺贝尔奖获得者、物理学家默里·盖尔曼（Murray Gell-Mann）曾在他 1994 年的作品《夸克与美洲豹》（*The Quark and the Jaguar*）中写道：

> 某一天，不管怎样……人类能够与一台先进的计算机直接用线连起来（而不是通过口头语言或像控制台一样的界面）。思想与情感完全被共享，再也没有了语言上的选择与欺骗……我不太确定我是否应该建议这样一种做法（尽管如果一切顺利的话，它将缓和一些最棘手的人类问题）。但是，这必然会造成一种复杂适应系统的新形式。它是许多人的真正混合。

我在说服自己，盖尔曼的担忧是不合理的，这种技术的未来一定会对人类特别有益（见第 13 章），之后我便开始全力创造合理的方法，以检验脑对脑界面。现在，我就等着巴卡拉的认可，好启动这个项目。

在接下来的周一，我看到一封电子邮件，是那天早上发出的，发件人正是鲁伊兹·巴卡拉博士："马上打电话给我。"除了这个急迫的请求外，他什么也没写。

像以往一样，他没有接手机。在试了几次后，我总算打通了，他当时在办公室里。听起来他不太高兴，一开始就解释说，他没有太多时间跟我通话，他正在忙着批改学生的试卷，不过他要告诉我一些很重要的事情。然后他就陷入了长长的沉默，长得让人无法忍受。

"什么事情？"我恳求着。

"这太疯狂了，当然这是从'疯狂'这个词好的意义来说的——非常不可预测、具有颠覆性，但极其吸引人。如果它成功了，你所处的领域会发生天翻地覆的变化。如果失败了，你不会失去任何东西，除了你辛苦赢得的声誉。但是，与它成功后将发生的事情相比，所有的损失都太微不足道了。"

巴卡拉投了无条件的支持票，这一票意义重大。他仔细查看了图纸，分析了技术问题。在他看来，这个实验的逻辑是合理的。而这正是我想要听到的。

## 从"信息输出"到"信息输入"

当代神经工程学很快就能拥有将两个，甚至很多大脑连接起来的能力。正如我们已经看到的，脑机接口技术的成功表明，控制机器的运动需要有两个同时发生的部分：一个是大脑活动的样本，我们可以从中提取自发的运动信息，并将由此产生的命令信号传送给人造设备（输出部分）；另一个是为被试的大脑提供描述执行器表现的反馈信息（输入部分）。到目前为止，我对脑机接口实验的大多数描述都集中在第一个部分上，以及源于大脑的信号如何能通过人造工具的同化来扩展人类大脑的触及范围。在大多数这类例子中，来自机器运动的直接或远距离的视觉反馈被用于了脑机接口的第二个部分。

> **BMI洞察 BEYOND BOUNDARIES**
>
> 　　尽管在大脑自然的工具同化过程中视觉发挥着基础性的作用，但神经学家已经建立了依赖其他感觉形式的脑机接口。事实上，最成功的神经假肢器官是人工耳蜗，它已经使全世界数万耳聋病人重新获得了功能性的听力水平。人工耳蜗利用了听神经中尚完好的纤维的电刺激来激发它的临床效果。

公平地说，视觉反馈之所以成为脑机接口中比较受青睐的反馈选择，是因为在实验室环境中，它比较容易实施。非人类灵长类动物能够高效地处理视觉反馈，可以毫无困难地与电视屏幕进行互动。但是没有理由认为，神经学家不应该使用其他感觉形式。事实上，在最近几年，南森·菲茨西蒙斯和另一位杜克大学的研究生约瑟夫·奥多尔蒂（Joseph O'Doherty）已经证明，对猴子皮肤的触觉刺激能够替代视觉反馈，作为奥罗拉操作的那种上肢脑机接口的输入部分。例如，在视觉信息模糊的情况下，猴子很快能学会如何用触觉线索判定应该向哪个方向移动直接由它们思维控制的机械手臂。

这种传递反馈信息的方法依赖的仍是高度专门化的身体感觉器官。因此，很难提出令人信服的主张，认为脑机接口已经彻底将大脑从身体中解放了出来。**为了真正超越这些局限，神经学家必须找到一种方法让脑机接口的输入反馈部分完全不受身体周围感觉器官的调节。**

> **大脑-机器-大脑界面**
>
> 第一次简要描述了被试大脑与人造执行器之间直接的双边交流，中间不通过被试的身体。

非常巧的是，脑电刺激（1870年希齐西和弗里施发现运动皮层时所使用的技术）的一些关键改变，以及过去100年中神经生理学家最常使用的实验方法之一，为解决这个困境提供了一个很方便的切入点。在创造脑对脑界面的最初尝试中，我们决定改进这种方法，直接与猴子的大脑进行沟通，然后查看它们是否能学会破解由大脑皮层直接发送的指示性反馈信息或感觉反馈信息。尽管在这个阶段，我们使用的是典型的脑机接口，但却采用了"大脑-机器-大脑界面"这个术语。这个术语来自1969年的研究，它第一次简要描述了被试大脑与人造执行器之间直接的双边交流，中间不通过被试的身体。这个具有独创性的装置包括两个皮层下区域的自动相互作用，一台模拟计算机从中发挥着调节作用。我们的脑机接口要求被试通过一个定义良好的运动任务来自发地控制设备。

## 饱受争议的大脑植入物

100多年来的脑电刺激实验不仅带给我们启发，还为我们对脑电刺激的应用提供了大量实用的窍门。毕竟大多数一流的神经学家，其中包括谢林顿爵士、埃德加·阿德里安爵士以及彭菲尔德，都曾以某种方式对电刺激方法进行过改进，以探索中枢神经系统以及周围神经系统的不同部分。然而，这些伟人都没有像被遗忘的西班牙神经学家荷塞·戴尔嘎多（José Manuel Rodriguez Delgado）那样，让这种技术得到长足的发展。荷塞·戴尔嘎多最早在耶鲁大

学的实验室中开始对自由活动的人和动物使用了长期的大脑植入物。对于开创
使用这种方法的新时代，他功不可没。

　　1969 年，戴尔嘎多实施了自己最喜欢的一个实验。在实验中他
发现，使用雌性猕猴帕蒂和他发明的一台小设备"刺激接收器"构
成的第一个双向脑对脑界面，可以使无线电在自由活动的被试与机
器之间传递电信号。由于刺激接收器的体积很小，因此可以用时被
植入，这样不同的脑区会被同时记录和模拟。在实验中，戴尔嘎多
依靠长期植入的脑电波记录电极，来抽取神经元电活动的样本。这
些神经元位于大脑深处形似杏仁的结构中。这个结构名叫杏仁核，
它会参与情绪调节。刺激接收器将杏仁核产生的原始大脑信号传递
给模拟计算机。这台计算机被放在戴尔嘎多实验室旁边的房间里。
戴尔嘎多会对计算机进行编程，使它能够侦查到有节奏大脑活动的
特定模式，即所谓的杏仁核纺锤波，它源自紧密结合的杏仁核神经
元集群的激活。戴尔嘎多为脑对脑界面的反馈部分的触发设定了非
常清晰的标准：每当侦测到杏仁核纺锤波，计算机就向刺激接收器
发出无线电，指示它对独立的脑区实施电刺激。这个脑区是猴子大
脑的一部分，戴尔嘎多事先已经查明，这个部分会干扰负强化机制。

　　这种巧妙的安排让戴尔嘎多的脑对脑界面运行起来。他因此可以观察两个
皮层下区域的互动进行得如何。戴尔嘎多观察发现，杏仁核纺锤波的活动减
少了 50%。在接下来的 6 天里，帕蒂每天用两个小时与脑对脑界面进行互动。
在这个阶段的实验结束时，猴子的杏仁核纺锤波减少到了正常水平的 1%，这
让人觉得不可思议。此时帕蒂变得更加安静、孤僻，没有兴趣参加进一步的行
为测试。于是戴尔嘎多中止了实验。几天后，杏仁核纺锤波以及欢快的情态又
恢复了正常水平。戴尔嘎多因此预测，在并不遥远的未来，医生可以将人类的
大脑与计算机直接连接起来，从而治疗神经疾病。

　　令人难过的是，没多久戴尔嘎多和他的研究就遭到了科学界的排斥。据
2005 年《科学美国人》上约翰·霍根（John Horgan）的一篇文章所写，戴尔

嘎多引起了科学同行强烈的、几乎是本能的敌意，大众也是如此。他的敏锐并不为人们所知，当然他给自己的书选择的书名《心智的身体控制：走向精神文明的社会》（*Physical Control of the Mind: Toward a Psychocivilized Society*）也没有给他的声誉加分。这本 1969 年出版的书总结了他的实验发现。然而，正是他对大脑植入物未来的远见，即用它们来调节动物与人的生理及病理行为，激起了神经学家们的担忧。这些神经学家正在获得创造有效心智控制方法所必需的知识和技术。毕竟在当时，任何阴谋论，特别是涉及科学家干扰他人心智的理论，听起来是那么似是而非。如果危言耸听者读过戴尔嘎多的书，那么他们会发现，他的实验大胆研究了用颅内电刺激来探索大脑皮层及皮层下的神经回路，其主要目的是获得有关大脑的基本知识，也许最终能为重症病人开发出一些治疗方法。然而，正如霍根所指出的，戴尔嘎多毫无疑问对想办法让人类与大脑直接进行交流的可能性充满了兴趣。

至今我仍记得，1994 年的秋天，我刚开始自己的职业生涯。作为杜克大学的副教授，我认为该读些神经学的经典作品了。当我第一次从图书馆的书架上把《心智的身体控制》拿出来时，看起来好像只有蜘蛛和偶尔无家可归的白蚁光顾过它。当读到戴尔嘎多在斗牛场上对脑电刺激的抑制性行为效应进行过实验时，我的好奇心被激发了出来（见图 10-1）。

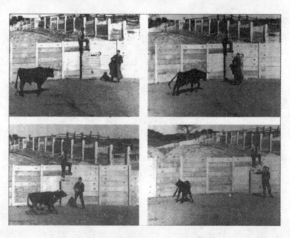

这一系列照片展示的是荷塞·戴尔嘎多博士的经典实验。在实验中，他利用大脑深部电刺激阻止了公牛的进攻。

**图 10-1　斗牛场中的神经学家**

在西班牙科尔多瓦一个农场上快速拍摄的一组黑白照片，让我们仿佛置身于那个奇妙的实验中。一头精瘦的公牛，看起来很凶恶。它的祖先世世代代被精心喂养，目的只是增强它们的一种性格——对手持红色短斗篷的人充满凶残的厌恶。这头公牛不辱使命，正全速冲向这位神经学家。乍看起来，他似乎手无寸铁，只拿着红色短斗篷。

一开始，壮硕的公牛站在斗牛场的边上，用它尖尖的、致命的牛角对着戴尔嘎多。戴尔嘎多专注地盯着他的被试，勇敢地用右手拿着红色的短斗篷。戴尔嘎多左手上拿着的东西，可能以前从没在斗牛场中出现过。那是一个类似收音机的装置，带着一根长长的天线。沿着斗牛场的木制围栏，坐着一位神秘的协助者。他对即将发生的事情没有表现出一点儿担心或忧愁的迹象。公牛似乎必然会发起下一次进攻，它的牛角直指着这位业余的斗牛士。人们非常意外地看到，下一张照片显示的是公牛就在距离戴尔嘎多几米的位置突然停住了。这让人大大松了一口气，同时也感到很奇怪。就在几秒钟前，戴尔嘎多明智地扔下了没用的斗篷，但眼睛始终没有离开飞奔的公牛，并将他全部的运动意愿（以及祈祷）都用来完成一个任务——按下手中那个奇怪装置的按钮。现在，被驯服的公牛转身离开戴尔嘎多。你可以看到他正挥动着右手，向"羞愧"的公牛告别。这时人们会发现，协助者在整个过程中几乎一点儿都没动，看来对他来说，这不过是一个经过精心排练的普通把戏。正如艾瑞尔博士喜欢说的那样，如果不是那个惊人实验的历史性记录，那么拿着类似收音机设备的人就会是吓得发抖的研究生，而不是戴尔嘎多。

无论谁在控制那个设备，找到方法让正在发动进攻、马上就要戳到他的公牛停下来的人就是戴尔嘎多。这件事看起来非常不可思议。**事实上，戴尔嘎多以非常夸张的方式证明，通过电刺激公牛大脑中的特定区域，包括基底核的纹状体（运动信息的主要管道），能够诱导出动物的"运动行为抑制"状态。**作为一名具有独创性的技术专家，他能够使用无线电波的频率来激活事先植入公牛大脑的刺激接收器。

戴尔嘎多有关脑电刺激的非正统实验，并不仅止于斗牛场。他是第一位研究如何用电刺激来遏制猴子首领的侵略性行为的神经学家。这些侵略性行为会影响这只猴子以及其他猴子在社会群体中的地位。在猴群中，雄性猴子首领会通过作出一系列威胁性的行为，比如直视对方、露出牙齿、发出警告或者摆出进攻架势，将自己的意愿强加于地位较低的猴子。即使被关在笼子里，这种威胁性行为也能让猴子首领享有一些特权，比如拥有笼子里更大的空间，可以选择与哪只母猴交配，以及第一个获得管理员提供的食物。正如梅尔·布鲁克斯（Mel Brooks）所说"做下等猴一点都不好玩"。

一开始，戴尔嘎多将通常所用的刺激电极植入了处于支配地位的猴子阿里的大脑中。这样，当阿里与猴群中地位较低的猴子进行互动时，他就可以远距离刺激阿里杏仁核中的尾状核了，而尾状核是与运动控制相关的脑区。在每天的一小时中，研究人员每隔1分钟刺激一次阿里的大脑，每次持续5秒钟。阿里的侵略性大大降低了。当猴群的其他成员逐渐意识到阿里的新举动后，地位较低的猴子开始维护自己的权利，把阿里的领地和其他特权抢夺了过来。当阿里的大脑受到刺激时，地位较低的猴子散布在笼子的各处，甚至挤在阿里的旁边。阿里似乎毫不在意，如果在平时，这种行为严重冒犯了猴群严格的等级秩序，必然会遭到惩罚。

不过，放松的低等级猴子享受欢乐派对的时间并不长。戴尔嘎多停止刺激阿里大脑的10分钟后，原有秩序便重新建立。阿里又恢复了极具侵略性的自我，重新夺回领地，再次享受首领应该享受的所有特权。在接下来的一系列实验中，戴尔嘎多决定探究一下，如果低等级猴子掌握了一个特殊杠杆，它们一按这个杠杆就能触发对阿里尾状核的电刺激，那么猴群的社会结构会发生什么变化。起初，几只地位较低的猴子尝试性地按下杠杆。过了一会儿，一只名叫艾尔莎的母猴发现，每当阿里威胁它的时候，只要一按杠杆就能化险为夷。艾尔莎的行为渐渐发生了改变，当它按杠杆时，会直视阿里。尽管艾尔莎没有成为猴群新的首领，但它显然获得了控制阿里侵略性行为的方式，并能够将阿里的攻击减到最少。

在戴尔嘎多的职业生涯中，他采用同样的方法对各种各样大脑皮层及皮层下结构进行电刺激。这些大脑结构关系到重要的大脑回路，比如运动系统和边缘系统，其中包括各种动物被试及 25 位患有严重精神疾病、神经疾病的人类被试。他能够诱发、阻止一系列的行为，包括复杂的运动行为、知觉感觉以及情绪，比如攻击、亲和、欣快、温顺以及性欲。通过这些研究，他很快意识到，使用脑电刺激来产生某种行为的方法，存在许多缺陷。正如霍根所指出的，戴尔嘎多发现脑电刺激的效果非常不稳定，不仅针对不同病人的脑电刺激会产生不同的效果，甚至对同一病人在不同时间进行刺激，也会产生不同的效果。因此，他停止了大多数对人类被试的研究。

我们很容易想象，这类研究是如何最终将戴尔嘎多置于非常棘手的困境之中的。是的，就像霍根所说，这些实验不禁让人想起科幻作家所描绘的最可怕、最糟糕的场景。不过，戴尔嘎多在接受霍根采访时表示，他之所以会探索电刺激对人类大脑的影响，主要是因为在当时，表现出侵略性行为发作的精神分裂症患者通常会接受一种可怕的手术——前额叶切除术。这种手术会破坏、切除病人大脑中的大部分前额叶，或者使它与大脑的其他部分断开联系。可悲的是，神经学家用了很多年的时间才发现，手术会让病人变得很冷漠、死气沉沉、对痛苦及其他情感变得无动于衷，缺乏主动性和内驱力。戴尔嘎多认为这样的手术太可怕了。然而，这种良好的意愿并没有让科学界的批评者放过他，大众也是指责声不断，他们开始质疑戴尔嘎多在各个领域中的研究工作。

1974 年，就在他饱受争议的书名让他的多数技术及科学发现遭到埋没的 5 年后，戴尔嘎多离开了美国，接受了西班牙马德里自治大学特别为他创立的职位。在那里，他继续自己的研究工作，远离神经学的主流，主要聚焦于用非侵入性的方法来刺激大脑。他的实验，特别是那些涉及运动行为的产生与阻断的实验，直接为深部脑刺激时代的到来铺平了道路，深部脑刺激被用来治疗帕金森病以及其他神经疾病。但是，在接下来的 20 年里，戴尔嘎多的名字和传奇故事却渐渐淡出了神经学文献。

令人奇怪的是，戴尔嘎多做过的实验或发表过的文章，从来没有暗示能够控制某人的自主意愿，更不要说某人的心智了。我们会发现，现代社会中存在着许多时常抨击创新方法的怀疑者。他们认为科学家的这些方法会造成人类天性的磨灭，但有趣的是，那些更有效的洗脑或控制心智的方式却丝毫没有扰乱这些天性。与这些想象出来的阴谋相反，上一代的大脑芯片没有一个是在神经学家的实验室中开发出来的——甚至包括像戴尔嘎多这样看似古怪的神经学家。

## 惹恼机器人专家的小白鼠

尽管戴尔嘎多遭遇了种种麻烦，但脑电刺激作为一种刺激大脑组织、大脑通路以及周围神经的重要方法，依然被神经学家们广泛采用。然而，很长时间以来，没有神经学家敢于尝试戴尔嘎多在 20 世纪 60 年代所做的实验。但是当我的前指导老师约翰·查宾和他的学生完成的"机械鼠"实验（见图10-2）令神经学界大为震动时，这种平静的局面发生了急剧转变。

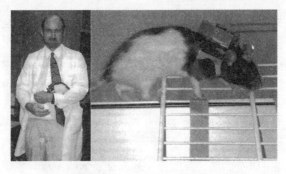

左图是约翰·查宾博士，右图是机械鼠在走金属网格。

**图 10-2　约翰·查宾和机械鼠**

尽管在他们刚有最初的想法时，我就知道了这项研究，但这个实验依然令我难忘。他们将实验录制成了一些视频片段，这些视频的主角就是机械鼠。在其中一段视频中,机械鼠在一个橡胶网格上爬行。地面上网格被垂直放在上面,布满了机械鼠爪子大小的洞。另一段视频显示的是机械鼠成功穿过各种高难度的障碍。这一实验是在得克萨斯州圣安东尼奥市的露天测试场中进行的,美国国防部高级研究计划署用这个测试场来评估最先进的自动化机器人的极限。

你也许会惊叹,机器人竟然能拥有如此非同一般的技巧。川户三雄和戈登·程的机器人都能唱歌、跳舞、打乒乓球,那它们不能完成这样的任务吗?它们确实不能,因为机器人是在程序的控制下执行特定任务的。如果没有机器人专家的刻苦编程,它们唱不出新歌,跳不了桑巴舞,也打不赢乒乓球金牌得主。要完成美国国防部高级研究计划署的轨道障碍也是如此,一个自动机器人有可能陷在沙子陷阱里、困在橡胶堆中,或者被又陡又滑的斜坡所阻碍。

最重要的是,机械鼠的表现惹恼了一些与之竞争的机器人专家,因为它根本不是机器人,而是一只老鼠。它不是费城下水道里的那种老鼠,而是小白鼠中的一员,并在约翰·查宾的实验室里被抚养长大,并接受了一些训练。当查宾提着笼子进入美国国防部高级研究计划署的机器人轨道时,一些人轻声地笑了起来,不相信眼前的事情。当查宾从笼子里小心翼翼地拿出一只黑背老鼠,而不是小机器人时,笑出声的人更多了。他用了几分钟的时间,以某种类似禅理的方式轻轻拍着老鼠的后背,然后小心地把它放到了轨道的起点。

查宾离开自己的"弟子"时,留心的人都能看到他手里紧紧抱着一台普通的笔记本电脑。突然之间,所有的笑声和嘲弄都停止了。应该说,查宾的实验比他杰出的西班牙前辈所完成的实验更超前。几个月来,他检验了一种精心设计的脑电刺激范式。他没打算通过刺激特定的脑区来阻止或诱发偶然的身体运动,而是计划用电脉冲来指导老鼠如何穿过复杂的迷宫。为了传递这种指导,他要在一个皮层区域,即表征胡须的初级躯体感觉皮层中,长期植入刺激电极。由于这些刺激电极是用来指导老鼠该向哪个方向转身的,因此查宾在老鼠右侧及左侧的躯体感觉皮层中各植入了一个电极。与以往的研究不同,查宾还在老鼠前脑内侧束中植入了一套刺激导线。他知道,当刺激这里时,老鼠会产生非常强烈的愉悦感。老鼠经过植入手术的恢复期后,查宾给它安装了一个可以接收无线电发射机发出的指令"背包",并能将微小的电脉冲传递给老鼠的植入电极。

所有的秘密在于，查宾如何确定向老鼠大脑各个皮层区域或前脑内侧束发送电脉冲的时间序列。他发现，一般来说，老鼠能够学会对发送到右侧躯体感觉皮层的电脉冲作出右转的反应，而对发送到左侧躯体感觉皮层的电脉冲作出左转的反应。老鼠学得很快，因为每当它正确地遵从了查宾的指示，它的前脑内侧束便会接收到一个电脉冲。利用这种方法，查宾训练他的机械鼠在迷宫中穿行，成为第一只打破美国国防部高级研究计划署测试轨道记录的动物。

## 脑电刺激应用于脑机接口

查宾一向谦逊而坦率，即使在完成这样引人注目的实验后，他依然清醒地意识到，自己用来与被试的大脑进行沟通以及奖励其优秀表现的方法，仍然是有局限的。尽管后来引入了向前运动的指示，然而查宾完全知道，要将他的方法用于上肢或下肢脑机接口，还需要向躯体感觉系统发送更多的指令，而且要比电刺激模式精细微妙得多。无论怎样，不可思议的机械鼠实验都让我强化了我的预感，那就是：脑电刺激可以被应用在下一代脑机接口上。是时候将设想付诸实施了！

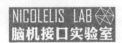

### 灵长类动物如何解读二元信息

在实施最别出心裁的想法之前，我决定先尝试相对简单些的事情。猴子能够学会解读直接由皮层电刺激发送来的二元信息，并利用这些信息完成行为任务吗？这个问题源自我实验室中的研究生亚伦·桑德勒（Aaron Sandler）刚刚完成的一个项目。他通过实验证明，枭猴能够利用右前臂或左前臂皮肤上的触觉刺激，来判断当面前两个盒子的不透明玻璃门打开时，在哪个盒子里能找到食物。他训练的两只猴子完全可以将右臂上的刺激与在右侧盒子里找食物联系起来，反之亦然。另外，学会了这条规则后，猴子便能够轻而易举地应对相反的情况，即左臂的刺激意味着食物在右边，而右臂的刺激意味着食物在左边。

有了这些有益的信息以及桑德勒在实验中收集的详细的行为数据后，南森·菲茨西蒙斯开始探索向同一只猴子的初级躯体感觉皮层发送电刺激的方法（见图 10-3 ）。桑德勒已经在两只枭猴的若干皮层区域中植入了多个微传线阵列。这样，桑德勒和菲茨西蒙斯就可以在连续 6 年中获得 100 个皮层神经元附近的长期电活动记录。根据自己的项目要求，菲茨西蒙斯选择向每只猴子的几个微传线发送电刺激，作为它们在新版的盒子辨认任务中的线索。另外，他决定尝试各种各样的"编码组合"，向猴子的皮层直接发送空间线索。他的第一个编码组合的规则是：如果在玻璃门升起来之前，向右侧躯体感觉皮层发送高频微电刺激，那么猴子将在右侧的盒子里找到食丸；如果这个刺激发生在玻璃门正在升起时，那么食物便出在左侧的盒子里。

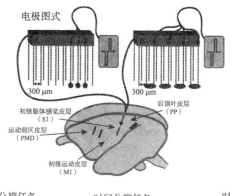

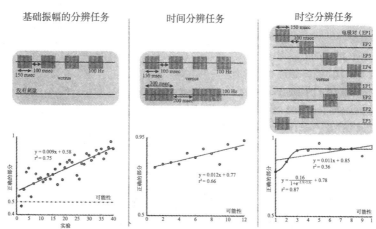

最上面的图显示的是用来给猴子大脑发出"电信息"的实验图示。研究者利用长期植入的微电极阵列来发送代表不同信息的时空电模式。中间一排图显示的是对大脑发送信息的不同模式类型：基础振幅的分辨、时间分辨、时空分辨。下面一排图显示的是对三种发送信息方法的学习曲线。

**图 10-3    与大脑对话**

尽管这两只猴子在触觉刺激版本的任务中接受了很多训练，但它们却用了 40 天才学会了新规则。这是很奇怪的，因为之前有关皮层微电刺激的研究没有显示需要这么长的学习时间。猴子一旦学会了这种联系，它们便像在前臂触觉刺激的实验中一样，能够很好地完成这项任务。我们急切地转向了下一个步骤，其中包括将动物刚刚掌握的规则逆转过来。这回猴子学会这个线索的时间短了很多，仅用了 15 天。这时又到了改变编码组合的时候。对于这一轮的改变，菲茨西蒙斯选择用微电刺激的两种不同时间模式来传递两种信息。当猴子接受的电刺激是持续 150 毫秒的电脉冲，中间间隔 100 毫秒的暂停时，则意味着食物在右边的盒子里；当电脉冲持续 300 毫秒，暂停时间为 200 毫秒时，就意味着食物在左边的盒子里。除了这些频率上的细微不同外，刺激的其他所有特征，包括总的刺激量、持续时间以及皮层位置，都是相同的。尽管这是两只猴子第一次区分两种略有不同的刺激，以选择能够得到食物的盒子，但它们大约用了 7 天时间就掌握了新规则。

实验进行到这一步时，菲茨西蒙决定挑战用皮层电刺激来指导灵长类行为的极限。这次不再用一根微传线来发送电脉冲，菲茨西蒙斯采用了 4 对相邻的微电极。他也没再用不同的频率来传递不同的线索，而是使用了两个移动的电波，通过微传线向相反的方向移动。通过这种方式来告诉猴子食物在哪里。我们估计这两只猴子学会这两种时空可能性的模式会比较难。

我们的担忧被证明是完全没有必要的。大约只用了三四天的时间，两只枭猴都学会了如何分辨两个时空线索的微妙差异，能够像之前一样非常准确地找到它们喜爱的食丸。事实上，它们的学习速度变得更快了。好像猴子一旦知道我们要给它们传递什么信息（食丸的位置），就会不断改进应用新规则的能力一样。

菲茨西蒙斯想出了一个巧妙的方法来阻隔刺激器发出的噪音，因此在猴子接收提示哪个盒子里有食丸的电刺激的同时，他还能记录躯体感觉皮层和运动皮层的神经活动。当把这些非常宝贵的电信号输送给我们常用来驱动脑机接口的多元线性回归算法时，他注意到一些有趣的现象。看着电刺激结束后以及动物向盒子开始运动前之间的神经元电活动的线性组合，他能够仅凭这些电生理学数据，预测几百毫秒前，猴子的躯体感觉皮层接收到的是哪种刺激。这让菲茨西蒙斯很受鼓励，他将相同时间段内所记录的所有运动皮层神经元的活动，都输入了线性模型。这使他能够在动物的肌肉表现出任何运动迹象之前，就同样准确地预测出猴子会向哪个盒子伸出手。当猴子掌握了任务的每一种可能性后，菲茨西蒙斯的预测准确性也随之提高。就这样，他因此能够从神经生理学的角度详细记录灵长类的大脑如何通过时间序列来破解电刺激所蕴含的信息，并将它们很好地转化为决定自发运动意愿的特殊信息。

对于我们想与灵长类的大脑建立起直接联系的尝试，这些神经元就像是"乐意倾听的耳朵"。毫无疑问，这是一个好兆头。

到菲茨西蒙斯有关皮层微刺激的结果发表的时候，约瑟夫·奥多尔蒂已经设计出了一系列新的皮层电刺激与上肢脑机接口的猕猴实验。奥多尔蒂和我知道，这些猴子可能是第一批检验全新范式的被试。为了纪念荷塞·戴尔嘎多，我们将其命名为"大脑-机器-大脑界面"。这种界面可以使我们的猴子被试通过闭环控制与特定的人造设备进行互动，这种闭环控制能够排除任何来自身体的干扰。界面的输出部分（运动控制）以及输入部分（感觉指示或反馈）都不会依赖除小型皮层样本以外的细胞组织。这个小型的皮层样本负责发送和接收信息。猴子的大脑会直接接收指示或感觉反馈，不再需要依赖生物反馈或周围神经通路。灵长类通常利用生物反馈和周围神经通路来获得有关身体的信息。

当然这是一个很困难的实验，尤其是考虑到第一个版本的大脑－机器－大脑界面会用贫乏的临时交流通道来替代身体广泛的感觉器官。正如在菲茨西蒙斯的实验中那样，替代感觉需要长期植入微传线，以便向猴子的初级躯体感觉皮层或后顶叶皮层发送简单的电刺激模式。我们的目标是检验猴子能否学会最大化地利用这种单一的"人造感觉通道"，解码只利用它们大脑活动产生的指示。后来，我们采用同样的方法给动物提供反馈信息，让它们理解自己正在控制的机器的运动情况。

**NICOLELIS LAB**
**脑机接口实验室**

## 二元运动方向指示

　　为了让挑战性稍微小一点，我们最初的尝试仅限于二元的运动方向指示。猴子必须根据这些指示来决定将屏幕上的光标移向左边的目标还是右边的目标。在早期的培训阶段，猴子根据微刺激模式所暗示的方向来移动操纵杆，从而控制光标的移动。当猴子的操作变得特别熟练之后，我们逐渐去掉操纵杆，将控制转向脑机接口的部件，这样猴子就可以仅凭大脑活动来控制光标的移动了。一般来说，猴子一开始将光标放在屏幕中心起点的位置。一旦光标被置于中心，两个完全相同的圆形目标会出现在显示器上，每个目标与光标起点的距离都相等。与此同时，一个代表左侧目标或右侧目标的电刺激会被直接发送到猴子的初级躯体感觉皮层。猴子必须诠释这个微刺激，并产生大脑活动的运动模式，向正确的目标移动光标（并可以得到果汁奖励）。

　　就像之前的菲茨西蒙斯和桑德勒，奥多尔蒂先通过实验测量，如果指示发送到同一只猴子的前臂皮肤上，它需要多长时间来完成相同的任务。这些控制实验可以让我们对作为接收二元指示渠道的皮肤或大脑进行比较。另外，奥多尔蒂还设计了一个实验，其中一只猴子会接收直接传入躯体感觉皮层的信息，而其他猴子则在后顶叶皮层（在躯体感觉皮层后方几毫米的位置）中接收信息。这意味着，我们能够比较哪个皮层区域可以更好地通过微刺激来引导动物的决定。

与我们对枭猴做的实验类似，一开始猴子用了几周的时间学会了通过触觉发送的指示。**经过这个起步阶段后，根据是躯体感觉皮层接收到信息还是后顶叶皮层接收到信息的不同，猴子的表现出现了很大差异。**躯体感觉皮层接收微刺激的猴子，很快达到了与接收触觉刺激相同的熟练水平。另一只猴子的情况则比较令人困惑。尽管这只猴子也学过通过皮肤的触觉刺激来解码信息，但它搞不懂如何解读发送到后顶叶皮层的电信息。尽管我们不能排除猴子可能需要不同类型的电信号或更长的训练时间，才能学会如何处理发送到后顶叶皮层的电指示，但奥多尔蒂的实验为大脑-机器-大脑界面的未来应用开创了几种设想。

# 与动物直接对话

现在我们的团队开始尝试建立直接的沟通渠道，向动物大脑发送新信息。在 2005 年我与鲁伊兹·巴卡拉进行电话交谈之前的很久，我就已经意识到，这些新技术可以让我们远远超越与实验室动物的神经系统进行对话的局限。确实，它们能重塑大脑自己的观点。这是贯穿本书的一个理念，我称之为相对性大脑假设（relativistic brain hypothesis）。

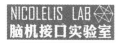

**假设1：相对性大脑假设**

当用新方法获得有关周围世界的统计信息时，被试的大脑倾向于同化这些统计信息以及用以收集这些信息的感官或工具。大脑因此会产生一个有关世界的新模式、对被试身体的新刺激，以及定义个体对现实的知觉和自我感的一套新边界或新限制。在被试的整个生命中，这种新的大脑模式还会继续接受检验和重塑。由于大脑消耗的总能量以及神经元放电的最大速度都固定不变，因此就这些限制而言，我们必须将神经元的空间与时间视为相对的。

## 实验模式1：打造"磁性世界"

为了验证相对性大脑假设，我们设计了两个实验模式，它们在之前的大脑研究中从未被尝试过。

**NICOLELIS LAB**
**脑机接口实验室**

### 未来实验与磁性世界

第一个实验的早期阶段，仍是小规模地创造一个"新世界"。这个"新世界"对于身临其中的被试（成年老鼠）来说是非常不寻常的，与它们自然的生活环境相去甚远。在这个实验中，我们建立了一个"磁性世界"。其中所有相关的环境特征，比如空间边界、食物、水、有害刺激源的位置、做窝、与其他动物交往的地方，以及捕食者（及恐惧）所在位置，都由不同的磁场源来界定（见图 10-4）。为了研究被试在这种环境中是否能学会找方向，我们在老鼠的额骨上植入了一个小型磁传感器。当经过改造的老鼠来到"新世界"时，植入的传感器通过被长期植入动物大脑躯体感觉皮层中的微传线，触发独特的时空电刺激，向动物暗示附近存在某个磁源。

在老鼠探索这个磁性世界时，每当它正确辨别出一个包含积极刺激的地点时，便会得到两种奖励。一个是"自然的"奖励（水、食物或社会互动），另一个是额外奖励（电脉冲被发送到前脑内侧束，这是约翰·查宾在训练机械鼠时利用的大脑结构）。相反，每当老鼠错误地进入了"捕食者的区域"或其他消极刺激区域时，就会招致巨大的警报声。为了保证不出错，老鼠只能利用每个地点独特的磁特征来指引方向，因为愉悦区域和令人不快的区域会经常轮换。我们还进行了细致的控制实验，以排除老鼠利用其他感觉线索来定位的可能性。

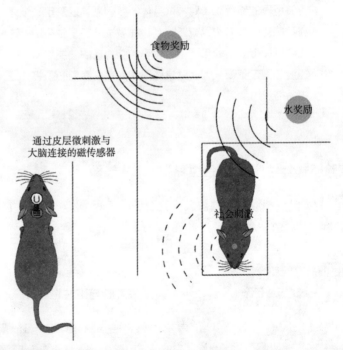

在实验中，R6-T 老鼠被植入一个向其初级运动皮层发送微电刺激的磁场传感器，电刺激的强度与磁场的大小成正比，电不同的磁场表示不同物体的位置，比如食物、水和玩具老鼠的位置。

**图 10-4 "未来实验"**

我们把被试命名为"第六感磁老鼠"或 R6-T，其中 T 代表特斯拉，这是用来表明磁场强度的国际单位。在我们建立磁性世界后，准备让 R6-T 老鼠进入新家时，我们想到了很多有趣的问题。R6-T 老鼠能学会如何解读发送到它躯体感觉皮层的磁信息吗？动物能学会在完全非自然的环境中生活，仅依靠它们新获得的磁感觉来寻找食物和水，避免捕食者及其他可怕的事物，同时找到自己的家或其他老鼠同伴吗？如果 R6-T 老鼠学会了这一切，那么磁性世界的全部表征会出现在它们的躯体感觉皮层中吗？

我的预测是，R6-T 老鼠即便学不会全部技能，最终也能学会有关这个磁性世界的一些关键参数。清晰的磁感受野会出现，并替代老鼠传统的触觉反应。我还相信，这些磁感受野不会损害 R6-T 老鼠使用胡须来辨别正常触觉刺激的能力。在相对性大脑假设的背景下，这将是有可能的，因为动物会将磁性世界的统计信息合并到描述自然环境的统计信息之上。而自然环境的统计信息在它们生命早期就被同化到它们的大脑中了。

**BMI 洞察  BEYOND BOUNDARIES**

选择不同的磁源来创建新世界的环境并没有什么特别。事实上，如果我的理论是正确的，那么在"远红外"或"超声"世界中进行这个实验也会得到相同的结果。有研究进一步提出，作为向老鼠大脑发送环境信息的方法之一的电刺激也可以被替代。一种很好的替代选择就是光遗传，这是斯坦福大学生物工程及精神病学副教授卡尔·戴瑟罗斯（Karl Deisseroth）于 2006 年引入的一种革命性的新方法。

在光遗传学中，光刺激被用来调节皮层神经元集群的电活动。不过，这并不像打闪光灯那样简单。首先，需要让皮层神经元感染一种病毒，这种病毒携带着合成特定蛋白质所需的遗传信息。这种蛋白质能够形成独特的离子通道，对特定波长的光作出反应。例如，如果皮层神经元经过基因改造，以表示光敏感通道蛋白（ChR-2，一种对绿藻中的光会产生直接运动反应的蛋白质），那么特定波长的光会打开光敏感通道蛋白的钠通道,触发大量钠离子进入神经元,使之产生动作电位。与之相反,如果使用不同的光敏感蛋白,皮层神经元则会产生光学门控的氯离子通道,不同波长的另一个光刺激则会抑制神经元放电。将这两种类型的光学门控离子通道在老鼠的躯体感觉皮层中进行混合后,我们就能够用光刺激的模式来绘制每种磁特征的地形图了,因为特定的光刺激模式会产生特定模式的皮层电活动。在这类研究中采用光遗传学的方法具有很大优势,因为它不会产生人工的电产物,也不会造成组织损伤。

将这些技术上的考虑放到一边,我设想,长期暴露在磁性世界中,不仅磁场传感器会被完好地整合到 R6-T 老鼠的大脑中,而且在这些动物的头脑中会出现感知世界现实和身体现实的新感官。必须承认的是,我的设想很难被证明,因为动物无法表达它们的观点,更不要说用夸张、充满激情的方式来表达它们的思想了。不过从逻辑上来说,我们到目前为止做过的实验能够推导出这样的预测。

### 实验模式2:第一个脑对脑界面

我们的第二个实验集中测试第一个脑对脑界面(BTBI)。

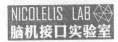

**"解码鼠"与"探索鼠"**

在初步设计中,实验前我们会在表征老鼠胡须的躯体感觉皮层中植入微传线阵列。老鼠被训练用它们的胡须来完成第 5 章中爱莎完成的任务。当老鼠学会如何分辨两个孔的相对宽度,能够判断哪个窄、哪个宽后,它们将被提升到"探索鼠"的状态(见图 10-5)。此时,探索鼠被记录下来的神经元电活动模式,将通过无线方式被传递到另一个位置——一个关闭的行为箱,里面放着另一个动物"解码鼠"。箱子里一片漆黑,"解码鼠"在等待着。然后我们会激活"解码鼠"大脑内的多通道电刺激器或光源网格,对它躯体感觉皮层中表征胡须的神经元集群发出电刺激或光刺激的时空波。

在这个实验的第一个版本中(处于计划阶段),我们会训练"解码鼠"

完成触觉分辨任务,这样它对任务的目标就会有整体的概念。然而,当"探索鼠"的大脑活动被传递到"解码鼠"的大脑中时,"解码鼠"无法借助它所受过的训练用胡须判断孔的宽度,因为"解码鼠"所在的箱子里没有类似的孔。相反,孤单的"解码鼠"不得不用鼻子在箱子壁的某处戳戳点点,无论"探索鼠"胡须所感知的孔是宽还是窄,"解码鼠"只能依靠自己大脑中与"探索鼠"触觉体验相关的部分电生理转换,来判断自己的胡须永远触及不到的孔的直径。为了让实验变得更有趣,每当解码鼠判断正确并因为良好的表现而获得奖励时,"探索鼠"会因为成功地将知觉体验传递给了同伴而获得额外的奖励。

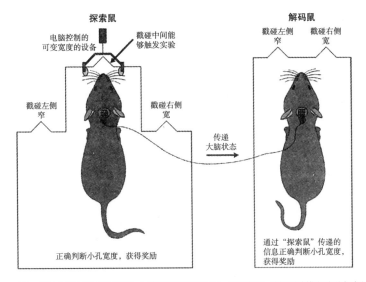

图中显示的是连接"探索鼠"的真正的脑对脑界面。"探索鼠"用胡须分辨实验设备直径的改变。"解码鼠"的主要功能是根据"探索鼠"传递过来的大脑活动模式表示出设备的直径,尽管它的胡须根本没有碰到过设备。脑对脑界面将两只鼠的大脑连接在一起。

**图 10-5 探索鼠与解码鼠**

显然,有很多潜在的问题可能会使这个复杂实验脱离正轨。假定我们能搞定所有的技术细节,两只老鼠都能学会如何通过虚拟的方式与对方互动,那么这个实验将有助于测试和开发更复杂的脑对脑界面。我预测,"解码鼠"大脑中的躯体感觉皮层神经元会对"探索鼠"胡须受到的任何机械性刺激作出反应,即使这对老鼠不是在进行我们所设定的触觉分辨任务。例如,我预期"解码鼠"的触觉感受野会得到扩展,这不仅包括它自己的胡须,还会包括"探索鼠"的胡须。如果发生了这种情况，那说明即使是最初级的脑对脑界面也能扩展大脑内部对身体的表征，并将与之相连的另一个大脑所表征的身体涵盖进来。

这样的发现令人惊骇。它将成为两个大脑能够进行功能连接的第一个证明。这种连接与沟通的结果是，它们能够非常协调地合作实现一个对双方都有利的目标。然而，到目前为止，我只考虑了可以想象的最简单的脑对脑界面。其中"探索鼠"的大脑与"解码鼠"的大脑能够进行单向沟通。

2005 年我发给巴卡拉的图纸与这个原始方案存在几点不同，其中一个如图 10-6 所示。如果"解码鼠"被授予权利将自己的脑活动传回给"探索鼠"，那情况会怎样？在这种实验安排中，两个大脑能够最终实现完全一致吗，比如，每只老鼠只探索一个复杂物体的一部分？为了克服各自大脑的局限，它们能通过某种不用接触的心智交流方式，来分享彼此的头脑，建立替代性感觉吗？鉴于目前脑机接口技术的进展，这种大脑对大脑的双向交流将会成为一个实验壮举。这种实验至少在理论上是可行的，尤其是如果单向的脑对脑界面被证明是成功的，能够比较容易地在一对老鼠身上实施，或者可以顺理成章地在一对灵长类身上实施。

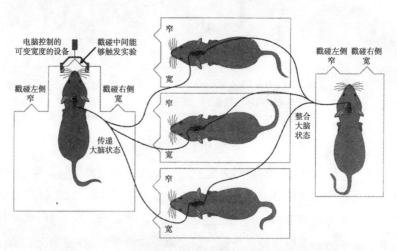

图 10-6　不同版本的脑对脑界面（包含中间老鼠层）

然而，我不认为我们会仅局限于将两个有生命的大脑连接起来进行直接沟通。例如，想象一下，"探索鼠"的脑活动不只发送给一只"解码鼠"，而是传递给一群动物的大脑，比如图 10-6 中的中间鼠。这些中间鼠也得不到现实世界中有关孔的直径的信息。它们只能收集"探索鼠"大脑传来的信息，只有"探索鼠"能用自己胡须真正去测量孔的宽度。一旦接收到"探索鼠"的大脑活动，每只中间鼠必须决定采取某种行动：用鼻子戳左边或右边，表明它是否相信电信息或光信息所暗示的孔的宽窄。当中间鼠作出它的选择后，每只中间鼠大脑的神经元电活动便会传递给"解码鼠"。"解码鼠"的新任务是评估收集到的中间鼠的"大脑观点"，决定小孔到底是宽还是窄。每当"解码鼠"正确地判断了孔的直径，中间鼠和"探索鼠"便会因为共同完成了卓越的工作而立即得到奖励。

这的确是一个令人震惊的实验版本，它让来自虚拟体验的大脑电活动真正达成了共识，这些电活动是如此独特却又稍纵即逝。

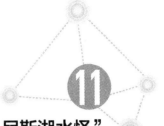

# 潜伏着的"尼斯湖水怪"

内外时空的碰撞

BEYOND BOUNDARIES  The new neuroscience of connecting brains with machines--
and how it will change our lives

## 永不停歇的电的海洋

在生命的不同时期，我看待大脑的角度也不同。

上中学时，我认为大脑就像一台非常精密的超级计算机，它是那么复杂而神秘，我推测，如果曾拖着长声说"夫人，我正在努力用石头刀和熊皮制作一个记忆回路"的科学家，常常会对人类大脑所使用的逻辑深感困惑，那么他们理解大脑如何工作的努力也会毫无成果。这让我感到怯懦，因此我曾专注于磨炼自己的足球中场技能，梦想有一天我能为自己喜爱的帕尔梅拉斯队效力。不幸的是，我的第一个职业选择并没有如愿以偿。

上高中时，我无意中读到了艾萨克·阿西莫夫（Isaac Asimov）1964 年出版的《人类的大脑》（*The Human Brain*）一书，它重新点燃了我的兴趣。随着阿西莫夫对大脑宏观结构与微观结构的讲述，我的惊异感越来越强烈。但是我无法相信，直到书的最后一页，都没有一章能把这些有着拉丁名字或德语名字的一起运作的结构真正解释清楚。

就在上医学院的时候，我才和许多同学一起对大脑进行了解剖。根据所上课程的不同，教授会从解剖学、组织学、生理学、药理学、神经学或精神病学的角度来剖析大脑。再一次，没有人甚至包括我的"科学英雄"艾瑞尔博士，曾向前多走一步，告诉我们这些组织的层次如何连接在一起，并最终形成了思维。在当时，如果你想成为一名正统的神经学家，就必须成为某一学科，而且只是这一学科的专家，然后在该领域原则所认可的边界内，奉献自己的一生。

从医学院毕业后，我决定攻读生理学博士，而不是申请当住院医生。然而在艾瑞尔博士的全力支持下，我开始了第 1 章中所描述的、带有风险的研究项目：用图论和计算机程序来分析大脑回路。当我的毕业论文项目进行到一半时，美国认知科学家马文·闵斯基（Marvin Minsky）发表了他的名作《心智的社会》（*The Society of Mind*）。我猜想，人工智能领域的顶尖人物一定找到了最终答案，于是急切地沉浸在书中。结果却发现那里也没有我想找的东西，闵斯基似乎不太在意真实的大脑，只关心可能发生在大脑中的更高层的运作过程。

在临近论文答辩的时候，我参加了美国物理学家约翰·霍普菲尔德（John Hopfield）的演讲。20 世纪 80 年代中期，霍普菲尔德发明了人工神经网络。我们用了近一个小时的时间来交流他对神经学未来的看法，我深深地陶醉其中。正是从那时起，我对自己当时只能模糊地称为"神经动力学"的理念产生了兴趣。后来，当我尝试搜寻支配大量神经元集群的动态运作的生理学原则时，脑机接口的概念和实施开始出现了。

在过去几年里，受到近 20 年研究发现的影响，我发现自己看待大脑的方式已经变得非常不同了。多少有点令人感觉奇怪的是，甚至对我来说也是如此，如今，我愿意把大脑比作特殊的海洋，一个永不停歇的电的海洋。它被很多同时发生的神经元时间波汇聚在一起，并能够记住穿过它神秘灰色水域的所有事物。利用这个比喻，我在头脑中想象相对性大脑的生物基质实际上是如何工作的。就像那些对海洋的流动、漩涡以及海啸感兴趣的人无法通过分析水分子或原子的行为来解释这些宏观现象一样，如果想了解整个神经元海洋的行为，只关注单个神经元的特征只会分散注意力。鉴于大脑的这个新比喻，我在理解思维方面的新发现，以及我所发现的隐藏在灵长类大脑动态模式深处的怪兽，便都是恰当的了。

## 绘制老鼠的清醒－睡眠周期

"看起来像尼斯湖水怪！"这听起来很荒谬，但当我看到有关老鼠大脑电活动的分布图时，那幅怪异的二维图恰恰让我想到了尼斯湖水怪。"你怎么能在数据中看出一只虚假的苏格兰龙？"从实验室的长凳上传来一阵无法抑制的笑声。

"看这幅图。你可以在右上角看到水怪瘦长的三角形头。头和长长的脖子连着，就像蛇颈龙，它是沿着对角线方向的。脖子连着巨大的椭圆形身体，正好在这幅图的中心。在身体底下，你可以清楚地看到两只像后爪一样的东西，这是为了适应游泳而长出来的！"我自己也奇怪，我的大脑怎么能在这幅满是一丛丛小黑点的图上看出了水怪的各个身体部分。

"我正考虑把它称为'整体的大脑吸引区'呢。"实验室一位来自中国台湾的研究生林世杰（ShihChieh "CJ" Lin）这样回应我（他目前是美国国立卫生研究院的研究员）。显然，他费了不少时间和精力来给自己和达米安·杰尔瓦索尼（Damien Gervasoni）数月以来艰苦枯燥的数学工作的主要成果起个好听的名字。达米安·杰尔瓦索尼是来自里昂的博士后。他与洛克菲勒大学正在做博士论文的斯达特·里贝罗（Sidarta Ribeiro）一起明确地提出，睡眠是记忆固化的关键因素。

**NICOLELIS LAB**
**脑机接口实验室**

### 老鼠的清醒－睡眠周期

自从我的实验室建成以来，杰尔瓦索尼和里贝罗就决定采用我们多点位、多电极、长期记录的方法，来研究自由活动老鼠的正常清醒－睡眠周期。首先，他们在 4 个不同的大脑结构中植入了微传线阵列。这 4 个大脑结构分别是躯体感觉皮层、丘脑、海马体和尾壳核复合体（基底神经节的重要构成）。当老鼠从手术中恢复过来后，他们把每只老鼠都安顿在舒适的实验小屋里，那里有可以随意享用的食物和水。每只老鼠在这里舒服地待 5 天，做正常实验室老鼠会做的事情。与此同时，杰尔瓦索尼和里贝罗将两架高分辨率录像机对准老鼠的小屋，连续监控老鼠的每一个行为细节。

另外，他们以局部场电位（LFPs，来自一大块组织的电信号的总和）的形式记录 4 个被植入微传线的大脑区域的神经活动。局部场电位的记录和录像记录被进行了同步化，误差不超过几毫秒。由于局部场电位包含给定大脑区域中很多神经元的活动，因此，杰尔瓦索尼和里贝罗的记录非常广泛，时间长达 96 个小时，包含大规模的皮层及皮层下活动。这样他们就可以比较老鼠在几百个清醒—睡眠周期中的所产生的各种各样的活动了。他们还记录了分布在 4 个大脑结构中（从中抽取局部场电位的样本）的数十个神经元的电活动。

非常有趣的是，尽管到 21 世纪早期时，科学家们已经确立了很多与睡眠有关的神经生理学因素，但依然没有办法仅凭大脑的电活动来预测动物在清醒—睡眠周期中任一时刻的行为。例如，神经学家知道，在清醒-睡眠周期的不同部分，会出现特定类型的神经振荡（见图 11-1）。这些振荡无处不在，以至于神经学家经常想在各种功能中"牵扯"上它们，其中包括对"意识"的定义。因此，我们在提出自己的实验时，十分谨慎。

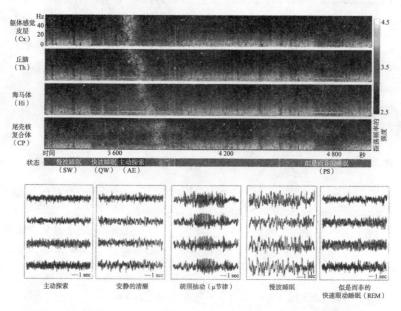

它们显示的是，在不同类型的行为（主动探索、安静的清醒、胡须抽动、慢波睡眠以及快速眼动睡眠）中所观察到的不同类型大脑振荡的频率与总体时间模式。在上排 4 幅三维光谱图中，X 轴代表时间（在每种被标记的行为状态期间），Y 轴代表振荡的频率，Z 轴上灰色的深浅代表每种状态下振荡频率的大小或强度。下排 5 幅图表示相应的原始局部场电位。

**图 11-1　光谱图以及相应的原始局部场电位**

在清醒-睡眠周期中，每一种神经振荡都具有独特的振幅和主要的频率范围。例如，当老鼠处于"安静的清醒"状态时（表示它们四爪着地，静止不动，胡须没有做有节律的运动），皮层记录显示的是小振幅、高频率的振荡，主要分布在 $\beta$ 节律（10~30 赫兹）和 $\gamma$ 节律（30~80 赫兹）范围内。这些低电压、高频率的振荡通常说明大脑皮层处于去同步化的状态。这可以用平静的大海进行类别，也就是海面上看不到大的波浪。

当老鼠开始四处活动，探索周围环境时，即进入我们所说的"主动探索"状态，它们到处用鼻子嗅，用舌头舔，大幅度地挥动胡须。在它们大脑的皮层及皮层下结构中，除了有"安静的清醒"状态下的 $\beta$ 节律和 $\gamma$ 节律外，还出现了 5~9 赫兹的 $\theta$ 节律。正如我们在第 5 章中看到的，当清醒而静止的老鼠开始作出小幅度的"胡须抽动"活动时，不同模式的有节律的皮层放电是很明显的。胡须抽动状态下的振荡为 7~12 赫兹，与胡须运动时的频率相同。这种状态最先出现在初级躯体感觉皮层，并很快扩散到丘脑的躯体感觉神经核及其他皮层下结构。

不过，当机警的老鼠进入睡眠的早期阶段时，大脑振荡的模式会突然发生改变。当摄像机拍到老鼠变得昏昏欲睡时，高振幅且非常同步的神经振荡（即"睡眠梭状波"）就会出现。梭状波会逐渐增大或逐渐缩小，是一种 7~12 赫兹有节律的波，它凌驾于更慢的 1~4 赫兹的 $\delta$ 波之上。当老鼠进入更深的'慢波睡眠'状态，睡眠梭状波慢慢消失，$\delta$ 波成了皮层活动的主流。这时，老鼠已经躺下，闭着眼睛，享受着香甜的睡眠，但还没开始做梦。随着老鼠进入睡眠，它开始做梦，但做梦的方式与人不同。正如我们目前所知道的，老鼠不会表现出快速眼动睡眠，而是抖动它的胡须。与此同时，老鼠其他身体肌肉组织放松，进入张力缺乏状态。老鼠这种不寻常的快速眼动睡眠模式（更恰当的说法应该是"快速胡须动"睡眠），最初是由我的导师、第一位睡眠神经生理学家艾瑞尔博士于 1970 年提出的。他认为，与灵长类视觉占主导的睡眠体验不同，老鼠可能更喜欢做丰富多彩的触觉梦。虽然这种睡眠很独特，但神经生理学家依然用灵长类的快速眼动睡眠来称呼老鼠的这种睡眠。它的特点是，低振幅、高频率的振荡反复出现，最终与老鼠清醒时观察到的皮层去同步化模式变得一样。有趣的是，在快速眼动睡眠期间，海马体中会出现 $\theta$ 振荡（在主动探索状态中观察到的频率）。

尽管人们对清醒-睡眠周期的细节已经有了一些了解，但还没人能想出方法用一张二维图来展示这些信息。林世杰成功了。他用图形的方式表现了大脑固有的整体动态，这是相对性大脑观点的核心构成部分。一开始，他采用著名的快速傅里叶变换算法来确定大脑皮层及皮层下局部场电位记录中的频带。皮层及皮层下局部场电位对老鼠清醒–睡眠周期中无处不在的神经振荡的频谱贡献了最大的强度（或振幅）。他的分析得出了 4 种频率范围：0.5~20 赫兹、0.5~55 赫兹、0.5~4.5 赫兹以及 0.5~9.0 赫兹。之后，他开始检验这些频带之间哪种关系能够最清晰地区分清醒–睡眠周期中不同的大脑状态。经过艰苦细致的研究，他得出了两个频谱振幅比率，一个是 0.5~20 赫兹的振荡比 0.5~55 赫兹的振荡，另一个是 0.5~4.5 赫兹的振荡比 0.5~9.0 赫兹的振荡。由于在这些比率中，分子永远小于或等于分母，所以计算结果介于 0 和 1 之间。

**状态空间**

以状态变量为坐标轴的空间，指该系统的全部可能状态集合。

确定了适当的指标后，林世杰对在老鼠的大脑皮层、海马体、丘脑及纹状体中同时获得的很多小时的局部场电位，逐秒计算了这两种频谱振幅比率。每一只老鼠都有 4 段非常长的时间序列，林世杰需要计算出每一秒的比率值。为了画出描述所有这些信息的二维图，他利用多元统计方法来将两组数据线性合并为单一记录。接下来就很简单了，只要在 X 轴 Y 轴的"状态–空间"图上标出各个数值就可以了。

图 11-2 就是林世杰的整体大脑吸引区，也就是我乍一看以为是尼斯湖水怪的图。一眼就能看出来，各个点不是随机分布在图中各处的。相反，它们构成了非常有条理的图形。一些密度很高的点丛被密度小得多的、模糊的点"带"分隔开来。当对照录像分析这张大脑振荡图时，我们发现，每一个密集的点丛都描绘了老鼠正常清醒–睡眠周期中的一种主要行为状态，而密度小且模糊的点"带"正好与这些状态之间的过渡期吻合。由于状态–空间图中的每一个点对应着每一秒的大脑活动，因此越密集的点丛就代表动物的大脑关注点在哪里以及如何花费大部分时间。我们可以在睡眠图（见图 11-3）中看到动物在每一种清醒–睡眠状态上所用时间的分布。这些状态之间的过渡期发生得很快，这就是为什么它们在图上显得比较模糊的原因。

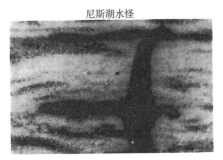

尼斯湖水怪

夜间大脑活动

夜间大脑活动

PC2振幅比率：0.5~20赫兹/0.5~55赫兹

PC2振幅比率：0.5~20赫兹/0.5~55赫兹

中间状态

快速眼动睡眠

慢波睡眠

过渡状态

主动探索

安静的清醒

胡须抽动

PC1 振幅比率：0.5~4.5赫兹/0.5~9.0赫兹

PC1 振幅比率：0.5~4.5赫兹/0.5~9.0赫兹

上图是经典"假"照片中显示的尼斯湖水怪。左下图描绘的是大脑的状态–空间图。在右下图中，不同的大脑状态被用椭圆形标记出了相应的位置。安静的清醒状态与慢波睡眠状态之间的过渡状态也被标示了出来。

**图 11-2　"尼斯湖水怪"**

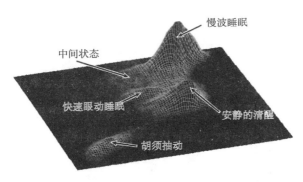

慢波睡眠

中间状态

快速眼动睡眠

安静的清醒

胡须抽动

这个三维图显示了老鼠在每种主要行为状态上所用的时间。图中的 X 轴和 Y 轴分别代表的是图 11-2 中的状态和空间，而 Z 轴代表老鼠在每种状态上度过的时间。注意，老鼠多数时候不做梦，而是处于慢波睡眠状态。安静的清醒状态是老鼠生活中第二普遍的大脑状态。

**图 11-3　老鼠睡眠图**

现在，如果你仔细看，便会在水怪身体的旁边看到更小、但很密集的点丛，它们就像水怪的翅膀。一群较淡的、弯曲的点，将小的椭圆形翅膀与水怪的头连在一起。事实上，这个小椭圆形代表老鼠正处于快速眼动睡眠状态，而淡淡的群点代表慢波睡眠与快速眼动睡眠之间的过渡状态，这个状态也被称为"中间睡眠阶段"。（快速眼动睡眠与安静的清醒状态之间的连接是又短又淡的过渡状态。不过，我们很难在二维图上分辨出来，但在三维图上，它被显示了出来。）

最后，在状态－空间图的最左下角，有一片密集的点丛，它与中心位置、定义清醒状态的椭圆形相连。这些点就像水怪的脚，这只"脚"代表胡须抽动状态，此时完全清醒、警觉的老鼠作出小幅度、高频率的胡须抽动。同时，将脚与中心椭圆形连在一起的是一些稀疏、模糊的点，看起来就像一条腿，它们代表完全清醒、静止不动的状态与胡须抽动状态之间的过渡。

**NICOLELIS LAB**
**脑机接口实验室**

## 绘制老鼠的状态－空间图

5 年的时间里，对于我们所研究过的每一只老鼠，我们都绘制过这种类似尼斯湖水怪的状态－空间图。除了胡须抽动状态因被试不同，其在图中的位置多少有所改变之外（通过三维图可以解决这个问题），其他所有主要的行为状态以及过渡状态的位置都保持恒定不变。甚至当用猴子的大脑活动来绘制状态－空间图时，其整体形状也基本相同。因此，我们相信，如果能够获得人类大脑的相关数据，那么它也会呈现出尼斯湖水怪的形状——当然要把胡须抽动的状态除去。

为了验证这个发现，我们分别分析了来自大脑 4 个皮层及皮层下区域的数据（而不是对它们进行平均），并产生了其他的图形。即使如此，苏格兰捕食者的身影依然从点的薄雾中显露了出来。这说明我们不能从大脑某个精确的空间位置中抽取数据样本（至少不能从间脑中抽取样本），来定义大脑内部整体的动态状态。通过综合来自多个大脑结构的数据，最终图形的分辨率显著提高了，看起来就像一幅全息图，与几十年前卡尔·拉什利的学生、杰出的神经外科医生兼神经生理学家卡尔·普里布兰（Karl Pribram）所设想的图非常类似。

更令人震惊的是，我们能够创造一段实时的状态－空间动画。它让我们能够想象，在不同的时刻，大脑从一种生理状态转化为另一种状态的过程中，在自由活动的动物大脑内，如何构成了振荡点的分布。这种动画的状态－空间图显示，老鼠在频率的状态－空间中穿行的轨迹是非常刻板的，而且有其偏爱的轨迹。同时我们发现，一些轨迹从来没有出现过。这些轨迹在很多方面与我们长期观察到的动物行为是匹配的。例如，动物不会从胡须抽动状态或安静的专注状态直接跳转到快速眼动睡眠，或者从主动探索状态进入慢波睡眠状态。因此，如果大脑中出现了这些被禁止的频率轨迹，那就说明有问题了，也许动物发生了神经障碍。

当杰尔瓦索尼、里贝罗和林世杰给状态－空间图增加了第三个维度后，我们便能够将"合并一致性"（pooled coherence）纳入进来。合并一致性是对分布在 4 个大脑结构中的神经元集群之间同步放电的一致性水平进行的整体评估。我们集中对 7~55 赫兹的频率范围进行了评估，发现随着某一秒钟内合并一致性的提高，该频率范围内的同步性也会增强。让我们高兴的是，这使得状态－空间图中密集的点丛（代表重要的行为状态）之间的间隔也加大了。事实上，合并一致性使我们非常确定，频率与胡须抽动是相关的，因为在我们抽样的大脑结构中，这种行为表现出了最高的同步放电水平。

这个简单的修改还显示出，放电同步性的突然、强烈的改变标志着主要状态间的快速过渡。例如，当老鼠从安静的清醒状态转变为慢波睡眠状态，或从慢波睡眠状态转变为快速眼动睡眠状态时，各个大脑结构出现频率为 7~20 赫兹的睡眠梭形波时，它们的放电会更趋同步化。在过渡到快速眼动睡眠状态的情况下，这种一致性的突然增加被定义为中间睡眠状态。状态－空间动画还显示，"出发"状态与"目标"状态之间（例如，从警觉的清醒状态到慢波睡眠状态）的轨迹有可能中断，从而使大脑活动返回到"出发"状态。我们后来意识到，中断的原因主要是同步放电的一致性水平没有达到实现"目标"状态所必需的阈值。

在过去 50 年里，很多实验室已经发现，清醒－睡眠周期中不同状态的过渡取决于一系列神经递质的相互作用。这些化学物质，其中包括乙酰胆碱、去甲肾上腺素、血清素、多巴胺以及最有可能的 γ - 氨基丁酸（GABA），是由位于各种皮层下结构中的神经元簇产生的。利用它们分布广泛的轴突投射，这些神经元向大脑各处发送神经递质。到目前为止，大多数研究主要聚焦于这些神经递质在决定睡眠或清醒的特定状态上的作用，但我相信，从大脑的一种状态转变为另一种状态并导致动物行为的相应改变，是这些调节结构的共同作用。

这样，像尼斯湖水怪一样的状态 – 空间图便是整个大脑动态以及这些动态如何由大脑能量所决定的扼要描绘。被试的整体大脑动态每时每刻都会随着它对神经调节因素的反应而发生改变，这些神经调节因素促使数十亿相互连接的神经元产生连续的电活动。然而，大脑只能从一种稳定的动态状态转变为另一种同样稳定的状态，也就是说，皮层回路能够共同达到必要的能量阈值。当前脑的同步神经元活动达到很高的一致性时，就会发生状态的转变。

尼斯湖水怪给我们提供了如此详尽的细节，难怪它很快成了最受我们喜爱的实验室"宠物"。

## 知觉体验

尽管状态 – 空间图听起来很深奥，但它有助于我们理解当身体受到外部世界相同的物理刺激，而大脑的整体动态状态不同时，会发生什么情况。换句话说就是，状态 – 空间图让我们可以一窥大脑自身的观点。

我们已经了解到，外部世界的信息如何被感觉器官觉察到，并被转化为电活动的时空流，通过感觉通路上行到大脑（见第 5 章）。自然地，当这些传入的时空信号遇到皮层回路时，大脑会稳定到某种动态状态。根据相对性大脑的假设，在某一时刻，两种时空信号，即传入的周围信号与大脑内部动态状态的相遇，会产生真正的电活动模式，这便是一个人对世界的知觉。相应地，我们可以预期相同的周围感觉刺激会遇到两个不同的内在动态状态，产生完全不同的活动模式，因此会引发同一个被试不同的知觉体验。

正如我们在第 5 章中看到的，即使在有办法识别状态 – 空间图中的"尼斯湖水"怪之前，我们便被动地在老鼠处于安静的清醒、主动探索和胡须抽动状态时，向眶下神经眶下神经是支配老鼠胡须的三叉神经的分支发送了相同的触觉刺激。当相同的刺激遇到大脑的这些不同状态时，它们在大脑皮层和丘脑中都激起了非常不同的感觉神经元反应。

**NICOLELIS LAB**
**脑机接口实验室**

### 被动刺激的不同结果

在跟进实验中，我们想知道被动发送的刺激是否会产生不同的结果。我们再一次观察到，大脑皮层和丘脑神经元的触觉反应非常不同，特别是当动物通过胡须主动参与触觉刺激时。我又与相邻的实验室共同实施了进一步的实验，这个实验室由我在杜克大学神经生物学系最好的伙伴西德尼·西蒙（Sidney Simon）领导。在实验中，詹妮弗·斯特普尔顿（Jennifer Stapleton）发现，味觉皮层中单个神经元的感觉反应的神经生理学特性也非常不同，这取决于动物是主动舔管子、品尝促味剂，还是被动地等着别人把同样的化学物质送入它们的嘴里。

当丘脑皮层循环中出现高度一致的同步睡眠梭形波时，我们研究了处于慢波睡眠状态的大脑活动，结果更证实了我们的发现。这种大脑状态几乎完全阻止了进入大脑皮层的所有感觉。一些神经学家将这种现象归为周围神经系统与中枢神经系统之间的"功能性分离"，因为似乎没有上行的感觉信号能够经过丘脑，到达初级感觉皮层。在视觉和听觉皮层中也发现了类似现象，在那里，传入的感觉刺激流受到了动物大脑状态的影响。

不过，整体的大脑动态只是大脑自己观点的一个构成。这些内在动态中包含着动物在之前生活经验中所积累的大量记忆。这些记忆信息同样会影响传入的周围信号与内在动态状态的时空碰撞。根据相对性大脑的假设，甚至在传入感觉信号遇到前脑之前，记忆就已经发挥了影响作用。它控制着整个大脑皮层以及大部分前脑中预期性信号的产生。这种电扭曲（其中可能包括动物在探索环境时所产生的时空运动信号的组成部分）也许可以解释为什么在动物用胡须触碰物体前几百毫秒时，神经活动就被在老鼠的躯体感觉皮层以及躯体感觉丘脑神经核的各层中进行了调节。在这种"预期"信号的影响下（有可能增加或减少单个神经元的放电率），大脑的内部状态是预先调整好的，并创造了大脑有关外部世界的初始模式。从这种意义上来说，相对性大脑在"看"之前就已经"看见"了，因为大脑拥有自己的观点。

我相信两种时空信号（一种来自大脑内部，一种来自外部世界）之间的匹配与不匹配，最终决定了我们所感知的现实。这表明根本不存在绝对的真实，因为大脑不仅仅是外部感觉信息（比如视网膜所看到的事物）的奴隶。神经生理学的这一碰撞概括出了背景原则（contex principle）。

NICOLELIS
OPINION　　**原则8：背景原则**

> 对于传入的刺激或对产生某种动作行为的需要，大脑皮层会作为一个整体来进行应答，其反应取决于当时大脑整体的内在状态。也就是说，为产生某种行为，不断变化的大脑动态对于确定最佳解决方案至关重要。

这里要强调的是，像尼斯湖水怪一样的状态–空间图很可能只揭示了其中几种大脑内在的或隐藏的动态状态。在现实中，肯定有几十种其他的状态，只是目前还没有被识别出来。例如，较小的、调节更细微的大脑状态可能存在于一大片点丛之中，这片点丛代表动物处于清醒状态。这个问题有待进一步的实验与分析。

## 大脑中的时空碰撞

现在介绍一下过去几年我一直在使用的立体图，它对进一步理解这部分内容也许会有所帮助。我用这幅立体图来想象大脑中的时空碰撞、能量的局限，并将大脑比作海洋。我把这幅立体图称为"线 & 球模型"（见图11-4）。

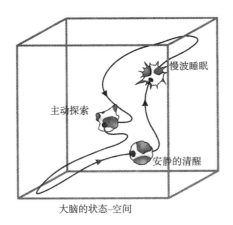

慢波睡眠

主动探索

安静的清醒

大脑的状态–空间

**图 11-4 线 & 球模型**

在线 & 球模型中，一个封闭的线圈在三维空间中上升、下降、扭转，沿着大脑在尼斯湖水怪状态 – 空间图中从一个内在状态转变为另一种状态的路径。同样，我们可以把这个封闭线圈的弯折与扭转想成是在清醒 – 睡眠周期中，大脑乘坐的电活动"过山车"的轨道。

**NICOLELIS LAB**
**脑机接口实验室**

### 线&球模型的不断实验

现在，让我们在这个模型中添加一个球。这个球上有个洞，这样它就可以沿着线圈滑动，无论"神经元过山车"会把它带到哪里。球代表随机抽取的皮层神经元样本，它是一大块大脑。你可以根据自己的意愿，让它属于任何脑区，比如初级躯体感觉皮层。根据定义，这个球的总体积在它沿着线圈滑动时会保持恒定，它代表神经元集群样本所产生的最大峰电位数量，受制于大脑能够获得的能量值。这个球最有趣的特性是，它的形状会随着特定神经元集群所产生的电活动模式的功能而发生改变。因此，当球顺着线，向上或向下穿过过渡期，在大脑不同的内在状态间转换时，它的三维形状会发生很大改变，但总体积始终保持不变。当球处于安静的清醒状态（神经元振荡的特点是低振幅、高频率）时，它的表面会比较光滑，很像无风天气里平静的海面，只有一些频繁出现的小涟漪。与之相反，当球移动到慢波睡眠状态时，它一定会先经过高一致性的过渡期，也就是高振幅的梭形波叠加在低频率的 δ 振荡上。在这种情况下，球的表面会被扭曲，上面布满了钉子一样的尖锐波峰，就像洋流遇到了低气压。这是因为当我们追踪球在线圈上的轨迹时，神经元集群时空活动的三维表征会不断受到大脑内在状态改变的影响。

现在，假设我们给球增加第 4 个维度，我们用颜色的深浅来表示当传入的时空刺激与正在线圈上滑动的球相遇时，每个神经元在固定时期内（比如 1 秒钟）放电的快慢。在这种用颜色进行编码的方案中，深灰色代表高于平均水平的高放电率，浅灰色代表非常低的放电率，中间灰度表示放电率介于这两个极端之间。灰度的变化取决于当外界感觉刺激碰到球时，球在线上的位置。如果动物处于完全清醒的状态（警觉，但没有主动探索世界），那么传入的刺激会引起单个躯体感觉皮层神经元迅速增大放电率。这种放电会持续很短的一段时间，然后放电率很快回落到最初水平，这就是兴奋后抑制，大约会持续几十毫秒。在描绘这种记录齐全的事件序列时，线 & 球模型遇到了挑战。首先，球的表面突然出现了深灰色的凸起，它代表对传入刺激作出反应，产生了强烈的放电；紧接着，出现了浅灰色的下陷。传入刺激所征集的单个神经元越多，深灰色的凸起和浅灰色的下陷就越大。

然而，如果同一个传入的触觉刺激碰到了相同的皮层组织球，而这个球正运行到类似主动探索的区域，那么整个情况会变得非常不同。当处于大脑主动探索状态时，在传入触觉刺激碰到初级躯体感觉皮层之前很久，神经元便开始向上、向下调节放电率了。当两者相遇时，球会以一种复杂而多彩的方式发生变形，使它与安静的清醒状态下碰到刺激时所表现出来的形状很类似。由于老鼠处于安静的清醒或主动探索状态时，相同的胡须刺激所"征募"到的神经元数量会有所不同，因此球会发生这样的变形。

正如我们看到的，当论及大脑内在动态状态对传入感觉信号的加工时，一切都是相对的。例如，图 11-5 描绘了某一秒内神经元样本的放电情况。图最上面的轨迹显示的是在安静的清醒状态下神经元放电的样本。像所有其他的神经元一样，这个神经元的放电速度也是有局限的，它放电的快慢取决于它的不应期[①]。不应期发生在神经元所产生的最后一个峰电位之后，被用来给神经元再次装载膜容量。

---

[①] 在生物对某一刺激发生反应后，在一定时间内，即使再给予刺激也不发生反应，一般称此期间为不应期。——编者注

假设这个神经元的不应期是 2 毫秒，那么它的最大同时放电率（或峰电压）不会超过每秒 500 个峰电位。注意，在这幅图的上半部分中，当动物处于安静的清醒状态时，神经元所产生的单个动作电位如何在我们所分析的一秒内传播出去，而另外连续两个的峰电位之间的时间间隔通常很长，能够达到几十毫秒。神经元同时放电的模式近似泊松分布，即一系列事件会连续、独立发生。

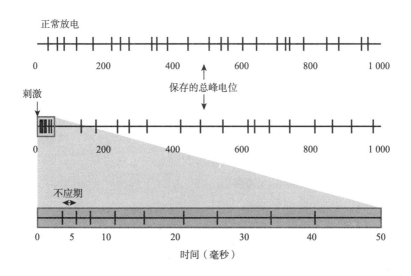

正常放电（最上图）以及发生感觉刺激时（中图），单个神经元的放电模式。最下图显示的是，不应期定义了神经元能达到的最大放电率。在这些例子中，大脑产生的总放电率必须低于最大限制。

**图 11-5　"安静的清醒"状态中神经元的放电**

　　现在，想象一个强烈的触觉刺激与内在动态状态发生碰撞的第 1 秒刚刚结束。神经元对触觉刺激产生了强烈的反应，正如图 11-5 的中间部分所展示的，在我们所记录的第 2 秒之初，神经元产生了几个动作电位。不像它之前的活动那样，这些动作电位没有在整个第 2 秒内传播开，峰电压的分布发生了巨大的改变，很多峰电压聚集在刺激刚开始的时候。这意味着，前一部分时间段内的动作电位与后一部分是互相分隔的，中间隔着几毫秒。神经元基于自己内在的时间参照，正以非常快的速度进行放电。这种放电一直持续到神经元达到它的最大放电速度，即每秒 550 个峰电位。这种生物物理的极限取决于神经元的局限性以及大脑可以获得的全部能量。

经过动作电位最初的爆发后，有很长一段时间，大约 100 毫秒，神经元不会产生任何峰电位。根据相对性大脑的假设，这段静默期是必要的，因为放电受到神经元能够产生的峰电位总数（类似于"神经元峰电位预算"）以及瞬间峰电位最大速度的限制。为了有效地参与传入感觉信号的表征，神经元不得不从它总的峰电位预算中"借入"一些动作电位。正常情况下，神经元峰电位预算会分散在较长的一段时间内。拿上面的例子来说，就是 1 秒。然而，现在这些电位必须立即被发送出去，有效地扭曲神经元内在的时间区间。

最后，线 & 球模型能够展示当仍处于深度麻醉状态的动物受到触觉刺激时，会发生什么。如果记录被麻醉动物的神经元振荡，那么像尼斯湖水怪一样的状态 – 空间图会彻底崩溃，变成一团无法分辨的东西。由于不同麻醉剂对神经通路发生影响的方式不同，而且很多富含 γ - 氨基丁酸抑制了突触后神经元，因此当麻醉影响到神经元感受野的大小时，会导致感觉地图受到严重限制和改变，其结果是信息表征的高度局部化。我们捕捉不到神经元集群动态的放电模式，因为那些神经元已经被剥夺了进行互动的方法。实验被试不再充满活力，而是变得没有意识、没有反应，大脑失去了思维。

当把这些放电限制和行为应用于神经元集群中相互作用的所有单个神经元时，我们便能建立起两条相关的相对性大脑的神经生理学原则——神经元集群放电保存原则（conservation of neural ensemble firing principle）和神经元规模效应原则（neuronal mass effect principle）。

## NICOLELIS OPINION　原则9：神经元集群放电保存原则

神经元集群的放电不仅有最大值的限制，而且整个集群的放电率趋向于一个固定值。其放电率在平均值周围徘徊，因为各种补偿机制创建了一种稳定的平衡状态。如果单个或多个皮层神经元瞬间增大它们的放电率，那么集群中其他神经元很快会产生一个相等的镜像减量，这样大脑整体的能量预算便能长期保持恒定。

NICOLELIS
OPINION    **原则10：神经元规模效应原则**

当皮层神经元集群的大小超过一定数量时，神经元集群所携带的信息量就会趋近于它的最大信息容量。源于大量神经元集群的预测，在统计上的差异会大幅度减少，这就体现出了规模效应。神经元规模效应原则是解释单个神经元放电非常高的差异性如何最终被消除的一种可能方法。单个神经元的贡献被平均分散到大的神经元集群中，这样，单个神经元便在执行某种行为的过程中与神经元集群发生了某种功能上的联系。

为了证实在人类大脑皮层中的神经元集群放电保存原则，神经学家需要借助功能性磁共振成像技术（fMRI）。这是一种用来测量血流的技术，也就是说，可以用它来实时测量大脑的新陈代谢及能量消耗。我的预测是，如果所观察的每个皮层点都出现了新陈代谢活动的增加，那么相等数量的神经元会表现出新陈代谢活动的减少。

鉴于固定峰电位预算以及固定的神经元放电最大速度的限制，神经元必须调整动作电位时间分布的形状，从而使一个神经元能够表征刺激所包含信息的很小一部分。另外，传入刺激与大脑内在状态不断变化的活动相碰撞，所引起的神经元"征募"也会随时间的不同而变化。确实，在一系列实验中，我们发现，如果在大脑处于不同内在状态时传入相同的触觉刺激，那么被征集参与表征这一刺激的皮层神经元集群的大小就会发生变化。除了集群整体的大小之外，集群内神经元放电的空间分布也会随着时间的改变而改变。相对性大脑的假设认为，这种可变性大部分是由微妙的能量平衡决定的。因此，如果某个神经元从它的"预算"中借了很多峰电位，以对刺激产生强烈的放电反应，那么另一个神经元就需要减少它的放电率，来"资助"邻居的放电。在某种程度上来说，这听起来就像当今世界金融系统的运作方式：少量银行家吸收了市场上所有的资金（就好像他们拥有某种核能吸尘器），而其他几百万人突然发现，自己不知道为什么没钱了。

这种观念借鉴于系统生理学的一个经典概念：内环境（milieu interieur，后来也被称为体内平衡），由法国卓越生理学家克洛德·贝尔纳（Claude Bernard）提出。在医学院以还原论为主导的课程中，它几乎被人遗忘。但体内平衡在调节我们动态的身体方面发挥着关键作用，它让我们的身体在一生中的任何时刻都能得到管理和维持。这意味着，保持大脑内部平衡的机制，特别是能量消耗的平衡，也许决定了复杂信息加工的极限。我认为，在相对性大脑中，数十亿神经元的子集所产生的信息正是这些神经元某一时刻共同消耗能量而获得的一个功能。

**内环境**

描述保护生物多细胞组织、器官功能及生理稳定的细胞外液环境。

发现这两种数量（加工信息的数量和消耗能量的数量）之间的数学关系——如果确实存在这种关系的话，将会是现代神经学领域的一个重大突破。不过，它能解开人类大脑的秘密吗？

只有时间能够证明一切。

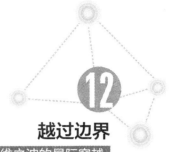

## 越过边界

思维之波的星际穿越

BEYOND
BOUNDARIES  The new neuroscience of connecting brains with machines--
and how it will change our lives

## 复杂性系统的行为预测

1970 年 6 月 21 日，滚滚的热浪似乎要吸走高海拔的墨西哥城仅存的一点氧气。巴西国家足球队和意大利国家足球队在这里踢了一场被很多人认为是世界杯历史上最值得纪念的冠军赛。又一个闷热的夏日午后，比赛将在阿兹特克体育场举行，上午的一场大雨让场地变得很滑，增加了几分不可预测性。无论是贝利带领的巴西队，还是传奇左后卫吉亚辛托·法切蒂（Giacinto Facchetti）任队长的意大利队，都在争夺世界杯的第三个冠军以及永久保存雷米特杯的权利。

经过上半场的恶战，双方踢成了 1:1 平。巴西队穿着他们传统的淡黄色的、印着绿色数字的运动衣。在下半场中，他们所向无敌。当比赛进行到最后 4 分钟开始倒计时时，双方比分为 3:1，巴西队占上风。胜利已是囊中之物。

取胜对巴西队来说远远不够。这也许可以解释为什么他们最后的比赛看起来就像施展魔法。托斯塔奥（Tostao）在巴西队被罚下场的球员坐席的左侧，从疲惫的意大利前锋那里把球抢了过来。获得控球后，他轻轻一踢，出乎意料地把球传给了皮耶萨（Piazza）。皮耶萨毫不惊慌，又把球传给了哥路多亚度（Clodoaldo）。哥路多亚度迅速将球传给了位于巴西队后场的贝利。贝利和吉尔森（Gerson）离得很近，他们好像用脚简单"拥抱"了一下，球就被传给了吉尔森。吉尔森又迅速把球传回给哥路多亚度。一向理智的吉尔森显然给哥路多亚度的运动皮层提出了一个严峻的问题。因为哥路多亚度被 4 名意大利球员包围着，他们都急切地想把球抢走。哥路多亚度没有退缩，他用右脚护住球，开始逐一突破，运球出来。在接下来的 5 秒钟里，他好像在带着球跳舞，直到对手绝望地退败。

甩掉意大利球员，恢复身体的平衡后，哥路多亚度看到了左翼的罗伯托·里维利诺（Roberto Rivelino）。他无私地将球传给了"原子能量"，这是里维利诺的绰号，因为他左脚的大力射门威力惊人。尽管享有这个称号，但里维利诺得到球时看起来很疲惫。幸好他不用长时间持球，"飓风"雅伊尔津霍（Jairzinho）正在等着。他位于意大利队防守队员的左侧，充满了活力。雅伊尔津霍没有看球，他的大脑已经同化了他的职业工具——足球，经过一连串的动作后，他大胆地向右移动。出人意料的是，对方的中场队员正从那里悄悄靠近。雅伊尔津霍别无选择，只能采取一个难看的、小孩子的把戏——用脚尖捅射，把球径直传到了贝利致命的右脚上。贝利跑过球场外围，正站在意大利队被罚下场队员坐席的前面，就像美洲豹正准备开始享用它的猎物。

用脚护着球暂停了一回儿，贝利注意到托斯塔奥正拦着一名意大利队的防守队员，他向贝利大声尖叫，焦急地指着一个射门的空当。贝利明白了托斯塔奥的提醒，他调整了球的方向，把球射向右侧一大片空旷的区域。看球的人不禁在想，这位球王是不是疯了。球来到了无人地点，在那里，巴西队队长卡洛斯·阿尔贝托（Carlos Alverto）的右脚立即在半空中迎上了球。他与贝利一起度过了足球生涯中最好的 10 年。所有这些充满活力的集体合作，预测了接下来将要发生的事情：射门进球。广播员的声音还在回响，全巴西人便已涌上了街道，开始跳舞庆祝。

这是怎样一次射门呀，30 秒钟内一气呵成，8 名不同的队员接触过球。之前并没有人对他们的集体互动会产生什么结果有一丝一毫的想法。这一连串令人难忘的动作和 4 : 1 的比分都表明，**动态复杂系统的紧急行为会释放出无法超越的力量**。无论每一名球员多么聪明，个人的球技多么娴熟，他们共同创造的比赛永远无法在事先被预测或计划。它完全出于他们自发行动的组合，在几百毫秒间产生，甚至发生在他们的有意识思维意识到这些动作之前。

在面对这种复杂系统的不可预测行为时，经典还原论会将它分解成最小的对立成分，在充分分析这些成分的特性后，试图将整个系统的成功归结为各个部分背后的原则。这种方法完全无法解释那天下午巴西队如何赢得了他们的第三个世界杯冠军。例如，让我们假设，构成巴西队的最小组成成分是每一位球员。为了理解产生球队表现的机制，还原论者认为应该收集每一位相关球员的所有数据，从他们的生理情况到个人的传球、射门和得分记录。接下来，应该描述每位球员的平均反应时、肌肉新陈代谢以及运动控制能力，还应该研究球员在之前冠军赛中的行为，找出他们做决策的特点。可能还有人建议应该分析每位球员的基因组，否则描述就是不完整的。很快，每位球员的信息就会堆积如山。正如英国著名物理学家约翰·巴罗（John D.Barrow）在他的著作《不论》（Impossibility）中所写："如果从足够低的层面上看，我们罗列的所有例子都是由原子构成的，这对我们理解书与大脑之间的不同并没有帮助。"

尽管付出了所有这些努力，并把积累起来的数据输入计算机，但也没有人能预测这些球员组成的球队在比赛中会如何表现。巴西队的行为应该被列为另一种不可计算的自然现象。没人能使用还原论者的方法来重构或预测球队戏剧性的表现，因为他们的表现来自 8 个不可预测、有着动态互动关系的变量。在1970 年，他们恰好是世界上最好的足球运动员。

例如，足球比赛正常的上场人数为 11 个人，他们之间的互动能够产生数字巨大的潜在表现，这个数字大到无法计算。在《不论》中，巴罗提出，许多相互连接的元素所构成的系统，能够产生惊人的复杂性。"复杂结构似乎展示了复杂性的阈值，当超过这个阈值时，复杂性会突然猛增，"他说，"一个人能够做很多事情，增加另一个人就有了产生关系的可能性。逐渐增加更多的人，那么复杂的相互关系就会大量增加。对于经济系统、交通系统以及计算机网络来说，当组成部分之间的关系数量增加时，它们就表现出属性的突然增长。"随着复杂性的增加，系统的不可预测性以及其容纳的信息量也会增加。这种激增是宇宙演化历史的一部分。一开始只有物理学，然后出现了化学，接下来是生物学。当出现意识的时候，我们所在宇宙中的所有事物都发生了巨大变化，至少我们的知觉改变了。

如果很难预测 11 个人的共同行为，那又怎么可能预测从几十亿个神经元中抽取出来的、不断变化的神经元集群的行为呢？这是过去几个世纪以来系统神经学家所面临的困境。通过聚焦于单个神经元，神经学家也许能收集到有关单个神经元（大脑回路的加工单位）生物特性的丰富信息。这种努力非常有益，而且也能有所回报。**长期以来，观察单个神经元的运作也许是唯一一种技术上可行且安全的方法。然而，正如巴罗所说：“意识是复杂系统中出现的最惊人的特性。”神经学家们使用更强大的工具来观察单个神经元，几乎是在无意识中放弃了了解思维的生理机制的现实机会。**思维是广阔的“神经元银河”的产物，在我们的头颅中，“神经元银河”定义了意识的内在宇宙。

正如我们在本书中看到的，在过去 20 年里，我的实验室已经成了神经学新潮流的一部分。新潮流改变了我们接触大脑的方式，它使用新方法来测量复杂神经元集群的行为，追踪相互交织的思维来源，其中包括时时刻刻在发生改变、相互依赖且具有相对性的动态。这是神经元空间与时间相互融合的方式，它不断改变着神经回路中每个构成元素的贡献大小。

让我们再回到足球的类比上来。虽然没人能预测巴西队的集体配合会带来怎样的比赛过程，但是，我们可以肯定地说出这种情境下的一些事情。比如球员们拥有一个共同的终极目标：比他们的对手踢进更多的球，赢得比赛，把世界杯捧回家。另外，巴西队的球员都很有经验，其中一些人在一起踢过几百场比赛。球迷用“胶凝”（gelling）这个词来形容合作得非常好的球队。巴西队的这些足球艺术家们通过自己的职业生涯已经明白，在关键比赛中，什么样的团队战略能够发挥作用（或者没有作用）。巴西队观看了意大利队在世界杯前几轮比赛中的表现，他们探讨了对手常用的防守与进攻策略。因此，在遭遇意大利队之前，他们便建立起了一系列精心构想的预期——“心理比赛模型”，也就是对方在不同情况下会怎样排兵布阵。

当面对只剩下 4 分钟的比赛，并且看到意大利队显而易见的疲惫时，巴西队调整了他们的比赛模型，选择用最优化的“最后冲刺”策略来结束比赛。他们首要的共同目标，之前建立起的期望基础，身体潜力、局限及适应性所形成的比赛模式，以及在特定时刻遇到特定情境时诠释这种情境的集体能力，都会影响他们的精彩表现。正如足球"学者"将证明的那样，巴西队所遭遇的情境决定了他们的最佳策略，那就是在场地上散开，利用长距离、精确的传球来分散意大利队的防守球员。这使得疲惫的意大利球员为了微弱的抢球机会而不得不跑很远的距离。当你把所有的因素都考虑进去，巴西队可能出现的打法的数量就会大幅减少。虽然没有少到足以让我们作出准确的预测，但却可以暗示，一些打法比另一些打法更有可能出现。

## 大脑越过"边界"

**在整本书中，我一直强调，大脑自己的观点在影响我们构建有关现实的模型方面具有决定性的作用。**就像 1970 年巴西足球队充满活力、相互影响的球员一样，我相信大脑会通过高度复杂的系统中突然出现的特性来实现自己的目标。

在足球比赛中，球员在球场上进行互动，遵循着底层结构（比赛规则），直逼身体的极限（从身体产生的力量到穿越球场的最快速度，再到重力）。防守和进球的机会出现在他们面前，他们要基于比赛模型作出最优决策。从始至终，系统都保持着相对性，并根据在时间与空间不断变化的背景中出现的集体想法采取行动。

我认为，大脑通过类似的方式来获得它的观点，在它自身的运作局限及生理底层结构的制约下，复杂的神经系统创造出了各种各样的行为。到目前为止，我已经介绍了 10 个原则。在我看来，它们从最真实的、电的意义上描述了思维是如何产生的。这些原则多少有些像比赛规则，但它们的基础是两个简单的解剖学和生理学事实，就像自然世界中的重力和电磁力。这两个事实定义了大脑所处的有机宇宙：

- **数十亿神经元产生的电流能够在排列紧密的神经元之间以及它们的间隙中传播。**这种空间是连续的、含盐的，因此具有很强的导电性。电流的传播会产生广泛的电磁场，虽然从绝对大小上来说，它非常微弱，但仍能够影响相邻的神经元。

- **数万个潜在的远距离的前馈与反馈连接，其中包括多突触皮层与皮层下回**

**路，构成了非常复杂的网络。**这种网络提供了数千甚至数百万种路径。通过这些路径，给定皮层区域的神经元能够与大脑中相距很远的其他神经元进行交流。[①]

这两个基本事实有助于解释一些现象。比如 1998 年艾伯哈德·菲尔兹和同事的惊人发现。他们在研究中发现，他们能够恢复有关视觉线索的信息，这些视觉线索被用来训练猴子作出手臂运动。从我的叙述来看，这似乎一点儿都不惊人，除了他们记录了位于脊髓中间层的中间神经元的活动。在出现这些结果之前，没有一位神经生理学家认为，脊髓与视觉有任何关系，但从脊髓的细胞中能够恢复视觉信息。另外，大脑连接的一般特性还可以解释，为什么我和实验室的两位博士后罗慕洛·富恩特斯（Romulo Fuentes）、佩尔·彼得森（Per Petersson）共同发现，对脊髓背侧面的刺激能够显著减少诸如帕金森病等神经综合征的症状，比如颤抖、运动不能。这类综合征会使大鼠和小鼠耗尽多巴胺。对脊髓的刺激似乎有力地干扰了动物运动皮层及基底神经节中类似癫痫的电活动模式。在相对性大脑中，看似有很多路径能把你从不存在的地方带到任何地方。

越来越多的证据显示，大脑并不"尊重"皮层局部论者所创造的边界。这些证据来对主要感受野中跨通道皮层加工过程的反复、独立的观察。这与经典的等级教条完全相反。等级制教条认为跨通道的加工只发生在皮层中所谓的高等级联结区。20 世纪 90 年代中期，对患有视觉缺陷（比如先天及后天性眼盲）的病人或在实验中被暂时剥夺视觉的人的观察显示，他们的视觉皮层中出现了跨通道的加工过程。在 1996 年发表的一项研究中，美国国家神经障碍和中风研究院（NINDS）马克·哈利特（Mark Hallett）团队中的定藤规弘（Norihiro Sadato）、阿尔瓦罗·帕斯夸尔－利昂（Alvaro Pascual-Leone）等人，采用一种名为正电子放射断层造影术（PET）的大脑成像技术发现，在生命早期失明的人，如果成了熟练的盲文阅读者，那么当他们执行需要精细的触觉分辨能力的任务时，他们的初级视觉皮层以及次级视觉皮层都会变得非常活跃。

1997 年，同样是 NINDS 的研究团队决定，当盲人阅读盲文字母或凸起的

---

① 在做毕业论文研究时，从显示神经元之间可能存在连接的大量打印资料中，我发现了这一事实。

罗马数字时,"干扰"他们初级视觉皮层中的活动。研究人员采用名为经颅磁刺激

**经颅磁刺激**

以非侵入的方式向皮层特定区域发送磁脉冲,干扰正常的神经元活动。

(TMS)的技术来产生干扰。正如这种技术的名称所表明的一样,它以非侵入的方式向皮层特定区域发送磁脉冲,干扰正常的神经元活动。对于视觉没有受损的被试,初级视觉皮层受到经颅磁刺激后,他们在通过视觉来识别字母方面出现了困难,但对通过触觉信息进行分辨的能力没有影响。当研究人员让盲人被试完成类似的任务,同时干扰他们的初级视觉皮层时,被试犯了很多识别错误,尽管任务涉及的是触觉信息。这个结果说明,盲人被试在触觉分辨任务中表现出的能力的提高,比如盲文阅读,可能源于视觉皮层被"征用"来提供帮助,因此可称为盲人的"跨感觉通道重组"(cross-modal recruitment)。

在另一项研究中,波士顿大学的戴维·萨默斯(David C. Somers)及其同事发

**跨感觉通道重组**

视皮层并没有因为视觉剥夺而失去作用,而是广泛参与了其他感知觉任务。

现,用眼罩挡住视力正常被试的眼睛仅仅90分钟后,让他们完成触觉任务时,他们的初级视觉皮层就被激活了。如此短时间的视觉剥夺,不足以改变基因表达或产生新的解剖结构上的连接,普遍认可的观点是,跨感觉通道重组的基础是之前就存在于视觉皮层中的躯体感觉传入神经。具有讽刺意味的是,被试眼睛虽然被蒙起来了,但却揭示出了初级视觉皮层加工触觉信息的能力。

巴西纳塔尔国际神经科学研究所斯达特·里贝罗的研究团队拓展了这些发现。他们证明了大脑未受损伤的老鼠的初级视觉皮层以及初级躯体感觉皮层都存在跨通道的反应。这意味着老鼠没有短暂的或永久的感觉剥夺(见图12-1)。里贝罗识别出了初级躯体感觉皮层中会对视觉刺激产生反应的单个神经元,以及初级视觉皮层中会对胡须刺激产生反应的单个神经元。他发现,即使动物处于麻醉状态,依然能观察到这类跨感觉的神经元反应。当这些老鼠清醒过来,开始在黑暗中执行不同的触觉分辨任务时,初级视觉皮层中大量的单个神经元对动物胡须受到的纯触觉刺激作出反应,开始持续放电。更不同寻常的是,当

一只大脑未受损伤的老鼠在黑暗中用它的胡须分辨孔的直径时，初级视觉皮层神经元作出的跨感觉触觉反应中包含了足以预测孔的直径的信息。而且，初级视觉皮层神经元集群的预测能力像初级躯体感觉皮层神经元集群的一样好。

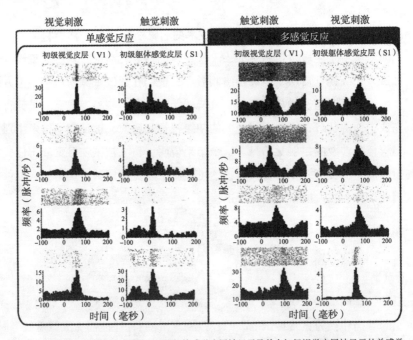

刺激事件后直方图展示了单个初级躯体感觉皮层神经元及单个初级视觉皮层神经元的单感觉反应和跨感觉反应。左图显示的是传统视觉刺激引起的初级视觉皮层神经元的反应，以及触觉刺激引起的初级躯体感觉皮层神经元的反应。右图显示的是，初级视觉皮层神经元的样本对触觉刺激作出了反应，初级躯体感觉皮层神经元对视觉刺激作出了反应。

**图 12-1　老鼠初级躯体感觉皮层及视觉皮层中的跨感觉处理**

加州大学洛杉矶分校的周永迪（Yong-Di Zhou）和杰奎因·弗斯特（Joaquin Fuster）所做的实验支持了里贝罗的结论。他们发现，当大脑未受损伤的猕猴被训练完成需要连结视觉与触觉的任务时，它们的初级躯体感觉皮层就发展出了视觉与触觉的跨感觉连结。训练动物完成包含跨感官连结的任务，似乎能够提高初级躯体感觉皮层中的这种跨感觉反应。

有关初级听觉皮层的研究也支持了这种观点。在阿西夫·加赞法尔对猕猴进行的一系列实验中，他发现了动态面部特性的多感官整合，而且初级听觉皮层中的声音有助于灵长类（包括人类）与对方的沟通。甚至初级味觉皮层也会对很多多通道感官反应作出应答。

所有这些与布洛德曼以及几代局部论者所秉持的大脑细胞结构学说相去甚远。他们认为，大脑皮层中存在着严格的解剖及功能界限。这种缺乏时间和内部动态状态的大脑功能模式，在过去 100 年中都发挥着很好的作用。最近它成为我们思考在自然生态条件下大脑皮层如何加工信息的主要障碍。

在这个关键时刻，你也许会问自己："如何解释 19 世纪保罗·布洛卡的病人，他因为左侧前额叶的损伤无法再说话？难道那个发现不是强有力地支持了局部论者的观点吗？"事实上并不是。如今我们知道语言的产生非常依赖多个大脑皮层及皮层下大脑区域的同时互动。类似布洛卡所记录的、造成失语症的脑中风，可能不仅破坏了大脑灰质，还破坏了大部分白质。白质中包含着将这一大片神经网络区域与前额叶连接在一起的密集的神经纤维。这种关键连接的大量破坏相当于产生语言的网络发生了彻底的功能分离。尽管严重的脑中风没有夺去布洛卡病人的生命，但皮层连接的断开可能导致了他的失语。这种解释终于可以让布洛卡的灵魂安息了。

跨感觉通道重组以及大脑内部状态的效应共同对局部论的观点（皮层被严格划分为具有专门功能的区域，每个皮层区域采用的都是单纯的单通道方式）提出了致命的挑战。真实的世界远非那么单调、单纯，而且大多数时候，我们像自由活动的生物一样生活，不会处于深度麻醉的状态。只有在神经生理学的实验室里，这些条件才会被创造出来。这种人造的世界越来越使我相信，我们研究的可能是完全不同的大脑，它肯定不是我们每天赖以生活的那个大脑。

## 大脑更似媒介

我认为，我们真正在使用的相对性大脑更类似于一种媒介。在这种媒介中，神经元的时间与空间融合成了生理时空连续体（physiological space-time continuum）。在执行所有指定的任务时，它会以各种方式被征用。基于周围感觉器官的状态、任务的要求以及行为产生的大脑状态背景，这个生理时空连续体，在某个特定的时刻，会发生动态的扭转、弯曲和变形，以达到处理信息的最佳配置。它使我们获得了神经元的"最佳表现"，作出了实现目标所必需的行动。皮层神经元时空连续体的概念与概率性区域功能专门化存在波动的观念是可以兼容的。但在新的概念里，我们一生中的这种波动既不是绝对的，也不是永远不变的。相反，根据手头的任务，它们会迅速发生改变。

## NICOLELIS OPINION　假设2：神经元时空连续体假设

从生理学的观点来看，这一假设与20世纪皮层神经解剖学的经典原则正好相反。皮层区域间并不存在绝对的或固定的空间界限，这些界限决定或限制了大皮层的功能性活动。相反，我们应该把大脑皮层设想为一个强大但有限的神经元时空连续体。在这个连续体中，被"征用"的神经元时空部分基于一系列的限制，被分别配置给一些功能和行为，或者产生了这些功能和行为。这些限制包括物种的进化史、基因及早期发展所决定的大脑布局、大脑内在的动态状态、其他身体局限、任务背景、大脑可以使用的能量总数以及神经元放电的最大速度。

**从根本上说，我们不应该把大脑看成是分离的、高度专门化且各自为政的皮层区域，或是根据严格的等级拼凑在一起的嵌合体。**

与之前的理论经典，比如卡尔·拉什利的等势理论不同，神经元时空连续体的概念不接受大脑皮层存在某种程度的专门化的观点（人或动物出生后早期发育中形成的大脑皮层及丘脑皮层间的连接的总体策略，决定了皮层的专门化）。然而，发展不是最终目标，虽然最初设定了大脑皮层的布局，但在需要的时候，神经元集群依然能被"征用"。那些个体发育的专门化，就像有特色的独奏，存在于雄浑有力的多通道交响乐以及动态的皮层互动之上。动态的皮层互动决定了相对性大脑在其独特存在中的工作方式。

一次，在我做演讲期间，一位非常杰出的认知神经学家似乎被我的神经元时空连续体的概念搞糊涂了，他请我解释他发现的一个令人烦恼的悖论。大自然为什么在我们的成长早期投入这么多精力来构建这些高度分离的感觉通路（更不用说非常有条理的皮层地形图了），然后，它却决定放弃这些成果，采用我所说的相对性大脑的假设？**我的答复是，经过 25 年对大脑风暴的观察、聆**

听和记录，我只能说，皮层的放电活动似乎不只局限于或不在意传统细胞结构学所建议的边界。相反，它们越过边界，就好像那些边界只是某些人大脑幻想出来的东西。

## "相对性"概念仍饱受争议

假定相对性大脑的假设以及神经元时空连续体的概念值得我们进一步研究，那么我将在接下来说明，相对性大脑与人类能够梦想到（但还没有建成）的最精密、最智能的计算机的结合，能够产生出什么。**在这之前，我想先讨论一下为什么我认为"相对性"是描述灵长类大脑运作方式的最佳词汇。**

**在爱尔兰哲学家玛丽亚·巴格拉米安（Maria Baghramian）对相对论的"主要哲学冲动"的分析中，除了其他特质以外，她列出的三个特质与大脑相对性的观点存在着相关性，分别是背景依存性（contex-dependence）、思想依存性（mind-dependence）和观点主义（perspectivalism）。**背景依存性指的是很多（如果不是大多数）人的决策与判断以及对最珍视的信仰的表达，都受到"事件发生的特定时间、地点和针对的特定的人"的影响。思想依存性涉及一个历史悠久的哲学思想，即人类的现实观、判断、信仰、解释以及科学理论，都受到了强加于人类思维的强烈偏见的玷污，而且这种玷污是不可挽回的。我们看待世界的唯一视角就是我们自己大脑的内部视角。鉴于我们掌握不了莫须有的客观观点，因此观点主义进一步扩展了这种主张，它强调，即使乍看起来很客观的观点，比如关于自然世界的、具有背景依存性的论断（例如太阳系中存在 9 大行星），在巴格拉米安看来，也是"从人类视角……通过人类的知觉与认知作出的陈述"。因此，观点主义认为，我们的判断与决定会受到"我们所处的时间、空间位置，以及我们的兴趣和背景知识"的制约。由于相当多的实验证据表明，背景对大脑的功能会产生巨大的影响，因此，相对论成了能更好地理解人类的古怪思维以及产生这些思维的复杂大脑的理论框架。

科学领域并非自然而然或轻而易举地接受了相对论。检验世界的笛卡尔式的方法，并不适合科学教条中相对论的任何形式。新的科学方法牢固地建立在信仰的基础之上，它赋予了我们揭示宇宙事实及自然法则的能力。根据巴格拉米安的说法，"思维，比如我们的内在，具有表征外在的功能。外在就是独立于思维的世界"。正如我们已经看到的，对客观科学真理全心全意的接受，以及对客观科学真理支配着不可靠、主观的人类感觉与心理的认可，主导了20世纪神经生理学实验方法的形成。因此，除了把大脑分割成尽可能小的构成部分以解释感觉的产生之外，神经学家在消除大脑自身观点（背景依存性和思想依存性）所产生的不受欢迎的"混淆变量"方面已经黔驴技穷了。通过测量单个神经元的感受野以及内嵌于不同大脑结构中的感觉图，神经学家试图准确地推断出大脑的表征方式，就像笛卡尔哲学预测的那样，在实验室里创造出现实世界最简单、抽象的副本。

鉴于19世纪中期到20世纪的前几十年，发生了多个震动科学世界的知识大地震，巴格拉米安和约翰·巴罗因此断言，哲学及科学思维领域中被认为是确定无疑的观点，仍存在着大量可质疑的空间。毕竟，达尔文于1859年提出的进化论铲除了以《圣经》为基础的宇宙论的最后根基。仅仅在5年后，詹姆斯·麦克斯韦（James Clerk Maxwell）揭示了光的电磁特性，并预测光在真空中的速度是一个普适常量。很快，对自然界存在绝对真理的信念，以及对人类能够证明这些真理的信念的基础都被动摇了。

先是在1925年，维尔纳·海森堡（Werner Heisenberg）及他的量子力学不确定性原理（该原理认为，对某个粒子的位置或动量测量得越好，对相同粒子的动量或位置的预测就会越糟）将物理学推进了一个非常小，但刚好超过我们日常知觉能力的领域。接下来，几年之后，奥地利数学家哥德尔（Kurt Gödel）的不完全定理提出，数学界存在一些无法被证明的真命题，由此数学世界的秩序和逻辑被动摇了。另外，在19世纪上叶，非欧几何学的发现驱逐了笛卡尔思想最广泛的根基——牛顿的万有引力定律。大约6年后，德国数学家波恩哈德·黎曼（Bernhard Riemann）的研究甚至让他的导师、令人敬畏的数学家高斯都感到吃惊。在黎曼的研究基础上建立起来的非欧几何学的四维时空连续体，为爱因斯坦重新发现物理学的一般法则提供了基本框架。

毫无疑问，爱因斯坦的相对论代表了人类大脑所创造出的最成功的相对性思维。在它的特殊版本中，相对论提出，鉴于光在真空中的速度是恒定的，因此彼此以相对恒定的速度做运动的观察者所感知到的时间和空间一定不同。从本质上看，时间和空间都不是绝对的。相反，对于彼此之间以相对恒定的速度运动的一对观察者来说，它们必然是相对的。这种时间与空间的相对性可以解释一系列有违直觉的效应，比如时间膨胀和洛伦兹长度收缩效应。在时间膨胀的一个经典例子中，两个观察者各拿一个钟，他们所观察到的时间是不同步的。在洛伦兹长度收缩的例子中，相对速度造成了被观察物体的收缩。然而，就像美国物理学家布赖恩·格林（Brian Greene）在他的著作《优雅的宇宙》（*The Elegant Universe*）中所解释的一样，一个手里拿着钟的人以接近光速的速度离开地球，他的钟所记录的时间比地球上一位朋友的钟所记录的时间慢很多（时间膨胀）。同样，地球上的观察者会看到，以类似的高速离开地球的宇宙飞船的长度似乎明显缩小了（长度收缩效应）。当然在现实相对较低的速度下，不会产生这些体验。"狭义相对论不是常识，我们感觉不到它，"格林写道，"它的含义不是我们直觉的核心部分"。

尽管我们几乎完全接受了相对论，但对相对论的概念依然存在很多争议。相对性思维引起了强烈的争执，其中涉及有关科学探索真正意义的对立观点。在这场永无止境的争执中，巴格拉米安的阵营认为，科学知识是普适的，因为它可以在任何时候、任何地方被证实。例如，根据诺贝尔奖获得者谢尔登·格拉肖（Sheldon Glashow）的观点，科学家"证实存在着永恒、客观、超历史的、社会中性的、外部的、普遍的真理，这些真理汇聚在一起就是我们所说的自然科学。我们能够发现普遍的、永恒的、不可侵犯的、无性的且可以证实的自然法则"。令人奇怪的是，格拉肖在这段声明的结尾中说："我无法证明这段话……这是我的信念。"对立的一方以海森堡为代表，他自然保持着不确定性的态度。"这项研究的目的不再是理解原子及它们在自身中的运动，"他在《物理学家的自然观》（*The Physicist's Conception of Nature*）一书中写道，"从最一开始，我们便卷入了一场自然与人的争论，其中科学只占了一部分，因此世界通常被分为主观和客观、内部世界与外部世界、身体与灵魂。这种分法不再恰当，并把我们带入了困境。"在这里，人类面对的只是自己。

## 进化所赋予的三种局限

在这种争论中，我义无反顾地支持世界著名进化论科学家、古生物学家斯蒂芬·古尔德的观点，他是另一位坚定的科学方法信奉者。虽然不属于相对论的哲学流派，但古尔德提出："社会偏见以及带有偏见的思维模式，对我们了解世界的方法有着强有力的影响，而每一位科学家在探究任何问题上都会运用带有偏见的思维模式。有关'科学方法'完全理性、客观的刻板印象，把科学家看成是合乎逻辑的（且可以互换的）机器人。这种刻板印象只是自利的神话。"与之相反，根据古尔德的观点："人类不可能实现完全公平（虽然这是令人喜爱的）……对于学者来说，即使想象自己能够实现完全的中立也是很危险的。因为他会不再警惕个人偏好以及这些偏好的影响，接下来便真的成了偏见的受害者。在操作上，客观的定义必须是公正地处理数据，没有倾向性。"在这里，古尔德很有分量的主张，轻巧地穿过了哥德尔不完全定理释放出来的棘手飓风：

> 由于所有的发现都来自头脑与自然的互动，因此深思熟虑的科学家一定要仔细检验许多的偏见。它们记录了我们的社会、政治和地理历史中的重要时刻，乃至在漫长的进化中，头脑为了应急而强加给我们的局限（如果我们希望能够从内部去理解它们）。

**在我对大脑自己的观点的独特定义中，自然进化强加给大脑的局限，就像光对于相对论一样，发挥着同样重要的作用。**它定义了普遍的生物恒量，围绕着这个恒量，我们必须以相对论的观点来思考大脑创造的日常模式。我们必须将动物的进化，特别是哺乳类及灵长类的进化史看作是思维发展制约条件的起源，因为大脑的解剖及功能构成是由自然进化的过程塑造的。确实，数亿年间发生了许多不可预测的环境事件，因此这个过程给出了灵长类大脑最佳的蓝图，从人类大脑皮层紧凑而复杂的布局（这是因为新生儿的头颅大小必须受到限制，否则他们就无法滑出妈妈的产道），到数十亿单个神经元连接成的网络（神经元在新陈代谢、生物化学及生理学的支配下进行着电的交流）。

脑血管系统必须交织在这个巨大的神经元网络中，红血球的数量限制了运输到大脑的氧气的数量。另外，通过氧化过程，神经元线粒体会产生三磷酸腺苷酶，这是细胞中主要的能量运载分子。因此，灵长类大脑的运作受到严格的能量预算的限制。从能量角度来看，利用动作电位产生电信号是非常耗能的，因此，大脑在某个时刻只会产生有限数量的动作电位，以表征特定类型的信息。我们把大脑运作方式的这种基本限制称为"固定能量预算限制"（fixed energy budget constraint）。

还存在许多其他类似的生物限制因素。这些生物局限性意味着，尽管大脑实

> **固定能量预算限制**
> 大脑在某个时刻只会产生有限数量的动作电位，以表征特定类型的信息。

现了很了不起的功绩，但人类大脑在能够做什么以及怎么做的方式上，都存在着特定的局限。**这些局限定义了大脑能够加工的原始信息的类型和数量，以及能够产生的思维、逻辑及行为的多样性**。在这种背景中，与绝对真理相反的观念，比如海森堡的不确定性原理，以及哥德尔的不完全定理所引发的类似观点，也许主要指的是人类大脑存在着无法逾越的界限，这是灵长类头脑永远无法理解的领域。也就是说，除非某天在大脑创造的神奇新工具的帮助下，灵长类才能超越大脑的生物牢狱。

显然，大自然的进化也定义了人类身体的生物局限性。其中不仅包括生物促动器、肌肉、肌腱和骨骼，还包括一系列周围感觉器官（真正的生物传感器）的准确范围及敏感性。这些感觉器官从外部世界（以及我们的身体内部）提取信息，使中枢神经系统保持消息灵通。由于我们的眼睛、耳朵、皮肤、舌头和鼻子都具有功能上的局限性，因此我们看到、听到、感觉到、尝到和闻到的只是外部世界的一小部分。这就解释了为什么与狭义相对论相反，自然进化事实上深入了我们的骨髓，就像它在定义人类本性的其他方面所做的一样。我把它称为"身体限制"（body constraint）。

我们收集身体的感觉，告诉大脑外部世界现在的状况，因此大脑能够描绘出环境的限制，并根据这些限制选择为实现特定目标而要作出的行为。然而，进化也赋予了人类一些宝贵的能力，那就是回顾过去的经历。它们深埋在我们大脑的深处，那里有地球出现之前就开始记录的统计痕迹，这些痕迹一直在影

响大脑的运作。在它们的帮助下，形成了神经生理学策略的范畴以及我们用来实现最基本目标（比如生存与繁衍）的行为，并从这两个相互穿插的高难度任务中获得了最大的乐趣。

正如约翰·巴罗所写："无论生物是否感知到这一点，他们都是有关自然法则的理论的体现。这些法则来自他们所遭遇的大自然的一部分。"在第9章中，我们探讨了大脑如何利用创造强大工具的能力，从基因那里"偷取"了自身未来进化的大量控制权。这些工具作用于自然的所有空间范围，并扩展了人类身体的触及领域。将制造工具的能力与终身学习及适应的潜能结合起来，人类大脑已经掌握了完美地整合人造器具的独特艺术，它将人造器具整合为身体心智模式的扩展。

这种可塑性也赋予大脑在大量分散的记忆中储存一系列独特事件的权利。这些事件标志着个体存在的进程。这是非常宝贵而独特的个人传记，就像随意地穿行在随时间而改变的、反复无常的生活里，其中包括我们与外部世界的每一次相遇、与其他人、其他物种建立起的所有社会关系，以及我们对流行文化和哲学的投入与着迷。同样，我们每个人从生到死的历史，塑造并限制着大脑的内部模式。我将这个变量称为"个人历史记录"（individual history record）。

## 接纳相对性大脑

接下来的问题是，为了从相对性大脑自己的观点来理解这个世界，在这三种限制之间，什么被进行了相对性的考量？我认为，大脑就像由几十亿个彼此有点儿联系的球员所组成的球队，在一套固定的限制以及在特定大脑状态和环境背景中，产生以某种目标为导向的行为的指令下，相对性大脑从数量巨大的可能性中选择了能够完成手头任务的神经元集群电活动的时空模式。在这里，空间领域指的是神经元的三维体积（线 & 球模型中的球）。在某一时刻，神经元会被"征募"去实现某个目标。时间维度指的是神经元集群内放电活动的时间分布。通过将相对论应用于神经元时空连续体，灵长类的大脑找到了一种为解决典型的反问题而不断选择最优可行方案的方法。也就是说，鉴于一个观察到的行为结果，大脑活动的有限组合应该是从能够产生希望获得的结果的浩瀚选项中挑选出来的。在这种情况下，最大的问题是征用哪些神经元，从大脑的哪些部分征用，以及这些神经元将产生什么样的时空放电模式。从外部观察者的角度来看，手臂的一系列运动（或者神经元放电所触发的任何行为或活动）也许看起来几乎完全相同，但从大脑自己的角度来看，产生这个运动的神经元放电模式虽然是类似的，但永远不会完全相同。大脑不像笛卡尔哲学所认为的那样，只是被动而忠实地描绘外部世界的样子，它在自己感受到的所有事情上主动发表自己的观点。

思考一下，当站在移动的火车外观察一个场景时，完全知觉经验的定义是什么。根据相对性大脑的假设，出现在我们脑海中的是这个场景的"思想电影"，它来自多维度传入信息（包括来自外部世界的有限的数据样本）与大脑自己的观点（来自之前与类似场景相遇的长期且随机的历史）的不断碰撞。这种决定性的碰撞产生出真实的品尝与触摸以及意义和情感。它们与我们在有意识的存在期间所体验到的人类感觉与情感范围内每一种意义和情感都是相关的。这就是为什么我在前面的章节中说，相对性大脑在实际"观看"之前就已经"看见"了目标。如果发挥到极致，这种参考物的改变会引发一些有趣的结果。例如，它对我们这个时代的两大科学追求提出了挑战，分别是通过人工智能再造人类的意识，以及所谓的万有理论，即宇宙万物都可以被精简为普遍的数学形式体系的某种类型。

**BMI 洞察** BEYOND BOUNDARIES

> 支持相对性大脑的主张认为，灵长类的中枢神经系统，特别是人类的思维，无法被精简为某种类型的经典计算算法。换句话说，人类大脑作为一个整体，是不可计算的。正如巴罗所指出的，没有任何等式能够算出诸如美丽、快乐、优美的诗歌这样的事物。我只是从无限的清单中列举出了三个例子。然而，即使我主张相对性大脑是无法计算的整体，但哥德尔的不完全定理也许能让我们计算神经元放电所产生的智慧足以让人造设备进入人类的范畴。不过，要让这一切发生，这种设备就必须放弃自己，成为定义人类独特自我的大脑模式的一部分。

当然，如果人类思维是不可计算的，那么理论物理学家似乎就无法从 $10^{-33}$ 厘米长的振动细线所构成的深邃的十维空间中整理出还原论的万有理论。如果计算巴西足球队的杰出表现已经是不可能的了，那么得出万有理论的机会能有多大？甚至球王贝利都无法想象，自己似乎具有魔力的右脚会踢出什么球。正如约翰·巴罗所承认的："未来的特性超出了技术的范畴。它们不受任何数学万有理论的支配。这也是为什么无法用非诗歌的语言来描述现实。"

我们也许仍可以更深入地探索相对性大脑与机器，或者他们自己进行交互的结果，其方式可能是比传统的口头语言或虚拟聊天室更深奥的媒介。下一章我们将探讨，这种未来的界面会给每个人或整个人类带来什么。那时，我会自由地设想，当1 400克相对性大脑获得了从身体牢狱中解放自己的力量，与其他来源的灰色物质相混合，决定开始重聚之旅后，未来将发生什么。

如果这种旅程真的发生了，那么它将圆满终结人类大脑所经历的奇特事件的长篇史诗。到目前为止，这些事件构成了整个人类的进化史以及个人的历史，它们所拥有的原始材料就是数十亿喧闹的神经元。这些神经元不仅具有或然性，而且受到了生物物理上的挑战。大脑最初起源于卑微的星尘的种子，在水流泼溅的石头上，安静而舒适地进化了几百万年。谁能想到经过自然进化，人类大脑能够获得掌握宇宙相对论核心的权利？

当这个不同寻常的时刻到来时，当人类的大脑活动能够自由地传播到宇宙时，少数人可能会说，我们一不小心让宇宙中某种有兴趣的生物听到了我们人类最隐私的秘密。我对此并不担心。无论这些思维之波穿越什么星系，我们的听众只会对最终创造出人类大脑时的事实更感兴趣。看起来，上帝似乎除了成为熟练的骰子投掷者之外，并没有其他选择。

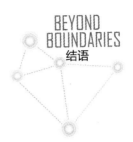
# 脑机接口与人类未来

虽然参与者对这个仪式已经非常熟悉了，但它似乎从没有随着岁月的流逝而变得过时。每天接近傍晚时分，慵懒的热带日落开始让孩子们没法在外面玩耍的时候，我总会安静而焦急地等待着这个时刻。莉吉娅会优雅地踱进客厅中她最喜欢的位置，成为我心甘情愿的"秘密同谋者"。在她漂亮的白房子里，名符其实的瓜拉尼吊床悬吊在二楼阳台之间。在圣保罗南部郊区的莫埃马（Moema），莉吉娅躲在吊床舒适的凹陷里。她知道，对于我们每天的音乐约会，我永远不会迟到。

她是对的。每天当我不告而来地穿过她家前门时，我最想看到的其实是她款款的脚步，以及在她优雅地走向钢琴时，身后那带有玫瑰香味的羽毛。这架钢琴是她一生的朋友，无论在快乐的时刻还是在忧伤的时刻。

## 莉吉娅的等待

莉吉娅一直是一位美丽而迷人的女人，虽然岁月使她完美的黑发变成了满头白发，但这并没有减损她明亮的绿眼睛所散发出来的光芒。她的手虽然纤细，但掌握着某些人数十年来不断探索的目标与智慧。那是灵巧动作所构成的具有无限可能性的组合，每一个动作都是精心的设计与投入的排练的结果。一开始，它们存在于她的头脑中，然后通过她的手指，把几百年前某人创作出来的音符，与私密的情感、记忆糅合在一起，形成了她对这段音乐的独特理解与表达。

倾听和演奏音乐占了莉吉娅退休生活的很大一部分。她把剩下的时间都用来学习在转瞬即逝的生命中能够学到的任何事情。莉吉娅非常了解时间的宝贵。38 岁时，她失去了挚爱的丈夫文森特，之后她发现自己要负责整个家庭。她是一名公务员，独自抚养了两个女儿，并供养着父母和弟弟。很多亲朋都不知道，在那段艰难的日子里，莉吉娅仍设法维持着文森特最珍视的梦想，那就是 1943 年文森特在圣保罗创办的技术商业学校。第一次与莉吉娅见面时，文森特就向她描述了自己的抱负——在巴西创办一些学校，让上不起学或无法进入大学的孩子，能通过教育，能获得更好的工作，过上更好的生活。尽管文森特在有生之年没能完全实现自己的梦想，但莉吉娅尽可能地让这个抱负走得更远，持续的时间更长。

到 20 世纪 60 年代莉吉娅退休时，我成了她非正式学校里唯一的学生。这所学校以它独特的方式与文森特的梦想保持着一致。在那些年里，她是我最好的朋友、我的老师、我的真爱，我可以无条件相信她。她能够给我解释所有我不明白的事情。我参观过的第一个博物馆是圣保罗人博物馆，那是 1972 年的一天，我们当时在庆祝巴西独立 150 周年；我第一次听歌剧是在圣保罗市立剧院听《波西米亚人》；我第一次在港口城市桑托斯（Santos）看到了大西洋平静而慵懒的波浪。莉吉娅让我经历了这些难忘的事情，她把我带入了全新的世界，那里充满了冒险和魔力。但没有事情可以与我在莉吉娅整洁的办公室里学到的东西相提并论，在莉吉娅的办公室里，我发现人类如何学会飞行，之后他们还不满足，正如儒勒·凡尔纳想象的那样，他们决定探索广阔而空旷的宇宙。阿姆斯特朗于 1969 年的夏天登上月球时，莉吉娅和我一起坐在黑白电视机前，当周围人断言这一定是好莱坞的骗局时，我们俩都努力控制着不要笑出来。

不过，到目前为止我最喜欢的经历是，看莉吉娅弹琴。她知道我在观察她演奏时每一块肌肉的姿态，所以她似乎非常精心地设计每一个手部动作，就好像在试图创造可以持续一生的记忆。显然，她成功了。即使现在，我依然能记得，在开始演奏每个音符之前，她如何将纤细而果断的双手放在琴键上。确实，我依然能记起当时我的感觉。当最初的几个音符从钢琴中迸发出来时，时间似乎停止了，房间里的空气似乎也自愿地停止了流动。那琴声就像天空中爆发出的热带雷暴。

虽然莉吉娅每天都会变换不同的乐曲，但她多数会演奏波兰作曲家肖邦的作品，以表达她的热爱。今天，距离莉吉娅最后一次为我演奏协奏曲已经有40多年了，每当重温在我祖母客厅里的那些傍晚，我便能听到肖邦《第六号波兰舞曲》最初的几个音符。在祖母的客厅里，除了记忆之外，留给大脑最宝贵的礼物便是学习。不过，在我的大脑中，肖邦的音乐将永远与我最初对神经障碍令人意外和震惊的记忆联系在一起。我第一次意识到，偷偷发展的神经障碍能够对一个人的生活产生无法挽回的破坏性。同样是在一个夏天的傍晚，同样是在客厅里，莉吉娅没有开始演奏，而是莫名其妙地盯着钢琴，沉默了几分钟，然后她转向我，纤细的手指没有离开琴键。两行眼泪从她迷惑的双眼流淌出来，这让我明白，她再也想不起那些动作的顺序，而那是在她大部分有意识的成年生活中，每天都会重复做的动作——她的大脑失去了如何演奏她钟爱的音乐的记忆。

当时她自己以及我们所有人都不知道，在几年中莉吉娅连续遭受了一系列小中风，她大脑的大部分前额叶及顶叶皮层的外层逐渐被破坏了。这些中风造成了几千个极微小的血凝块，用医学术语说就是"血栓"，它们堵塞了莉吉娅大脑中的小血管。一开始这些血栓不会产生任何明显的症状，直到它对脑组织的破坏达到皮层层，此时莉吉娅的音乐会戛然而止。在之后的几年中，她良好的运动能力及记忆逐渐发生了不可挽回的衰退。这些衰退让她时而陷入极度抑郁之中，时而突然产生令人可怕的自我意识。当处于这种状态时，她会说自己已经不再是曾经的莉吉娅了。这让我们所有人以及她自己都感到绝望。

随着莉吉娅一生的记忆、渴望、爱、计划和梦想从她的大脑和思想中慢慢消失，她开始失去与其他人及周围世界最后一丝有意识的联系。我们最后一次拥抱时，我感到她已经不认识我了。

祖母莉吉娅很长寿，而且一生颇有成就。她完成了很多事情，给认识她的人留下了很多快乐的回忆。在我们最后一次通过长途电话闲聊了几分钟后，她开始意识到电话那端是她忠实的学生。没有浪费一秒钟，她转而用严格的语调对我喊道：

"你知道现在几点了吗？你又迟到了，孩子！"
"迟到什么了？莉吉娅。"我不明白她是什么意思。
"肖邦，我的孩子，听肖邦的音乐，你又迟到了。"

## 机器接管地球？

在过去 30 年中，每当我的科学论文被退稿时，我都不得不应付那些劝告，他们不确定我将大脑和机器结合起来的设想是否正确，认为应该把这部分从论文中去掉。在那些令人痛苦的经历中，我会幻想有一天自己能够拯救这些充满疑问的想法，把其他人从这种想法中解放出来。这个机会终于来了。

在我应对超级保守的学术文化期间，一些科幻作家和电影导演的猜想却毫无保留，他们沉溺在自己过度丰富的想象中。单单在 2009 年，两部好莱坞巨制——《未来战士》和詹姆斯·卡梅隆的《阿凡达》，都描绘了有关科学的刻板印象。通过技术巫术，科学被用来控制、征服、伤害、屠杀他人。在这些影片中，脑机接口技术使人类能够通过替代物去生活、去爱、去战斗。他们的化身被用来做艰苦的工作，比如在宇宙中漫游，代表人类主人消灭外星人种。流行文化中这类暴力思想的演绎，从《火狐》到《黑客帝国》三部曲，都进一步强化了"未来学家"所散布的担忧与恐惧。未来学家警告我们，人类的世界末日即将来临，机敏、革命性的机器将接管地球，把我们都变成他们的奴隶。

在这里，我想提出另一种观点。**对脑机接口技术进行了长时间、艰苦的研究和思考后，我看到了一个乐观、令人期待，而不是充满阴暗与灾难的未来。**也许正因为未来真实的面目很难被确定地构想出来，因此我感到了这个诱人机会的强烈召唤，那就是将大脑从身体的局限中解放出来。事实上，鉴于脑机接口技术研究注定会带来的巨大的人文前景，因此我猜想没人会和我的想法不同。

不过，在探讨我对未来的设想之前，我想先消除有关智能机器将模拟、超越并主宰人类头脑的许多担忧。尽管我不怀疑某一天会出现非常复杂的机器智能形式，而任何创造这类机器的人都将面对难以逾越的障碍，即任何计算程序都不可能在个人或进化的时间标尺上，捕捉到历史偶然性的准确时间序列，而这些偶然性共同创造出人类的大脑。在史蒂芬·古尔德突破性的著作《奇妙的生命》（*Wonderful Life*）中，通过提出他命名为"重新播放生活录像带"的思维实验，古尔德巧妙地指出了这种主张的偏见。在他看来，无论人们能支配多少亿的微处理器、浮点运算以及多少兆的字节，或者多少百万的人造核苷酸，如果创造人工智能的主要目的是建成一个与我们自己的头脑相类似的头脑，那么这种巨大的努力终将遭到悲惨的失败。以下是展现古尔德思维的实验方法：

> 按下倒带键，确定你把实际发生的事情已经彻底抹掉了，然后回到过去任何一个时间或地点。然后让录像带再转一遍，看一看副本跟最初的版本是否完全一样。如果每一段重放都与实际的生活路径非常相似，那么我们只能说，真实发生的事情几乎必然会发生。但是，假设实验得出的结果与实际的生活历程明显不同，那我们的结论会是什么？对于有自我意识的智能的可预测性我们能说点什么？

接下来，古尔德为这个实验最可能的结果提供了他最喜欢的预测：

> 生活录像带的重放将把进化引入一条与实际路径完全不同的道路。然而，不同的结果并不表示进化是愚蠢的、没有意义的模式。重放时出现的岔路就像实际路径一样，是可以事后进行解释的。不过，可能路线的多样性并不表明在一开始就能预测最终的结果。每一步都事出有因，但在开始时，结局是无法确定的……改变早期的任何事件，即使是非常轻微的改变，在当时看来或许并不重要，之后的进化都会将它逐步带入完全不同的轨道。

　　决定人类大脑进化的大量偶然性，也许不会在宇宙中任何地方再次出现。以硅为基础的意识，即使能够出现，也几乎可以肯定，它的表现形式与人类的意识会非常不同。同样，特定的历史也不能被概括为计算算法，而希望机器、计算机程序或人造生命形式能够经受住同样的进化压力的愿望也必然会落空。有人可能会说，作为将历史遗产载入大脑回路中的公平交换条件，大脑已经被赋予了避免模拟或再造最个人的秘密及技能的免疫能力。

　　然而，这种历史偶然性提供的屏蔽作用并不能保证先进的机器有朝一日会控制，甚至大批杀害人类。不过我认为，这类事件发生的可能性，远比大量灾难造成人类最终灭亡的可能性低得多。**环境破坏、传染病、饥荒、核战争、气候改变、缺少淡水、流星碰撞、臭氧层的耗尽，甚至外星人入侵显然都比机器可能发动的军事政变更有可能导致人类的覆灭。**假设播放"生活录像带"会带给我们这种可怕的命运，那么在这个非常不可能的大变动事件中，我们至少可以确信，正如约翰·巴罗所断言的那样，源于硅元素的征服者永远也无法理解以下人类句子的不朽意义：

　　　　恐惧，阿喀琉斯，上天的愤怒；
　　　　思量一下你自己的父亲，并给予我同情，我更值得可怜，
　　　　因为我让自己变得冷酷无情，而我之前没有任何人曾让自己变得冷酷无情，
　　　　并把杀我儿子的人的手举到了我的唇边。

　　普里阿摩斯（Priams）说，当他让阿喀琉斯思量自己的父亲时，阿喀琉斯的心中充满了怜悯。

## 医疗前景：重新行走项目与外骨骼

　　就我个人来说，我更愿意探讨人类未来将如何充分利用相对性大脑的才智——模拟现实的能力、同化人造工具的贪婪胃口，绕开神经上的损伤，扩大我们的知觉与触及范围。就像在实验中记录神经元集群，时间会成为可靠的向

导。因此，我将从描述脑机接口在生物医学方面的应用开始探讨，这方面的应用可能会在未来 10~20 年中出现；之后我会探讨更遥远的未来，也许距离现在几十年。到那时，脑机接口技术将变得更加普遍，它可以使我们将计算与虚拟工具、装置及环境融合起来。我将以探讨非常遥远的未来来结束我的猜想。到那时，头脑对肉体的效忠将越来越少地决定我们的生活方式。在展望未来的时候，尽管我不会深入探讨想象中的神经工程的细节，但我相信人们能够找到实现这些设想的技术解决方案。

## 重新行走项目

在接下来的 20 年中，大脑 – 机器 – 大脑界面通过双向连接将大脑连接在一起，它也许能恢复被神经障碍压垮的人性的某些方面，比如我的祖母莉吉娅和我的导师艾瑞尔博士的情况。也许在一二十年后，脑机接口技术有可能能够恢复数百万不能听、不能看、不能触摸、不能抓握、不能行走或不能说话的病患的神经功能。

国际研究联盟的"重新行走项目"（Walk Again Project，我是该项目的联合创始人）可以让我们对未来有一点最初的认识。在贝拉和奥罗拉证明将活的脑组织与各种人造工具进行连接的可行性后，该项目便把目标设定为开发、实施第一个能够恢复严重瘫痪病人全身运动性的脑机接口，无论瘫痪是由脊髓创伤引起的，还是源于神经退行性疾病（见图 13-1）。为了实现这个崇高的目标，我们正在设计神经假肢器官，以使瘫痪病人能够使用脑机接口控制全身外骨骼的运动（见图 13-2）。戈登·程（就职于慕尼黑技术大学的机器人专家，他带领的团队制造了能够在伊多亚运动意念控制下进行行走的 CB-1 机器人）设计的这种"可穿戴机器人"，可以使病人控制自己的上肢和下肢，支撑并搬运自己的身体，就像在他们的自主意愿的支配下一样。

> **外骨骼**
>
> 一种能够提供对生物柔软内部器官进行构型、建筑和保护的坚硬的外部结构。

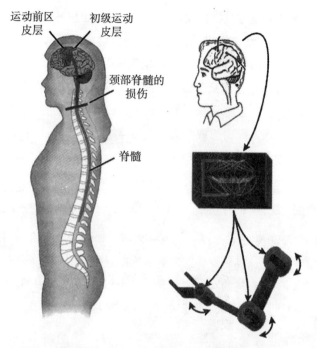

运动前区
皮层

初级运动
皮层

颈部脊髓的
损伤

脊髓

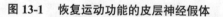

这幅图显示的是，有朝一日皮层神经假肢器官如何能帮助因脊髓受损而导致瘫痪的病人。

**图 13-1　恢复运动功能的皮层神经假体**

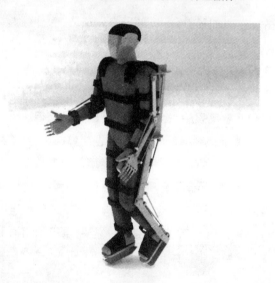

**图 13-2　"重新行走项目"所使用的全身外骨骼设计**

这些神经工程方面的壮举是以 10 个神经生理学原则为基础的。这些原则源于我们对爱莎、奥罗拉、伊多亚以及许多其他动物进行的脑机接口实验。

**NICOLELIS LAB**
**脑机接口实验室**

## 外骨骼的应用

脑机接口控制的外骨骼需要新一代的高密度微电极阵列，它能够被安全地植入人类的大脑，并长期、同时提供数万个分布在多个脑区中的神经元的可靠电活动记录。确实，为了让脑机接口适当地应用在临床上，并能让病人支付得起，这种大规模的脑活动记录必须至少能在 10 年内维持稳定，不需要进行外科修理。定制的神经芯片会被长期植入颅骨中，它使我们可以将大脑电模式调节、加工为能够驱动外骨骼的信号。为了降低感染及大脑皮层损伤的风险，这些神经芯片还必须结合低功率、多通道无线技术，它能够将几千个神经元产生的联合信息传递到大小相当于一部手机的可穿戴加工装置中。这个装置将负责运行多个独立的计算模型，设计这些模型是为了对从电脑电信号中实时抽取出来的运动参数进行优化。当病人学习如何操作神经假肢器官时，这个装置还将控制所有的训练程序。

我们抽取的神经元集群分布在多个大脑皮层及皮层下结构中。我们将从它们共同的电活动中提取与运动有关、随时间而改变的动态数字运动信号，并用来控制分布在机械外骨骼各个关节处的促动器。利用目前控制这类设备的最新技术，源于大脑的运动命令将与分布在外骨骼各处的电动机械回路发生互动，以模拟脊髓反射弧。这使得病人能够开始行走，调整步速，并根据地形的改变作出姿势和步态的调整。与此同时，外骨骼的电动机械回路将直接负责低层面的运动调节。这将形成大脑信号与机械反射之间连续的相互作用，这是大脑-机器控制所共享的模式。我还设想了分布在外骨骼各处的力量及拉伸状态感受器，它将产生连续的人工触觉以及本体感受反馈信号，将装置运转情况告诉病人的大脑。这一系列信号将通过多通道皮层微电刺激或通过多种光源（刺激直接被布置到病人大脑皮层中的光敏离子通道）被发送出去。基于我们实施的脑机接口的实验，我预计经过几周的互动后，病人的大脑通过依赖经验的可塑性过程，会完全将外骨骼同化为自己身体意象的扩展。此时，病人将能够利用由脑机接口控制的外骨骼自由随意地到处活动。

　　当重新行走项目启动时，其他方面的研究开始显示出开发模拟装置治疗神经疾病症状的光明前景。例如，我在第 12 章中提到，我和罗慕洛·富恩特斯、佩尔·彼得森发现，对脊髓背侧面的高频电刺激能够恢复大鼠和小鼠的运动力，之前它们已经耗尽了多巴胺神经递质。在耗尽多巴胺之后，啮齿类动物的身体会变得非常僵硬，很难进行各种自主身体活动，这些都是帕金森病的典型症状。由于记录了这些动物分布在多个大脑皮层及皮层下结构中的神经元集群的电活动，因此我们观察到，当小鼠和大鼠的身体变得僵硬时，位于运动皮层和纹状体中的神经元集群开始同时放电。这些同步的电活动产生了一种类似癫痫发作的低频神经元振荡（见图 13-3）。有趣的是，当我们给大鼠和小鼠服用左旋多巴（L-DOPA，治疗早期帕金森病的一种药物）时，几分钟后这些振荡被中断了。它们僵硬的身体逐渐变柔软，又能四下活动了。当左旋多巴的作用消失后（药效通常持续数小时），或者动物产生了耐药性（通常在几周后出现），僵硬感又会卷土重来。

　　10 年前，我和埃里卡·范泽洛研究了阻止老鼠癫痫发作的方法。在那时，我们已经证明，对三叉神经进行电刺激能够干扰标志癫痫发作的同步振荡。这使老鼠避免了癫痫发作时的行为抑制，甚至阻止了新的癫痫发作。当看到导致老鼠出现帕金森病似的僵硬的同步振荡与癫痫发作的神经元振荡非常相似时，我向富恩特斯和彼得森建议：对多巴胺耗尽的老鼠也尝试使用相同的方法。

　　我们首先尝试对三叉神经进行电刺激。这稍微减轻了老鼠脸部的僵硬，但对身体其他部分没有显著效果。一些初看起来像是失败的做法，事实最后证明它们正是我们需要的宝贵线索。不久之后，我们将电刺激的目标转向了脊髓的背侧面。这种改变具有几个优势：更容易实现对脊髓背侧面的刺激，外科过程的侵入性更小，可以有机会刺激大量经过这个区域进入中枢神经系统的神经纤维。而这些神经纤维会影响老鼠大片的顶叶皮层及额叶皮层。经过简短的验证，我们便意识到这是一种最佳的解决方案。只要我们持续进行刺激，老鼠就会在笼子里四处活动，完全没有出现帕金森病似的僵硬。另外，有了持续的电刺激后，治疗多巴胺严重耗尽的动物所需的左旋多巴的剂量会少很多。而较低的剂量降低了药物的副作用，也降低了耐药的风险。

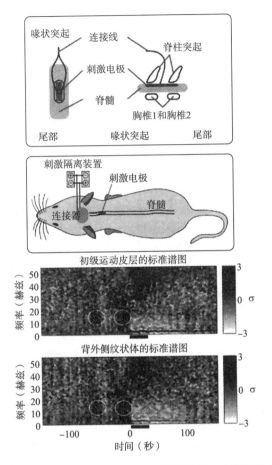

在最上面的图中，刺激电极与植入物被放在了脊髓的背侧面上。中间图显示的是，表现出帕金森病迹象的老鼠被植入了刺激电极。在最下面的图中，两个圆圈被用来标示在老鼠大脑活动的谱图中观察到的癫痫性活动，这些活动与帕金森病造成的运动可能有关。在时间为 0 时，开始用植入的电极进行脊髓电刺激。注意，刺激后癫痫活动消失了，老鼠又能够自由行走了（图中没有显示）。谱图的 X 轴代表时间（时间为 0 时开始刺激），Y 轴代表频率，Z 轴灰色的深浅代表给定频率上的脑活动强度或大小（见右侧的标尺）。

**图 13-3　用脊髓电刺激的方法来治疗与帕金森病类似的综合征**

出乎意料的是，我们发现了一种非常简单、侵入性最小且廉价的过程——脊髓刺激，它有可能成为治疗帕金森病的新选择。全世界正在狂热地进行类似的研究，希望开发一种能够与活的脑组织进行联系的神经假肢器官，从而治疗诸如癫痫、抑郁等严重的神经疾病，以及帮助人类恢复视力、听力及语言功能。

## 认识神经及精神疾病的本质

在不远的未来，大多数脑机接口技术研究可能会专注于创造新颖的治疗及康复工具。然而，在所有的可能性中，该领域也会有助于对神经生理学原则更深入的理解。这些原则是相对性大脑构成或扭曲它的现实模型的功能基础。

我完全相信，在我们的一生中，脑机接口技术将以严密而有结合力的方式，阐释神经元时空连续体是如何形成及运作的。从某种程度上看，这个问题隶属于第4章所描述的著名的捆绑问题，也是困扰神经学家很长时间的谜题。只是改变传入刺激的参考框架，从大脑自己的观点的视角来看待问题，那么捆绑问题便会完全消失。因为在相对性大脑中，不存在捆绑任何事物的需要，因为传入刺激没有被分解成离散的感觉信息的必要。相对性大脑中只存在一种关于世界的简单的动态模型。大脑内部的动态与周围神经所感知到的一致及不一致的信息进行碰撞，不断更新着这个模型。

除了解决捆绑问题之外，相对性大脑理论还有可能终结局部论者与分布论者之间的学术战争。如果神经学家认可大脑皮层功能的严格局部化以及纯粹单一模式的皮层表征，都只在中枢神经系统发育的早期或者只在大脑内部动态的简化或仿真状态下才会有蓬勃的发展，那么我相信最终双方会达成妥协。例如，我们已经看到麻醉如何引发了大脑内部动态的崩溃，人为地限制了单个神经元感觉反应以及整个皮层表征的复杂性。另外，只有当动物主动探索周围环境时，大脑皮层的动态美妙景象才会展现出来。在我所提出的妥协中，功能的局部性以及单一模式的表征，在人（或动物）出生后早期的大脑皮层发育中占主导地位，这很可能是因为在这段时期中，大脑的连接正被加固，中枢神经系统正小心翼翼地"制作"关于现实的内在模型。模拟器及现实的模型需要逐步建立起来，这也许可以解释为什么人类的童年及青少年时期相对比较长。这也许还可以解释，为什么儿童需要花几年的时间才能融合同一个物体的多通道信息，比如将母语的某种声音与相应的字母或数字联系起来。

在解剖功能成熟化的过程中，多个多突触皮层及皮层下回路将大脑皮层中的神经元集群连接起来，构成了单个神经元的海洋，为处理神经元时间的波浪做好了准备。随着大脑自己的观点的发展，地形图、皮层结构以及严格的皮层等级逐渐失去主导地位，直到成年早期，这种主导地位便一去不复返了。到那时，脑组织仍会泄露出其解剖组件退化残余物的迹象，比如啮齿类初级躯体感觉皮层中的皮层桶、眼优势柱以及细胞结构边界。它们就像有机脚手架留下的发展性伤疤，大脑通过在这些脚手架上攀爬，把自己武装了起来。现在这些结构只是对神经元时空连续体的功能设定了一些小限制。因此，为了获得对产生自我意识的大脑机制的令人满意的理解，系统神经学家必须将他们的注意力从这些过往发展的幻影中转移开，更密切地注意大脑电海洋中起伏的波浪和涟漪。

我相信这种对新出现的大脑内部动态的依赖，而不是对布洛德曼皮层地形的效忠，会让我们对神经疾病有更全面的理解，因为大脑动态将成为我们考察所有人类心智错乱的媒介。神经及精神疾病会与大脑回路的时间安排以及回路间的互动发生联系。如果在大脑常规运转过程中，只出现了微小的同步波，那么当大脑改变状态时，神经元的海洋中就会出现奇怪的漩涡，这是神经元时空连续体在极度混乱地放电。就像同步大脑活动的不同模式定义了典型的癫痫一样，很多中枢神经系统的其他功能紊乱有一天也会被根据大脑中病态的连续放电水平来评估其严重程度。从这一角度来考虑，神经疾病与精神疾病之间的传统差别也会因此而消失。同样，对神经元集群生理学原则更好的理解，会使我们摆脱集体忽视某些精神状态的耻辱，摆脱神经疾病与精神疾病患者所背负的社会污名。最后，我们也许能够认识到这些疾病的本质：它们只不过是大脑内部动态出现了混乱。

我以前的研究生兼博士后，杜克大学医学院精神病学副教授齐拉萨（Kafui Dzirasa）的研究工作已经对这个大胆主张提供了初步的支持。齐拉萨系统地研究了各种转基因老鼠（多数是由杜克大学马克·卡隆博士 [Dr. Marc Caron] 的实验室提供的）所诱导出的大脑内部动态的变化性。这些老鼠中的每一只都被选择性地去除了一个基因。成年后，这些老鼠会接受一系列的药理学处理。这使齐拉萨可以在老鼠身上引发出在患有各种认知机能障碍及精神疾病的病人身上能够观察到的常规行为集合。通过记录老鼠的局部场电位以及 10 个不同大脑结构中的神经元集群，齐拉萨在动态的大脑互动中辨别出了特定的改变。这些改变似乎与动物出现的非正常表现存在着密切的相关性。

尽管仍很难在这些神经生理学改变与表现出来的行为之间建立因果关系，但齐拉萨得到了一些惊人的证据，这些证据也许超越了相当高的阈限，其中包括确认一些与强迫症及躁郁症相关的常规运动行为的潜在神经生理学基础。就像对多巴胺耗尽的老鼠进行的实验一样，这些转基因老鼠的大脑表现出了神经元时空连续体上连续同步放电水平的差异。由于目前我们能够记录这些老鼠长达一年的大规模脑活动，因此我们在神经学历史上第一次记录了渐进的、不可避免的神经生理改变，即健康的大脑向着末路发生了决定性的转变，在这种转变中，思维有时会被卡住。

未来，我们希望将从转基因老鼠身上收集的信息整合到新的框架中，形成一个更详尽、更多维的状态 – 空间图。这种对正常的以及发生变化的动态大脑状态的完整描述，也许可以使我们对多数传统的神经及精神疾病进行分类。这就与我们现在在将老鼠不同的行为与三维状态 – 空间图上不同的点丛联系在一起相类似。长远看来，这个研究可以使神经学家判断病人的大脑动态运转得如何，并在出现症状之前就预测出某人将有很大的概率患帕金森病、抑郁症或因为狂躁、妄想或精神错乱，而生活在完全不同的现实中。同样，这种统一标准的动态框架可以使医生进行量化的评估，评估他们的治疗对病人是否有效或有益。

## 社会前景："大脑校园"与数字化永生

基础脑机接口的应用及神经学研究的近期前景，将引起各学科原理，从计算机科学到生物学，从医学工程、数学到哲学的加速汇聚。随着年轻一代的神经学家开始采用更广泛的技术与智能工具，变革技术的多样性将显现出来。为了提供实验数据的自由互动、大规模的计算机模拟，以及将成为惯例而非特例的理论工作，传统神经学系与大脑研究机构将不得不作出调整。

### "大脑校园"与多学科合作

为了适应未来的神经学，许多大脑研究方面的合作已经开始启动。事实上，在 2003 年 3 月，我启动了一项大规模的科学事业：创立了"大脑校园"（Campus of the Brain）。如今它被称为埃德蒙与莉莉·萨夫拉国际纳塔尔神经科学研究所（ELSIINN），是一家位于巴西东南部沿海不发达地区麦赛巴镇（Macaiba）的非营利性学术机构。**该项目有三个使命：将大脑研究推向极限；从艺术、科学及文化方面来庆祝人类大脑惊人的成就；通过一系列社会及经济项目（包括儿童科学教育项目、女性健康计划以及工业研究和技术）向当地社会宣传大脑知识，目的是提升校园附近城镇和社区的教育、健康及生活标准。**神经学是社会变革的一种原动力。我敢打赌，你以前从没想象过存在这种理念。最有雄心的项目之一是建立"大脑校园"附属的公立学校。在这所学校里，孩子们在他们怀孕的妈妈刚开始参加校园健康中心提供的产前保健计划时便已经入学了。你也许已经猜到了学校的名称——莉吉娅·拉波尔塔公立学校。

**在未来的几年内，我真诚地希望巴西的"大脑校园"能成为多学科合作的典范，实现脑机接口的未来正需要这样的合作。类似"大脑校园"的科学网络会大大促进脑机接口技术的应用，而不只让它局限在医疗康复领域。**例如，如果我们掌握了可以让人类利用大脑活动来与各种计算设备进行互动的技术，那么将会发生什么？从我们携带的或者可能位于我们身体中的个人计算机，到作为数字社会互动中介的远程网络；从最平淡无奇的文本处理，到对私密的梦想最细致的模拟，未来的日常生活将与今天我们已经习惯了的生活非常不同。

一开始，与个人计算机的操作系统及软件进行互动，可能会成为一种冒险，而我们的大脑会逐渐习惯于抓握虚拟的物体，启动程序、书写备忘录，尤其是与我们最喜欢的大脑网络中的成员进行自由沟通（这是社交网络了不起的升级版本）。英特尔、谷歌和微软都已经创立了它们的脑机部门，这一事实说明这种想法并非遥不可及。其主要障碍在于开发非侵入性的方法，以获取脑机接口所需的高分辨率的大脑活动。我相信，克服障碍的方法将在几十年后被找到。

通过意念来控制人造工具，人类会出现在各种遥远的环境中。如今听起来无法想象的事情，未来会司空见惯。从海洋深处到超新星禁区，甚至到我们体内细胞内空间的微小裂缝，人类的触及范围最终将追上我们探索未知领域的贪婪野心。正是在这种背景中，我设想我们的大脑将完成它史诗般的解放之旅，从它栖息了几百万年、生活在地球上的身体中解放出来，使用双向的、脑机接口技术来运作五花八门的工具，它们将在自然造化的微小世界中，成为我们新的眼睛、耳朵和双手。世界是由一团团原子或细胞组成的，我们的身体永远无法进入原子或细胞，但我们的思想却可以畅通无阻、毫不犹豫地进入。向着相反的方向，我们也许能够远程操作各种形状、各种大小的机器人和飞船，让它们代表我们去探索宇宙尽头的其他星球，并把奇异的地区和风景储存在我们的思维触手可及的地方。随着探索中我们迈出的每一步，后代子孙所创造的工具将继续被他们的大脑同化，进一步扩展他们的自我，定义大脑自己的观点，这一切将远远超出我们今天的想象。必须承认，这种想法让我感到了巨大的快乐与敬畏。这是一种深沉的情感，我猜想它类似于 500 年前当葡萄牙的船员在危及生命的漫长旅行结束时，发现自己看到了新世界的灿烂沙滩时所产生的情感。

在对未来的想象之旅中，我们也许会惊讶于人类行为及知觉的巨大扩展将如何影响后世子孙对现实的演绎。他们所见、所理解的宇宙与现在一样吗？他们每天的经历、文化及科学是否与我们的非常不同，以至于他们不可能与当今的人类探讨世界经济状况？他们的对话对我们来说是否毫无意义？

人类大脑从身体中解放出来的最惊人结果可能会是释放出许多很有影响力的偶然性，这些偶然性会对未来人类的"生活录像带"的播放方向和速度产生决定性的影响。换句话说，大脑从身体强加给它的限制与脆弱性中解放出来后，它便有可能获得宇宙中最令人垂涎的奖赏：在一定程度上掌控人类的进化。

大脑这种完全的解放是否能让我们模糊，甚至消除定义个人与个人之间的牢不可破的身体边界？在未来的某一天，我们是否能体验到成为大脑意识网络（真正的集体思维大脑网络）中的一部分的感受？假设在未来，通过某种惊人而无害的技术，人类实现了这种脑联网，那么网络中的个人是否不仅能只通过思考来与另一个人交流，还能生动地体验到对方的所知所感，就像他们实现了无缝的"思维融合"？对于这种令人难以置信的体验，如今很少有人会选择冒险进入这片未知的水域，我们不可能知道后世子孙会作何反应。

假设所有这些令人震惊的场景都能真的发生，这种集体的思维融合真的成了一种被子孙后代普遍接受的、合乎道德的互动方式，那么他们在早上醒来时，是否会意识到自己已经变成了完全不同的人类物种？不难想象，人类的后代确实能够掌握建立大脑网络所需的能力、技术和道德水准。通过这个媒介，数十亿人与其他人建立起了可以只利用思考就进行的暂时的、直接的联系。这种集体意识的庞然大物看起来、感觉起来会是什么样以及它能做什么，是我或目前任何人都不可能想象出来的。就像1970年世界杯时巴西足球队的目标一样，我们只有体验了它逐渐呈现结果的过程，才能充分感知它的伟大。它也许会提供终极的人类知觉经验，即发现我们每一个人并不孤单，因为数十亿兄弟姐妹可以分享我们最私密的想法、体验、痛苦、激情和愿望，以及我们之所以成为人类的基本要素。它将给被孤独感、自卑感、偏见、误解以及社会不适所困扰的许多人带来巨大的宽慰，这种作用是难以想象的。

尽管我非常清楚，即便特别乐观的想法也许不能平息所有的焦虑，但我相信，如今人们在网络上分享个人生活的巨大热情，暗示了人类本性中所具有的社交饥渴。因此，如果脑联网成了可行技术，那么我想它会像超新星爆炸一样，迅速渗透到人类社会的方方面面。当人们开始用思想来控制大量的人造设备，并进行彼此沟通时，他们将不再像我们今天所称的人类。对此，我要说，既然人类的生活录像会继续播放不可预测的歌曲，完全独立于我们对未来的想象；既然进化不会停留在某个阶段，那么我们为什么要担忧谁或者什么将在几千或几百万年后接替我们呢？

**为这个问题纠结了很长时间之后，我认为我们担忧未来的主要原因既不是基于对人类特定命运的担忧，也不是基于对人类及人类的生活方式在未来的某一天会被替代的想法的排斥。相反，我认为我们应该归因于人类遗产的保护，应以保护道德伦理准则的高标准来保护人类遗产。**但不幸的是，我们并不经常这样来保护生存在地球上的每一种生命形式。从成群的昆虫、植物群落、一只只的蓝色金刚鹦鹉以及在广阔的热带雨林中漫步的水豚，到北极熊、北美洲西部的斑点猫头鹰，甚至到可怕的天花病毒最后的病毒株，保护地球生命展示自我多样性的方式，是我们向产生有意识思维的独特环境表示敬意的最佳途径。保护这些生物遗产是我们将道德传统赠予后世子孙的第一步，这些遗产不仅不可避免地包含了情境痕迹，而且包含了每一点思维、每一次想象出来的行动

（或好或坏），以及每一滴赋予我们存在感的荒谬的神经元。

我们如何能成功地描绘出人类经历的非凡多样性，而这些经历构成我们这个物种独特的冒险之旅？这个答案可能存在于我们相对性大脑的才能中。

> 追溯到 1945 年，伟大的数学家哥德尔令科学世界为之震惊，他再一次提出了对爱因斯坦广义相对论等式的新解答。根据哥德尔的解答，时光倒流应该被视作相对性宇宙中的一个不同而真实的可能性，时空连续体和黎曼几何支配着这个相对性宇宙。然而，尽管时间倒流在数学上是可能的，但实际上它非比寻常。就我们所知，宇宙中并不存在这类经验。也就是说，除非你将参照框架改变为另一个宇宙、另一个时空连续体，即大脑，在那里，在神经元宇宙的范围内，时间旅行成了一种相当微不足道的经验。如果时间旅行发生在星球的时空构架中，物理学家们一定会认为这是惊人的壮举。而我们中的任何人只要在大脑时空连续体的波浪中穿行，只要游过神经元交响乐的音符所积累并小心保存的记忆，便可以实现这一壮举。

## 数字化永生

如果描述的未来突然出现了，那么稍微再多想象一些，我们便能设想到，获得新智慧的人类后代同样会决定穿越人类历史上另一条卢比孔河，并且为了后世子孙的利益，会努力记录人类遗产的丰富性与多样性。我认为，只有通过保存对每个个体人生故事的第一人称的叙述，这种无法估量的财富才能被汇聚起来。我们作为凡人的独特叙述会在大脑中存在很短暂的一段时间，之后随着个体生命的结束而永远遗失，这是大自然中罕见的浪费。

我可以想象出来，一个考虑更周全的未来社会，将"下载"并保存这些一生的历史，不仅将它作为生命终点的通过仪式，而且作为对在宇宙中生活的其他独特人类生命的最后奉献。此后，这些持续不断的记录会像宝贵的珠宝一样受到珍视。曾经活过、爱过、痛苦过、成功过的数十亿同样独特的心灵，也会得到永生，它们不是被包裹在冰冷而寂静的墓碑里，而是通过生动的思想、鲜活的爱以及共同忍受的痛苦，而被释放了出来。

到那时，可以永久保存思想的奇妙技术和道德盟约，也将可以把这些思想传播到宇宙的边缘，最终带来终结感与安慰感，这是我们重返母亲子宫才会有的感觉。对于遥远的未来，我仍能想象出一个重大的改变，即相对性大脑会被加冕为唯一充满意义并赐福于我们的上帝，这是对人类经过远古时期偶然的奇异旅行的公正而恰当的颂扬。大脑中除了住着现实感与自我感的高超雕塑家以及记忆的忠实守卫之外，它还毫不费力地以光速与任何有兴趣的人和事物，在广阔宇宙中的任何地方，分享着人类在一生中创作的交响！

坐在小山上，在"大脑校园"的建筑工地，当夕阳西下时，我想到的只是当遥远未来的某个人，在平静的生活中第一次体验到，透过凡胎肉眼，看到成片的棕榈树在风中轻轻地前后摇曳，就好像它们打算和拜倒在自己脚下的仙人掌花朵挥手道晚安时，会有怎样的反应。如果仔细聆听，我们遥远的同胞也许会注意到，吹过莉吉娅·拉波尔塔公立学校混凝土和钢筋地基的风，似乎在我耳边低语着："你又要迟到了，别再在泥泞的街道上玩耍了，赶紧跑回那间始终开着门的房子，去聆听肖邦的音乐有人在那等你。"

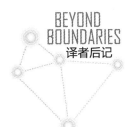

　　终于翻译完这本书了，我不禁大松一口气。作者米格尔·尼科莱利斯是世界神经生理学领域最尖端的科学家，想要企及他高深的学科知识以及深奥的想象力，真的不是一件易事。从神经学的角度看，心理只是表象，而背后真正的动因在于神经元的不同动态。为什么不同的人遇到相同的事情，会产生不同的反应？这是因为每个人的大脑神经元对外界刺激会产生不同的放电模式，甚至同一个人对前后发生的相同事情也会产生不同的反应。按照作者的观点，大脑具有自己的观点，它并不是被动地接受外界刺激，而是外部世界在大脑中的模式的主动建构者。

　　作者专业背景深厚，而且具有跨学科的丰富知识。读者读起来可能很过瘾，不过苦了译者。为了能尽量准确、地道地传达作者想要表达的意思，我需要查证大量背景资料，虽然比较辛苦，但也颇有收获。作者在书中将神经学的发展脉络进行了简单的梳理，并详细描述了一些有趣的实验，比如通过猴子的大脑活动来操控千里之外的机器人的行走。这一切看起来多么诡异，猴子只是安静地坐着，看着眼前投影屏幕上的机器人的图像，心里想着：这样走，那样走，然后机器人就真的根据它的想法走起来了。在其他实验中，研究人员甚至可以通过分析神经元的活动，来预测猴子会作出什么行为。也许有一天，真的会出现读心机，它通过分析人类某些脑区的神经元电活动，便可以知道这个人在想什么。作者不仅是一位杰出的科学家，也是一位技巧高超的作家，一些事件和实验被他描述得像小说一样引人入胜，悬念迭起。

　　在看原书的致谢时，发现一件小小的趣事。当看到原版的英文编辑如何告诉尼科莱利斯要写得简短直接，不要用太多形容词时，我不禁笑了起来，原来为此感到头疼的人不止我一个。虽然在英文编辑的引导下，作者已经尽量避免了自己拉美基因的影响，但与其他作者比起来，他的句子还是显得很长。有时我要费力地在他"枝繁叶茂"的句子中寻找主干。不过，中文读者可以不必太担心，我在翻译的过程中已经尽量把长句分解成了若干个短句，且反复默读，希望在保持原文意义的同时，尽量简短易懂。

　　最后，我必须坦白，我只是粗通心理学，以前虽然也翻译过神经学家写给大众的读物，但都不如这本书精深。因此，虽然竭尽所能将专业方面的内容翻译得尽量准确，但也难免有疏漏和失误之处。细心的读者如果发现有不恰当的地方，还烦请提出批评指正。另外，完成这项艰巨的工作，离不开很多人的支持与帮助：首先我要感谢湛庐文化对我的信任，让我翻译了这样一本知识厚重的著作；还要感谢黄宁、王鹏、巩樱、崔凯、范文斌、曲晓东等亲朋好友给予我的帮助，正是他们的帮助与鼓励让我完成了翻译工作。感谢大家！

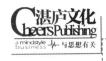

# 湛庐，与思想有关……

## 如何阅读商业图书

商业图书与其他类型的图书，由于阅读目的和方式的不同，因此有其特定的阅读原则和阅读方法，先从一本书开始尝试，再熟练应用。

**阅读原则1 二八原则**

对商业图书来说，80%的精华价值可能仅占20%的页码。要根据自己的阅读能力，进行阅读时间的分配。

**阅读原则2 集中优势精力原则**

在一个特定的时间段内，集中突破20%的精华内容。也可以在一个时间段内，集中攻克一个主题的阅读。

**阅读原则3 递进原则**

高效率的阅读并不一定要按照页码顺序展开，可以挑选自己感兴趣的部分阅读，再从兴趣点扩展到其他部分。阅读商业图书切忌贪多，从一个小主题开始，先培养自己的阅读能力，了解文字风格、观点阐述以及案例描述的方法，目的在于对方法的掌握，这才是最重要的。

**阅读原则4 好为人师原则**

在朋友圈中主导、控制话题，引导话题向自己设计的方向去发展，可以让读书收获更加扎实、实用、有效。

## 阅读方法与阅读习惯的养成

（1）回想。阅读商业图书常常不会一口气读完，第二次拿起书时，至少用15分钟回想上次阅读的内容，不要翻看，实在想不起来再翻看。严格训练自己，一定要回想，坚持50次，会逐渐养成习惯。

（2）做笔记。不要试图让笔记具有很强的逻辑性和系统性，不需要有深刻的见解和思想，只要是文字，就是对大脑的锻炼。在空白处多写多画，随笔、符号、涂色、书签、便签、折页，甚至拆书都可以。

（3）读后感和PPT。坚持写读后感可以大幅度提高阅读能力，做PPT可以提高逻辑分析能力。从写读后感开始，写上5篇以后，再尝试做PPT。连续做上5个PPT，再重复写三次读后感。如此坚持，阅读能力将会大幅度提高。

（4）思想的超越。要养成上述阅读习惯，通常需要6个月的严格训练，至少完成4本书的阅读。你会慢慢发现，自己的思想开始跳脱出来，开始有了超越作者的感觉。比拟作者、超越作者、试图凌驾于作者之上思考问题，是阅读能力提高的必然结果。

好的方法其实很简单，难就难在执行。需要毅力、执著、长期的坚持，从而养成习惯。用心学习，就会得到心的改变、思想的改变。阅读，与思想有关。

**[特别感谢：营销及销售行为专家 孙路弘 智慧支持！]**

**ᒾ 我们出版的所有图书，封底和前勒口都有"湛庐文化"的标志**

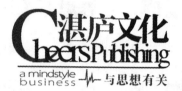

**并归于两个品牌**

### ᒾ 找"小红帽"

为了便于读者在浩如烟海的书架陈列中清楚地找到湛庐，我们在每本图书的封面左上角，以及书脊上部 47mm 处，以红色作为标记——称之为**"小红帽"**。同时，封面左上角标记**"湛庐文化 Slogan"**，书脊上标记**"湛庐文化 Logo"**，且下方标注图书所属品牌。

湛庐文化主力打造两个品牌：**财富汇**，致力于为商界人士提供国内外优秀的经济管理类图书；**心视界**，旨在通过心理学大师、心灵导师的专业指导为读者提供改善生活和心境的通路。

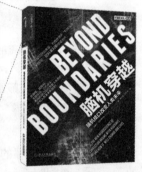

### ᒾ 阅读的最大成本

读者在选购图书的时候，往往把成本支出的焦点放在书价上，其实不然。

**时间才是读者付出的最大阅读成本。**

阅读的时间成本=选择花费的时间+阅读花费的时间+误读浪费的时间

湛庐希望成为一个"与思想有关"的组织，成为中国与世界思想交汇的聚集地。通过我们的工作和努力，潜移默化地改变中国人、商业组织的思维方式，与世界先进的理念接轨，帮助国内的企业和经理人，融入世界，这是我们的使命和价值。

我们知道，这项工作就像跑马拉松，是极其漫长和艰苦的。但是我们有决心和毅力去不断推动，在朝着我们目标前进的道路上，所有人都是同行者和推动者。希望更多的专家、学者、读者一起来加入我们的队伍，在当下改变未来。

### 《大数据时代》
国家图书馆"第九届文津奖"十本获奖图书之一
CCTV"2013中国好书"25本获奖图书之一
《光明日报》2013年度《光明书榜》入选图书
《第一财经日报》2013年第一财经金融价值榜"推荐财经图书奖"
2013年度和讯华文财经图书大奖
2013亚马逊年度图书排行榜经济管理类图书榜首
《中国企业家》年度好书经管类TOP10
《创业家》"5年来最值得创业者读的10本书"
《商学院》"2013经理人阅读趣味年报·科技和社会发展趋势类最受关注图书"
《中国新闻出版报》2013年度好书20本之一
2013百道网·中国好书榜·财经类TOP100榜首
2013蓝狮子·腾讯文学十大最佳商业图书和最受欢迎的数字阅读出版物
2013京东经管图书年度畅销榜上榜图书，综合排名第一，经济类榜榜首

### 《爱哭鬼小隼》
国家图书馆"第九届文津奖"十本获奖图书之一
《新京报》"2013年度童书"
《中国教育报》"2013年度教师推荐的10大童书"
新阅读研究所"2013年度最佳童书"

### 《牛奶可乐经济学》
国家图书馆"第四届文津奖"十本获奖图书之一
搜狐、《第一财经日报》2008年十本最佳商业图书

### 《影响力》（经典版）
《商学院》"2013经理人阅读趣味年报·心理学和行为科学类最受关注图书"
2013亚马逊年度图书分类榜心理励志图书第八名
《财富》鼎力推荐的75本商业必读书之一

### 《影响力》（教材版）
《创业家》"5年来最值得创业者读的10本书"

### 《大而不倒》
《金融时报》·高盛2010年度最佳商业图书入选作品
美国《外交政策》杂志评选的全球思想家正在阅读的20本书之一
蓝狮子·新浪2010年度十大最佳商业图书，《智囊悦读》2010年度十大最具价值经管图书

### 《第一大亨》
普利策传记奖，美国国家图书奖
2013中国好书榜·财经类TOP100

### 《卡普新生儿安抚法》（最快乐的宝宝1·0~1岁）
2013新浪"养育有道"年度论坛养育类图书推荐奖

### 《正能量》
《新智囊》2012年经管类十大图书，京东2012好书榜年度新书

### 《认知盈余》
《商学院》"2013经理人阅读趣味年报·科技和社会发展趋势类最受关注图书"
2011年度和讯华文财经图书大奖

### 《神话的力量》
《心理月刊》2011年度最佳图书奖

### 《真实的幸福》
《职场》2010年度最具阅读价值的10本职场书籍

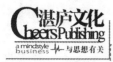

# 延伸阅读

## 《全面回忆》

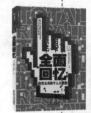

扫码直达本书购买链接

◎ 微软公司"个人大数据"首席科学家、小型机之父戈登·贝尔与微软研究院研究员吉姆·戈梅尔颠覆时代之作。

◎ 微软创始人比尔·盖茨亲自作序专文推荐；畅销书《认知盈余》《人人时代》作者克莱·舍基，苹果公司软件技术副总裁巴德·特里布尔，联袂重磅推荐。

## 《富足》

扫码直达本书购买链接

◎ X大奖创始人、奇点大学执行主席彼得·戴曼迪斯震撼之作

◎ 李嘉诚案头最显眼的重磅著作，政府、行业和企业家通向未来的战略路线图。

## 《技术的本质》

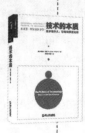

扫码直达本书购买链接

◎ 复杂性科学奠基人、首屈一指的技术思想家、"熊彼特奖"得主布莱恩·阿瑟作品，技术理论体系的先河之作！

◎ 谷歌董事长埃里克·施密特、硅谷精神教父凯文·凯利、汪丁丁、段永朝、陈劲、包国光联袂推荐。

## 《如何创造思维》

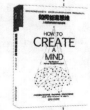

扫码直达本书购买链接

◎ 21世纪最具洞察力的思想家和未来学家、"库兹韦尔定律"创立者、谷歌公司工程总监雷·库兹韦尔最新力作。

◎ 财讯传媒集团首席战略官段永超，跨界物理学家李淼，中国当代最知名的科幻作家、畅销书《三体》作者刘慈欣联袂推荐。

**图书在版编目（CIP）数据**

脑机穿越：脑机接口改变人类未来 /（巴西）尼科莱利斯著；黄珏苹，郑悠然译. —杭州：浙江人民出版社，2015.3

ISBN 978-7-213-06583-5

Ⅰ.①脑… Ⅱ.①尼…②黄…③郑… Ⅲ.①脑科学－人-机系统－研究 Ⅳ.①R338.2②R318.04

中国版本图书馆CIP数据核字（2015）第027742号

浙 江 省 版 权 局
著作权合同登记章
图字:11-2014-204 号

**上架指导：脑科学 / 人工智能**

---

# 脑机穿越：脑机接口改变人类未来

---

作　　者：〔巴西〕米格尔·尼科莱利斯　著

译　　者：黄珏苹　郑悠然　译

出版发行：浙江人民出版社（杭州体育场路347号　邮编　310006）

　　　　　市场部电话：（0571）85061682　85176516

集团网址：浙江出版联合集团　http://www.zjcb.com

责任编辑：王　芸

责任校对：杨　帆　张谷年

印　　刷：藁城市京瑞印刷有限公司

开　　本：720 mm × 965 mm 1/16　　　印　　张：19.25

字　　数：26.7万　　　　　　　　　　插　　页：3

版　　次：2015年3月第1版　　　　　　印　　次：2015年3月第1次印刷

书　　号：ISBN 978-7-213-06583-5

定　　价：59.90元

---

如发现印装质量问题，影响阅读，请与市场部联系调换。